脉解伤寒

临证指南

唐绍华 著

人民卫生出版社
·北京·

图书在版编目（CIP）数据

《脉解伤寒》临证指南 / 唐绍华著 . —北京：人民卫生出版社，2024.2
ISBN 978-7-117-36078-4

I.①脉… Ⅱ.①唐… Ⅲ.①《伤寒论》–研究
Ⅳ.①R222.29

中国国家版本馆 CIP 数据核字（2024）第 033822 号

《脉解伤寒》临证指南
《Maijie Shanghan》Linzheng Zhinan

著　　者	唐绍华
出版发行	人民卫生出版社（中继线 010-59780011）
地　　址	北京市朝阳区潘家园南里 19 号
邮　　编	100021
E - mail	pmph @ pmph.com
购书热线	010-59787592　010-59787584　010-65264830
印　　刷	北京顶佳世纪印刷有限公司
经　　销	新华书店
开　　本	787×1092　1/16　印张：24　插页：4
字　　数	393 千字
版　　次	2024 年 2 月第 1 版
印　　次	2024 年 3 月第 1 次印刷
标准书号	ISBN 978-7-117-36078-4
定　　价	88.00 元

打击盗版举报电话	010-59787491	E- mail	WQ @ pmph.com
质量问题联系电话	010-59787234	E- mail	zhiliang @ pmph.com
数字融合服务电话	4001118166	E- mail	zengzhi @ pmph.com

序·言

　　2020 年由人民卫生出版社出版的《脉解伤寒》一书中，我从**传统脉诊**这个独特的视角，跟大家分享了以中医的**传统寸口脉法诊断体系**为依据，诊断疾病、揭示中医病机，并以中医理论为指导，以六经病系统为框架来治疗疾病这个充满希望的中医世界。这套脉法对经典运用具有高度指导性，我在书中分享了在它的诊断指引下，对于复杂病机联合致病，以及对于厥阴病、太阳病、阳明病和少阳病的解读，为广大中医师在临床中对于疑难杂症的治疗及《伤寒论》《金匮要略》等中医经典的灵活运用打开了另一扇门。但是由于篇幅所限而其内容却过于庞大和深入，加之当时一些更完善的脉诊体系尚缺乏足够的临床验证，因此在写作过程中，我做了取舍，更偏重于介绍理论部分及传统脉诊中的寸口脉法诊断体系的部分（1.0 版），只分享了部分心得。在临床应用中涉及的整套传统脉诊体系并未完整提及。这本《〈脉解伤寒〉临证指南》的写成，就是为了补足这个部分，在《脉解伤寒》的基础上，以大量医案为依托，**详细解析完整的伤寒脉诊体系——传统脉诊 3.0 版诊断体系**在临床实例中的运用及运用时所遵循的一些规律，从而进一步分享我的临床诊断治疗经验。

引·言

在中医的传统脉诊诊断体系中，**寸口脉法**是近两千年来临床中最普遍使用的脉诊诊断方法。其传承首见于《素问·脉要精微论》：

"尺内两傍，则季胁也，尺外以候肾，尺里以候腹。中附上，左外以候肝，内以候鬲；右外以候胃，内以候脾。上附上，右外以候肺，内以候胸中；左外以候心，内以候膻中。前以候前，后以候后。上竟上者，胸喉中事也；下竟下者，少腹腰股膝胫足中事也。"

寸口脉法在中医望、闻、问、切四诊诊断体系中具有重要地位，《难经》提出独取寸口，《脉经》提出二十四部脉，一直到明代李时珍的《濒湖脉学》，寸口脉法诊断体系的理论传承从未中断过。虽然它的理论传承自古以来都保存得比较完整，但是其实践传承却是需要手把手地师徒教授才能入门的，这就大大局限了它的广泛传播。我有幸得到美国医生里昂·汉默（Dr.Leon Hammer）的倾囊相授，通过对他创立的"沈-汉默现代脉诊"（又名飞龙脉法）的学习，从这套传承自清代费伯雄孟河医派所掌握的中医脉诊体系中，掌握了基本的脉诊技能（此部分相关详细内容参见收录于本书下篇我夫人夏医生写的网络文章《老公学脉记》）。再经过不断的临床实践及修正，最终还原和掌握了可以完全指导《伤寒论》《金匮要略》等传统经典临床应用的**传统寸口脉法**。经由此套脉诊的诊断帮助，得以发现各类疾病背后潜藏的复杂病机，从而不断提高临床疗效，大大接近古中医的临证实景。

在我使用这套传统脉诊诊断体系探索各类疑难杂症的诊断和治疗时，再次深刻领悟到：**万病不离伤寒，万病不离六经**。仲师在《伤寒论》里记载的六经辨证系统是中医临床中最有效和最高效的诊断和治疗体系。我在《脉解伤寒》一书中分享了从传统寸口脉法诊断体系的角度，重新理解和解读《伤寒论》六经体系在临床中的实际运用体会，尤其是对于厥阴病、阳明病、太阳病、少阳病及各种情况下的合病、并病的认识，做出了深入的阐述，希望能帮助广大临床中医师深入解读运用《伤寒论》，并能进一步开阔治疗思路，在疾病的各个治疗层面都能获得显著的疗效。

在我的中医整体水平不断进步的过程中，当我已经能够熟练应用传统寸口脉法诊断治疗各类疾病以后，虽然临床疗效得到明显提高，但是离我毕生的追求目标："对疾病的中医治疗，能通过脉诊精准地诊断病机，指导靶向中医用药，使其能十愈其九"还有不小的差距。在使用传统寸口脉法诊断体系的时候，也发现了它的一些不足之处，通过反复的临床实践，我意识到，**仅仅凭借单一的传统寸口脉法诊断体系来进行全面的中医诊断，依然有不完善的地方。任何一套诊断体系，倘若只有一套，没有另外的参照、比对、补差系统，是一定会产生误差的。**例如对于某些类型疾病的人群，即使中医师非常熟练地掌握了传统的寸口脉法，但由于各种原因，诊断结果依然会发生混淆和遗漏。再比如，单独的寸口脉法诊断体系和西医的诊断体系，也就是生化指标检查和影像学检查等不同检查方法交叉对比的西医诊断方式比起来，就比较单一，没有一个客观的自校系统来纠正医生可能发生的错误，更甚一步，无法得到更精细的诊断结果，从而无法指导更准确的用药。

那么，有没有办法能弥补这种不完整呢？是需要诸如舌诊、手诊、耳诊、腹诊等后世不断涌现和发展的其他中医诊断系统的加入？还是继续深入挖掘，从脉诊这个最重要、最客观的中医诊断体系角度向疾病的精确诊断更进一步呢？根据我的认识和理解，既然所有中医经典的方药应用经验都基于"证"和"脉诊体系"，并没有基于上面提到的后世发展起来的其他诊断系统，而我又已经极大地受益于传统寸口脉法诊断体系，所以还是决定从脉诊入手，继续找寻解决问题的方法。我重回经典中寻找和挖掘，并结合临床工作反复实践验证。经过数年时间的不断探索、实践、修正，终于弥补了这个不足，进一步完善了传统中医脉诊诊断体系的临床应用，向我的理想："能够用真正的中医，看病更准、更快、更好"又迈进了一大步。在这本书里，我会进行详细的分享和汇报。为了便于阐述讲解及大家更好地理解，我把《脉解伤寒》中讲到的传统寸口脉法诊断体系称为"传统脉诊 1.0 版诊断体系"，而本书讲解的体系分别称为"传统脉诊 2.0 版诊断体系"和"传统脉诊 3.0 版诊断体系"。

在此需要说明的是：

1. 在《脉解伤寒》一书里专门提到的**杨老师**，启发了我关于多病机联合致病及合方多靶点全面治疗的思路，是我"传统脉诊指导经方临床应用"成长过程中重要的老师。在本书即将完成时，惊闻杨老师以高龄仙逝。由于特殊原因，无法前往吊唁，心情非常复杂。在《脉解伤寒》成书时，我数度恳请，希望在书里留下他的名字以表示我的感谢，但是杨老师都婉拒了。现在非常遗憾，这本书杨老师再也看不到了，虽然我相信，如果杨老师还在世，他肯定还是不愿意留名，但是为了纪念他，也希望将来受益于这套脉诊诊断体系的医生和患者能够记住他为此做出的无私奉献，我还是把他的名字记录于此，以此缅怀恩师**杨完人**老师。

2. 本书的写作，得到了人民卫生出版社的大力支持，各位编辑给予了严谨认真的审阅，并提出了中肯的修改意见，使该书以更完善的面貌与读者见面。在此特别表示衷心的感谢。

3. 本书列举的医案均为我在临床中的真实病案，因涉及患者隐私，隐去真实姓名。每个医案的脉诊结果表都如实详细列明，在解析部分根据各章内容需要做逐一的分步讲解，直到第七章总汇才会给出全面的分析讲解和用方，以方便读者通过阅读逐步学习。

4. 再次强调那句反复说过的话："脉是摸出来的，不是说出来的。"脉诊是一门实操技艺，传统脉诊的掌握，不是靠说或者文字记录能够教授或学习的，需要娴熟掌握传统脉诊的老师手把手地教授和引领，入门以后再经过自己不断的练习，经过至少两万人次的临床脉诊实践和不断修正，才能够真正掌握这门技艺。不论《脉解伤寒》，还是《〈脉解伤寒〉临证指南》，都不是教授读者如何具体摸脉的书籍，而是分享传统脉诊的理论知识和应用规律，是讲解如何运用完整的传统脉诊诊断体系获取全面的中医诊断结果，从而进一步指导六经病治疗的经验集成。

5. 本书脉表中提到的脉象后面所跟的数字 1~5，是借鉴飞龙脉法的表达形式，指代脉象的严重程度等级。例如：革 1，意指革脉的严重程度是 1 级，比较轻微；革 4，意指革脉的严重程度是 4 级，比较严重。该级别对于指导用药剂量的调整有很重要的作用。

6. 下表是本书中的传统脉诊诊断结果记录表格的体例。

脉诊结果		左		右	
		左外	左内	右内	右外
寸口脉	整手脉				
	寸	少阴心	小肠（膻中、心包）	大肠（胸中）	肺
	关	肝	胆（膈）	脾	胃
	尺	肾	膀胱（腹）	三焦（腹）	命门
人迎		左人迎		右人迎	
跌阳		左跌阳		右跌阳	
五脏脉	心	左心专脉		右心专脉	
	肾	左肾专脉		右肾专脉	
	肝	左肝专脉		右肝专脉	
	肠	左大肠专脉		右大肠专脉	
	脾	左脾专脉		右脾专脉	

注：此表中"少阴心"专门注明所属归经而其他脏器并无特别注明，其具体原因请参考《脉解伤寒》一书中第五章第二节，从源流考据到使用心得的专门阐述，在此不再赘述。

7. 因为本书是以传统脉诊为主要诊断依据来详细解析和分享临床诊治经验的，故选用的所有医案中，诊断信息的描述方法与以往常规的"以证为主"作为诊断方法的诊断信息收集写作体例有所不同。以病例总-1 为例加以说明，不同表现在下面三点：

◎"主证、主诉及其他"一栏，收集的是患者初诊的症状信息。

◎"此脉表脉诊时间"以下的内容，是根据写作的时候，需要讲解说明的理论知识点，选取的该患者在其整个看诊期间，某一次的看诊诊断内容。其中"刻下症见"内容，是该患者在此时间点的症状及详细脉诊记录，并不是初诊时间点的信息，因而所列出的病症会与初诊收集的信息有所不同，或是因为与初诊收集的信息没有显著差别而将"刻下症见"中的"证候"部分的内容略去不做记述。

◎脉表中关于脉象的记录结果，大家会发现，有的时候，整手脉的脉象结果并不完全包含于各脉位的分脉脉象中，如下述病例中，右寸口脉的各分脉里都没有滑脉，但是在整手脉里却出现了滑脉；右尺外记录的是弱脉，而右总脉里却并无弱脉。这样的不同是因为：传统脉诊诊断结果表格记录的是临床实际脉诊结果，摸总脉的时候记录的就是总脉展现的实际典型脉象，摸分脉的时候，记录的就是分脉中和总脉不一样的突出表现脉象，均是临床实际诊断过程中对于摸到的脉象如实客观的记录内容，并不是为了符合理论上的想象而填写的结果，通俗一点表述就是"摸到什么，就是什么"，因而看上去和一些理论性写作的脉诊书籍有所不同。

病例总-1：林某，女，36 岁。

主证、主诉及其他：
2021 年 7 月的一天凌晨 4~6 时受惊，之后每天凌晨 4~6 时出现心悸、上腭干，不能接受热饮食，大便调，月经血块多，舌淡红，苔薄白。2022 年 11 月首诊时通过诊断寸口脉发现心律失常，为房颤心律。

此脉表脉诊时间：2023 年 2 月 4 日
刻下症见：面部寻常痤疮，梦多，舌淡红，苔薄白。

脉诊结果		左		右	
		左外	左内	右内	右外
寸口脉	整手脉	沉弦细紧		沉弦紧滑	
	寸	沉弦	沉弦	沉弦	沉弦
	关	弦	弦	弦	弦
	尺	弦	弦	弦	弱
人迎		革1		实1	
跌阳		弦沉紧		沉弦紧	
五脏脉	心	沉弦紧		沉弦紧滑	
	肾	常脉		常脉	
	肝	浮弦		弦	
	肠	沉弦紧		浮弦	
	脾	常脉		沉缓	

目·录

上·篇

总
·论

伤寒脉诊体系——传统脉诊 3.0 版诊断体系

传统的寸口脉诊断体系优点突出，它的优势主要体现在以下两个方面：

1. 方便：掌握它的中医师，在任何场所，只需要探查患者手腕部的动脉搏动信息就可以进行诊断。

2. 全面：左、右两手手腕部分，三根手指的距离就包含了 12 个脉位，方寸之间就可以诊断全身五脏六腑的生理和病理状态，是非常先进和高明的诊断体系。

那么这套体系的缺点又是什么呢？其实，**它的优点正是它的缺点：**

单侧三根手指的微小距离就涵盖了 6 个脉位，不同脏腑的脉位之间距离很短，医生对于脉位的把握稍有偏差，诊断结果就会截然不同，容易出现误诊，从而导致治疗效果不尽如人意，尤其当患者的脉管很细时，误差就会更加明显。因此，如何能避免因此产生的误差，就显得非常必要。除了不断临床实践、提高自己的脉诊技艺以外，如果有另外的辅助方法来减少误差就更好了。

再次参看《伤寒论》序言："观今之医，不念思求经旨，以演其所知，各承家技，始终顺旧。省疾问病，务在口给，相对斯须，便处汤药；按寸不及尺，握手不及足，人迎、趺阳，三部不参，动数发息，不满五十，短期未知决诊，九候曾无仿佛；明堂阙庭，尽不见察，所谓窥管而已。夫欲视死别生，实为难矣。"在这段著名的千古序言中，仲师强调寸口、**人迎、趺阳三部脉合参**。在这里，其实仲师已经指明，在做全面中医脉诊诊断的时候，是要**用人迎脉和趺阳脉来辅助寸口脉的诊断，**从而提高诊断的准确性，减少误差的。这里提到了中医临床应用中比较完整的脉诊诊断体系——寸口、人

迎、趺阳三部脉合参的脉诊诊断体系。这套完整的三部合参的脉诊诊断体系的全貌和具体临床应用究竟应该是什么样的内容呢？这就是我要在本书的总论部分讲解清楚的内容之一。下面，我将通过医案举例对这个体系进行具体解析。

病例总-1：林某，女，36岁。

主证、主诉及其他：
2021年7月的一天凌晨4~6时受惊，之后每天凌晨4~6时出现心悸、上腭干，不能接受热饮食，大便调，月经血块多，舌淡红，苔薄白。2022年11月首诊时通过诊断寸口脉发现心律失常，为房颤心律。

此脉表脉诊时间：2023年2月4日
刻下症见：面部寻常痤疮，梦多，舌淡红，苔薄白。

脉诊结果		左		右	
		左外	左内	右内	右外
寸口脉	整手脉	沉弦细紧		沉弦紧滑	
	寸	沉弦	沉弦	沉弦	沉弦
	关	弦	弦	弦	弦
	尺	弦	弦	弦	弱
人迎		革1		实1	
趺阳		弦沉紧		沉弦紧	
五脏脉	心	沉弦紧		沉弦紧滑	
	肾	常脉		常脉	
	肝	浮弦		弦	
	肠	沉弦紧		浮弦	
	脾	常脉		沉缓	

寸口脉诊结果分析：

◎左寸口总脉沉弦细，寸口肝、胆脉弦，诊断有少阳病。

◎左寸口脉紧，诊断有太阳伤寒。

◎右寸口总脉滑，诊断有阳明经病。

引入人迎脉体系的脉诊结果：

◎右人迎脉实，诊断有阳明腑实病。

由于辅助了人迎脉体系，发现了寸口脉诊断时遗漏的"阳明腑实证"这一重要病机。左人迎脉革，也是寸口脉没有出现的脉象，当然也就提示了寸口脉没有的病机。

病例总-2：何某，女，65岁。

主证、主诉及其他：
颈肩痛，手足刺痛，目干，口干，消瘦，体重减轻，失眠，夜晚醒后难以再入睡，右胁痛，舌深红胖大，苔薄白。 既往病史：青光眼，白细胞减少。

此脉表脉诊时间：2022年2月4日
刻下症见：夜晚舌干，右胁痛消失，大便溏，舌黯红胖大，苔薄白。

脉诊结果		左		右	
		左外	左内	右内	右外
寸口脉	整手脉	沉弦紧		弦紧	
	寸	弦	弦沉	弦	弦沉
	关	弦	弦浮	弦	弦
	尺	弦	弦	弦	弱
人迎		洪2革3紧实2		实1革2紧	
跌阳		弦沉紧		弦沉紧	
五脏脉	心	常脉		缓紧	
	肾	弦		常脉	
	肝	弦短		弦短	
	肠	紧实1弦		紧弦	
	脾	紧弦缓		弦紧缓	

寸口脉诊结果分析：

◎寸口总脉弦，寸口肝脉弦、胆脉浮弦，诊断有少阳病。

◎寸口总脉紧，诊断有太阳伤寒。

引入人迎脉体系的脉诊结果，就出现了完全不同的脉象：

◎寸口脉弦而人迎脉洪大，完全不同。

◎左人迎脉洪实，右人迎脉实，诊断有阳明经、腑同病。

由于参照了人迎脉的诊断结果，发现了寸口脉诊断时遗漏的"阳明病"这一重要病机，那么在用药用方上，自然就会有不一样了。

从以上举例可以看出，由于人迎脉诊断体系的引入，可以发现寸口脉诊断体系中没有诊断出的重要病机，因此，与独取寸口的单一寸口脉法诊断体系相比较，**人迎、寸口相互配合的脉诊体系在病机的诊断方面更为全面和精确**。

下面介绍**人迎脉的使用规律**。经典里看似简单明了的内容，却令我费尽周折，花费了数十年的时间。在《黄帝内经》"六节藏象论""终始""经脉""禁服"里，都提到了人迎脉的临床应用规律，条文如下：

人迎一盛，病在足少阳，一盛而躁，病在手少阳；人迎二盛，病在足太阳，二盛而躁，病在手太阳；人迎三盛，病在足阳明，三盛而躁，病在手阳明；人迎四盛，且大且数，名曰溢阳，溢阳为外格。

脉口一盛，病在足厥阴，厥阴一盛而躁，在手心主；脉口二盛，病在足少阴，二盛而躁，在手少阴；脉口三盛，病在足太阴，三盛而躁，在手太阴；脉口四盛，且大且数者，名曰溢阴，溢阴为内关，内关不通，死不治。人迎与太阴脉口俱盛四倍以上，命曰关格，关格者，与之短期。

根据这些记载，人迎脉的临床诊断应用看似简单，按照条文所述，通过比较人迎脉和寸口脉的大小，不仅可以判断疾病的阴阳属性，更可以用来判断疾病的十二经归属。为了方便理解，我把上文记载的使用规律总结如下：

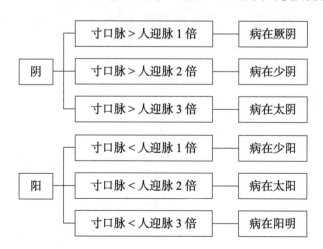

在临床中，如果真的能够如上表记载的规律实际应用出来，那可以说是完美至极。比如按照《内经》里的记载：

◎寸口脉＞人迎脉1倍，可以判断病在足厥阴肝经。

在临床六经辨证中，无论从脉诊还是从证来判断厥阴病都是比较困难的，如果在实际应用中，能够按照《内经》记载的通过比较人迎脉和寸口脉的大小来判断厥阴病，就正好能解决这个问题。

◎寸口脉＜人迎脉2倍，可以判断疾病归属于足太阳经。

以此类推，其他经疾病的诊断也可以遵照上述规律。

那么，在实际应用中，是否符合这样的规律呢？我经过反复的临床使用和验证，上述《内经》里的记载，在实际应用中是**不可行的**。原因是：疾病的实际情况非常复杂，患者并不会按照书本记载的这种理论模式来生病。**在临床上，最常见和最真实的病机往往是多病机联合致病。我在《脉解伤寒》一书里，曾经详细讨论过几种临床非常常见的多经合病的致病病机。** 在这里，我将其中的一类常见病机——"厥阴病合病太阳伤寒"作为例子讲解，看看用《内经》里记载的内容，就是比较人迎脉与寸口脉大小的规则，是否可以进行实际临床诊断。

理论上来说，具有这两个病机的患者的脉诊诊断结果应该是：

◎厥阴病：寸口脉＞人迎脉1倍。

◎太阳病：寸口脉＜人迎脉2倍。

那么，当病机是"厥阴病合病太阳伤寒"的时候，患者脉象的临床表现应该是寸口脉＞人迎脉还是寸口脉＜人迎脉呢？再进一步，如果患者再同时合病第三个病机——阳明病，即"厥阴病合病太阳伤寒合病阳明病"的三病机联合致病时，若按照《内经》的理论描述，则人迎脉、寸口脉比较的结果应该是：

◎阳明病：寸口脉＜人迎脉3倍。

◎太阳伤寒：寸口脉＜人迎脉2倍。

◎厥阴病：寸口脉＞人迎脉1倍。

现在患者同时有阳明病和太阳伤寒，他的脉象应该是寸口脉＜人迎脉2倍还是3倍呢？患者同时还有厥阴病，那么又应该是寸口脉＞人迎脉还是寸口脉＜人迎脉呢？换一个角度再进一步思考，如果患者有三阳的病机，即太阳、少阳、阳明合病，按照《内经》的理论记载，应该按照不同的倍数区分病在哪一经，但不管怎样，都应该是人迎脉＞寸口脉，那么我们来分析下面的病例，患者的实际脉诊结果是否符合这样的规律呢？

病例总-3：郭某，男，39岁。

主证、主诉及其他：
频繁遗精2年，西医予抗抑郁药治疗后遗精改善，由于出现心率加快的副作用，停服抗抑郁药，寻求中医帮助，舌淡红稍胖大，苔白。
既往病史：2013—2014年有哮喘发作，眉毛脱落5年。

此脉表脉诊时间：2021年5月20日
刻下症见：遗精，易怒，舌红，苔薄白。

脉诊结果		左		右	
		左外	左内	右内	右外
寸口脉	整手脉	沉弦紧		沉弦紧	
	寸	沉弦紧	弦沉紧	沉弦	沉弦
	关	弦缓	浮弦	浮弦	洪
	尺	缓	弦滑	弦	浮弦
人迎		弱		弱	
跃阳		沉紧弦		沉紧弦	
五脏脉	心	缓		缓	
	肾	革2		革2	
	肝	弦浮1		弦细	
	肠	实1弦紧		弦实1	
	脾	弦缓		紧缓	

寸口脉诊结果分析：
◎寸口总脉沉弦，诊断有少阳病。
◎寸口总脉紧，诊断有太阳病。

按照《内经》中人迎脉应用规律：
◎病在足太阳，寸口脉应该＜人迎脉2倍。
◎病在足少阳，寸口脉应该＜人迎脉1倍。
　　而现在的实际脉诊状况却是，寸口脉强，反而大于人迎脉。因此，该病例的实际脉诊结果并**不符合**《内经》中人迎脉、寸口脉大小比较的理论规律。

病例总-4：马某，男，67岁。

主证、主诉及其他：
晨起喷嚏，痰多，恶寒，无汗，无口渴，上肢多发脂肪瘤，舌淡红，苔薄白。
既往病史：高血压，高胆固醇血症，血糖偏高。

此脉表脉诊时间：2021年3月20日
刻下症见：晨起喷嚏。

脉诊结果		左		右	
		左外	左内	右内	右外
寸口脉	整手脉	浮弦紧实革		革紧	
	寸	浮弦紧	弦紧	革	洪
	关	革	弦实	革	弦洪
	尺	革	弦实	革	革
人迎		弱		弱	
趺阳		洪紧		洪紧	
五脏脉	心	常脉		常脉	
	肾	虚1		虚2	
	肝	虚1		弦	
	肠	弦紧实1		紧实2	
	脾	紧缓		紧缓	

寸口脉诊结果分析：

◎左寸口总脉实，诊断有阳明腑实病。

◎寸口总脉紧，诊断有太阳伤寒。

按照《内经》中人迎脉应用规律：

◎病在足太阳，寸口脉应该＜人迎脉2倍。

◎病在足阳明，寸口脉应该＜人迎脉3倍。

但实际的脉诊结果却是，患者的寸口脉强，反而大于人迎脉，**同样不符合《内经》中寸口脉、人迎脉大小比较的理论。**

这样一来，大家就会发现，实际的脉诊结果，和经典中所记载的脉诊结果一对照，是有矛盾的，那么在临床运用中，医生应该按照哪一个标准进行诊断呢？更进一步，如果两者有这样的冲突，想要将两个体系合并使用进行互参的设想又能否实现呢？为什么同样是经典记载，《内经》的记载会与《伤寒论》临床应用有这样的不同呢？导致这样不同的原因会出在什么地方呢？于是我继续深入挖掘，一方面反复看书，一方面不断实践验证，历经数年的努力，终于找到了原因，而我想要得到的人迎脉、寸口脉合并使用、互参互补的应用规律的设想也就圆满达成了。

针对上面这个经典理论记载与临床实际表现不同的问题，当我在临床中屡受挫折、四处碰壁的时候，仔细反复阅读经典，忽然意识到了它们不同的原因：以临床中常见的厥阴病为例，《内经》里的"厥阴病"和《伤寒论》里的"厥阴病"，两者指代的是同一类疾病吗？请大家和我一起看下面的几段引文：

◎《灵枢·终始》：

脉口一盛，泻足厥阴而补足少阳，二补一泻，日一取之，必切而验之，躁取之上，气和乃止。

◎《灵枢·经脉》：

肝足厥阴之脉，起于大趾丛毛之际，上循足跗上廉，去内踝一寸，上踝八寸，交出太阴之后，上腘内廉，循股阴，入毛中，过阴器，抵小腹，挟胃，属肝，络胆，上贯膈，布胁肋，循喉咙之后，上入颃颡，连目系，上出额，与督脉会于巅；其支者，从目系下颊里，环唇内；其支者，复从肝，别贯膈，上注肺。是动则病腰痛不可以俯仰，丈夫㿉疝，妇人少腹肿，甚则嗌干，面尘，脱色。是肝所生病者，胸满，呕逆，飧泄，狐疝，遗溺，闭癃。为此诸病，盛则泻之，虚则补之，热则疾之，寒则留之，陷下则灸之，不盛不虚，以经取之。盛者，寸口大一倍于人迎，虚者，寸口反小于人迎也。

根据上述《内经》条文的记载，厥阴病的针灸治疗方法是"泻肝经，补胆经"。如果从条文记载的治疗方法进行反向推证，那么这里提到的"厥阴病"就是一个"肝实热"的疾病，这就与《伤寒论》六经病定义的"肝虚寒是厥阴病"是不一样的疾病。按照《灵枢·经脉》的记载，这里的"肝虚寒"即六经病的"肝虚寒的厥阴病"，它的脉诊诊断结果是"虚者，寸口反小于人迎也"，也就是寸口脉＜人迎脉。同样的情况，《伤寒论》记载的三阴病中的太阴病和少阴病，分别指"脾虚寒"和"肾虚寒"，按照《灵枢·经脉》的理论，脉诊诊断结果也都应该是寸口脉＜人迎脉的。但是临床实际情况，如病例总-3有典型的少阴病、病例总-4有典型的厥阴病，如果按照《灵枢·经脉》记载的规律推测，脉诊结果都应该是寸口脉＜人迎脉的，而这却和实际脉诊结果并不一致（实际脉诊结果是寸口脉＞人迎脉）。最后，我经过临床疗效的反推来进行反复验证得出结论：《内经》中记录的寸口脉与人迎脉大小比较的诊断规律在诊断三阴病的时候，并不适用于《伤寒论》中三阴病的临床诊断应用。《内经》中提到的人迎脉的使用，是以"十二经病证"为主，然后再比较人迎脉和寸口脉的大小，以此确定虚实，进而指导临床针灸的补泻治疗的，而这样的规律，是不能指导错综复杂的伤寒六经合病的诊断和用药治疗的。

当我终于把上述内容厘清以后，便能继续往下深入研究了。那么，**是不是就没有办法将人迎脉作为一套诊断体系为我们所用了呢？从上文给出的医案脉诊结果表中可以看出，结论并不是这样的。**虽然临床应用中不能按照《内经》记载的单纯比较寸口脉和人迎脉的大小来诊断确定《伤寒论》里的六经病，但是经过我的反复临床验证，按照下述方式引入人迎脉体系来辅助寸口脉体系的诊断，就非常有使用价值了：

◎在临床诊断应用中，不是简单地比较人迎脉和寸口脉的大小，而是像探查寸口脉一样，直接读取人迎脉的各种脉象，再将人迎脉的脉象与寸口脉的脉象进行比较和互参，从而达到辅助寸口脉法诊断体系的要求。在以上所举的病例里，就反映出了两套体系合参互补的优势。

◎人迎脉在足阳明经，属阳；寸口脉在手太阴经，属阴。一阴一阳完美地配合，互相验证，互相校对，能极大地提高脉诊的精准度。虽然不能通过比较人迎脉和寸口脉的大小来判断《伤寒论》的六经病，却可以据此判断患者的阴、阳属性。

《灵枢·禁服》记载："黄帝曰：寸口主中，人迎主外，两者相应，俱往俱来，若引绳大小齐等，春夏人迎微大，秋冬寸口微大，如是者，名曰平人。"平人，春夏，人迎微大；秋冬，寸口微大。以此推之，阳人，四季人迎大于寸口；阴人，四季寸口大于人迎。

病例总-1、病例总-2的患者是"阳人"，而病例总-3、病例总-4的患者是"阴人"，这与患者的性别是没有关系的。在实际临床中，阳人和阴人各部位的正常脉象的表现是不同的，在了解患者体质状态的前提下，再进行疾病的脉诊诊断和治疗，就非常有实用性了，而单纯依靠寸口脉法诊断体系诊断患者的阴阳属性，是不准确的。

为了方便本书的写作和理解，以及与《脉解伤寒》的内容保持连续性，我将《脉解伤寒》里介绍的寸口脉法诊断体系称为"传统脉诊 1.0 版诊断体系"，将寸口、人迎、跌阳脉合参的脉诊诊断体系称为"传统脉诊 2.0 版诊断体系"，接下来探讨"跌阳脉"。

中医的**跌阳脉**，指人体双足的足背动脉，该动脉变异较大，**一般诊脉时选取胃经的陷谷穴和解溪穴之间的区域里脉动最明显的部位进行探查。探查跌阳脉的目的，主要是诊断患者胃气的状态。**

◎跌阳脉的正常脉象是浮而微洪。

◎如果患者有胃实热的症状，则跌阳脉常见洪、滑、实的脉象。

◎如果患者有胃虚寒的症状，则跌阳脉常见沉、沉细弦、涩、弱等脉象。

跌阳脉的脉象和寸口脉的胃脉脉象都可以反映人体胃气的状态，用于确定患者胃气的虚、实、寒、热，从而指导治疗。胃气的状况对于所有疾病的治疗及病程的全过程都有举足轻重的作用，因此，准确判断胃气的状态对于治疗是非常重要的。通常情况下：

◎跌阳脉和寸口胃脉的脉象结果是相似的，在实际应用中起到让中医师进一步确认诊断结果的作用。

◎但是，在临床中，跌阳脉脉象也有与寸口胃脉的脉象结果相反的时候，如果探查到这样的情况，根据我的经验总结，**一般以跌阳脉的脉诊结果为主要用药用方的诊断依据。**

病例总-1、病例总-2 的患者，寸口胃脉弦，跌阳脉沉弦，都代表有"胃气虚寒"的病机；病例总-4 患者的寸口胃脉和跌阳脉均是洪脉，代表患者是在胃气充盛的基础上发生了阳明经病，如此一来，对于准确用药及确定药物剂量，就有了客观依据。在这 3 个病例中，寸口脉的胃脉和跌阳脉的脉象对于胃气状态的反映是一致的。

而病例总-3 患者的寸口胃脉为洪脉，提示患者有胃热，跌阳脉的脉象却是沉弦脉，提示应有胃虚寒，寸口脉和跌阳脉关于胃气的脉诊结果是相反的，根据我总结的使用经验，这种情况要**以跌阳脉的脉诊结果为主进行诊断和用药。**病例总-3 是一例诊断为在胃虚寒的基础上发生了阳明经病的病例。通过该病例可以看出，患者寸口胃脉脉象和跌阳脉脉象的结论完全相反，由于引入了跌阳脉，揭示了胃气的真实状态，从而及时有效地弥补了寸口脉诊断的误差，减少了治疗的失误，从而大大提高了疗效。引入跌阳脉，可以更加准确地判断胃气的真实状态，比独取寸口的脉诊体系更加完善。

按照仲师的理论指导，在实际应用中，将人迎脉和跌阳脉引入寸口脉法诊断体系，大大增加了对六经病的诊断、辨证的准确性，据此指导的治疗结果也得到了显著的提高。**现在将几个重要的临床使用经验总结如下，以供参考：**

1. **太阳伤寒病：以寸口紧脉为主来进行判断。**

2. **阳明病：以寸口滑、洪、实脉为主，辅以人迎脉滑、洪、实，跌阳脉滑、洪、实，来进行判断。**

3. **少阳病：以寸口脉弦细为主，辅以人迎脉弦，跌阳脉弦细，来进行判断。**

4. **厥阴病：以寸口脉革、虚为主来进行判断。**

5. **少阴病：以寸口脉微、细为主来进行判断。**

6. **太阴病：以寸口脉沉缓、弱为主来进行判断。**

如果说寸口脉法是传统脉诊 1.0 版诊断体系，那么人迎、寸口、跌阳脉合参的脉法就是传统脉诊 2.0 版诊断体系。当我在临床中娴熟应用传统脉诊 2.0 版诊断体系以后，临床诊断和治疗效果都在 1.0 版的基础上得到了很大的提高，特别是跌阳脉的加入，帮助我有效规避了很多类似病例总-3 的误诊情况。我在综合应用跌阳脉之前，对于患者胃气状态的判断完全依靠寸口脉法诊断体系里的胃脉脉象诊断结果，但在诊断中曾经出现过寸口胃脉洪、实，而患者反而有胃虚寒症状的情况，患者的症状反应与寸口脉诊的结果是相反的，在传统脉诊 2.0 版诊断体系引入使用之前遇到这类情况，从治疗结果看，有一部分诊治就只能舍脉从证进行诊断和治疗。虽然这类情况临床占比不多，但却会导致我对自己脉诊诊断的准确性产生怀疑，究竟是寸口脉法诊断体系不可靠，还是我摸错了脉？直到引入了跌阳脉，就很少再出现上述误诊或者模棱两可的情况了，基本能够达到完全依靠脉诊诊断结果来指导有效而精准的临床治疗的目的。

跌阳脉对于胃气状况的诊断准确度很高，可以说是难得的**专脏专脉**。我在《脉解伤寒》中分享过我的临床发现：现代疾病中，罹患厥阴病及合病厥阴病的患者实在是太多了，绝大多数的疑难杂症、慢性病等都和厥阴病息息相关。因此，厥阴病的诊断，对于这些广泛存在，而中西医都难以快速有效治疗的疾病，有着举足轻重的作用。我一直专注于完善厥阴病的诊断，虽然有了传统脉诊 2.0 版诊断体系，但是对于厥阴病的诊断还是达不到像胃脉诊断那样的精确度，在运用跌阳脉体系取得满意疗效以后，受其启发，我便思考是否存在像跌阳脉这样的一个脉位，可以用来专门确定肝脏虚实并和寸口脉法诊断体系互参呢？如果能找到**肝的专脏专脉**，则对于厥阴病的诊断准确性势必会有质的飞跃，进而对于指导厥阴病的治疗也能进步一个很大的台阶。这个问题一直萦绕在我的脑海里，但是在临床实际摸索中却一次次无功而返，久久不能突破。

每当我遇到专业上无法突破的瓶颈时，回归经典、反复阅读，已经成为我多年行医生涯中的制胜法宝。只要足够细心、耐心和深入，这个方法就从未让我失望过，对于**专脏专脉**的问题，我依旧照此办理。再次详读《伤寒论》序言："观今之医，不念思求经旨，以演其所知，各承家技，始终顺旧。省疾问病，务在口给，相对斯须，便处汤药；按寸不及尺，握手不及足，人迎、跌阳，三部不参，动数发息，不满五十，短期未知决诊，九候曾无仿佛；明堂阙庭，尽不见察，所谓窥管而已。夫欲视死别生，实为难矣。"在仲师的序言中，"九候曾无仿佛"中的"九候"，到底指的是什么呢？当我反复阅读下面这段经典记载的时候，果然不负期望，找到了最终的答案。在《素问·三部九候》中：

"帝曰：何谓三部？歧伯曰：有下部，有中部，有上部，部各有三候，三候者，有天有地有人也，必指而导之，乃以为真。上部天，两额之动脉；上部地，两颊之动脉；上部人，耳前之动脉。中部天，手太阴也；中部地，手阳明也；中部人，手少阴也。下部天，足厥阴也；下部地，足少阴也；下部人，足太阴也。故下部之天以候肝，地以候肾，人以候脾胃之气。帝曰：中部之候奈何？歧伯曰：亦有天，亦有地，亦有人。天以候肺，地以候胸中之气，人以候心。"

真是应了那句古话："书读万遍，其意自现"。我一直寻找的专脏专脉的位置，原来就记载在这段经典里。"下部天，足厥阴也"，"故下部之天以候肝"，这不就是我一直探寻的肝的专脏专脉吗！而且不仅有肝的专脏专脉，五脏的专脏专脉都齐全了！当我领悟了古人的经验时，那种激动和开心是任何语言都无法形容的。理论通达以后，我马上付诸实践，经过几年的临床调整和验证，最终逐一确定了五脏的专脏专脉脉位及其使用细节，在使用娴熟并得到大量临床病例验证后，我才开始动笔写作此书，分享我的经验。至此，在"传统脉诊2.0版诊断体系"的基础上，合并引入五脏的专脏专脉体系，最终形成"传统脉诊3.0版诊断体系"。在此做一个形象的比喻，"传统脉诊1.0版诊断体系"能够帮助中医师详尽地观察到疾病的一维世界，"传统脉诊2.0版诊断体系"能够帮助中医师看到的是二维世界，而"传统脉诊3.0版诊断体系"，就能为中医师清晰地呈现出疾病真实而丰富立体的三维世界。

我在"传统脉诊3.0版诊断体系"的指引下，进行全面而深入的六经辨证，重新诊断六经疾病，得到的是一番全新而深入立体的三维诊断结果，它对于指引六经病的治疗走向何方、会达到一个什么样的深度和高度，就不言而喻了。从医者皆知，无论中医还是西医，其进步一定是要依靠诊断水平的进步来推动的。现代西医之所以能够取得大家为之瞩目的成绩，造福人类，就是因为它借助了科技水平日新月异的发展，从而提高了诊断水平。而曾经发展全面和系统、站在过很高医疗水平层次的中医医学体系，就是因为当初完善的诊断体系随着时间而逐渐流失和湮灭，才走向没落，现在我有幸在无声的经典老师和有声的汉默医生和杨老师的无私帮助以及无数患者的信任支持下，不忘初心不断努力，重新还原回经典的中医诊断体系，重新见识了中医的伟大，衷心希望有缘阅读到此书的朋友，能够和我一起，领略中医的魅力和惊人的疗效。

首先介绍"传统脉诊3.0版诊断体系"中厥阴病的诊断原则：

◎经过大量的病例观察，肝的专脉虽然可以反映肝脏的虚实状态，但是有的患者由于气机阻塞，在实际临床摸脉探查中，肝专脉经常隐而不现，因此并不是每位患者的肝专脉都能够被清晰地探查到。因此，只能在这个专脉显现出来的时候，才能辅助寸口、人迎脉体系一起做诊断。

◎通过对肝专脉能够被探查出来的大量病例的诊断总结，最终发现：除寸口肝脉探查到虚脉、革脉是诊断厥阴病的关键脉象以外，人迎脉出现虚脉和革脉也是诊断厥阴病的重要脉象。

这样一来，总结上述两点，当患者出现下述脉象时，就能够确诊厥阴病了：

◎寸口脉是虚、革脉。

◎人迎脉是虚、革脉。

◎肝专脉是虚、革脉。

和以上对于厥阴病的诊断经验类似，对其他几经病的诊断，同样是三套脉诊体系合参，互相辅助，互相验证，不仅大大提高了诊断的准确度，而且降低了脉诊的难度。为获取可靠的治疗依据提供了强有力的诊断支持。

肝专脉经常由于气机阻塞而缺失，但是肾专脉和脾专脉在临床中却总是可以摸到的，这样一来，对于少阴病和太阴病的诊断就比单纯依靠寸口脉的肾脉、脾脉更加准确。

◎少阴病的脉诊诊断使用原则是：以肾专脉虚、革为主判断，寸口总脉微、细作为辅助。

常见的临床情况是，患者的肾专脉很虚，但寸口脉并不微、细，经过大量实践验证，寸口脉的微、细脉并不是少阴病诊断的必要条件。

◎太阴病的脉诊诊断使用原则是：以脾专脉弦、紧、弱、沉为主判断，寸口总脉弱、沉缓作为辅助，但并不是必要条件。

综上所述，在人迎、寸口、跌阳脉诊体系的基础上，增加了五脏脉诊体系，其所共同构成的"传统脉诊3.0版诊断体系"，能够清晰、全面、立体地诊断伤寒六经病错综复杂的真实临床情况，是迄今为止，我使用和验证过的最实用的中医临床脉诊诊断体系。

我们用传统脉诊3.0版诊断体系重新分析上文引用的病例：

病例总-1：林某，女，36岁。

主证、主诉及其他：
2021年7月的一天凌晨4~6时受惊，之后每天凌晨4~6时出现心悸、上腭干，不能接受热饮食，大便调，月经血块多，舌淡红，苔薄白。2022年11月首诊时通过诊断寸口脉发现心律失常，为房颤心律。

此脉表脉诊时间：2023年2月4日
刻下症见：面部寻常痤疮，梦多，舌淡红，苔薄白。

脉诊结果		左		右	
		左外	左内	右内	右外
寸口脉	整手脉	沉弦细紧		沉弦紧滑	
	寸	沉弦	沉弦	沉弦	沉弦
	关	弦	弦	弦	弦
	尺	弦	弦	弦	弱

脉诊结果		左		右	
		左外	左内	右内	右外
人迎		革1		实1	
跌阳		弦沉紧		沉弦紧	
五脏脉	心	沉弦紧		沉弦紧滑	
	肾	常脉		常脉	
	肝	浮弦		弦	
	肠	沉弦紧		浮弦	
	脾	常脉		沉缓	

注："常脉"指脉象正常。

脉诊结果分析：

我们逐一以传统脉诊 1.0 版、2.0 版、3.0 版诊断体系分析，得到以下诊断结果：

寸口脉诊体系诊断结果：

◎寸口总脉沉弦，诊断有少阳病

◎左寸口脉紧，诊断有太阳伤寒。

◎右寸口总脉滑，诊断有阳明经病。

人迎、寸口、跌阳脉诊体系诊断结果：

◎右人迎脉实，诊断有阳明腑实病。

◎左人迎脉革，诊断有厥阴病。

◎跌阳脉沉弦紧，诊断有胃虚寒。

五脏脉诊体系诊断结果：

◎左肝专脉浮，诊断有轻度肝虚寒。

◎双侧肾专脉脉象正常，诊断肾不虚。

◎右脾专脉沉缓，诊断有轻度脾虚。

综合以上三套脉诊诊断体系的诊断结果，最终该患者的综合病机确定如下：

◎太阳伤寒

◎阳明经、腑同病

◎少阳病

◎轻度太阴病

◎厥阴病

◎胃虚寒

据此诊断结果选择经方加减开出的处方，兼顾全面，不会有所遗漏。不仅医者对治疗非常有把握，患者服药后的反应也会非常明显，自然可以达到双方都满意的疗效。不会出现因为症状的局限和交叉而导致多病机遗漏，或因单一脉诊体系精确性不足导致诊断模棱两可和治疗顾此失彼的局面。

通过对传统脉诊 3.0 版体系诊断的病例观察总结：在临床实际中，六经病同病的情况是很常见的，**其中最特别的一组同病的病机是厥阴病和少阳病同病**。在我写《脉解伤寒》的时候，在临床上主要使用传统脉诊 1.0 版诊断体系，也就是寸口脉法诊断体系来进行诊断。当需要辨别厥阴病和少阳病时，厥阴病的寸口总脉是阴弦脉；少阳病的寸口总脉是阳弦脉。诊断的关键点是寸口肝脉的脉象，如果是革脉或虚脉，就是厥阴病；如果是弦洪脉或弦实脉，就是少阳病。因此，对于厥阴病和少阳病的诊断就出现了非此即彼的结果。即：要么是厥阴病，要么是少阳病，而厥阴病和少阳病同时出现的情况就是完全不可能的。基于这个"非此即彼"的诊断结果，我在临床中经常会根据这个脉诊的变化规律来指导治疗，患者的病机忽而是厥阴病，忽而从阴出表而转为少阳病，忽而又从阳转阴而转为厥阴病，充满了令我迷惑的不确定性。直到我合并使用了五脏脉诊体系以后，才最终解决了这个难题。**原来，厥阴病和少阳病是完全可以同时存在的。不仅如此，在同一位患者身上，伤寒六经病的病机也是可以同时存在的**。而且，越是疑难杂症，越是中西医都难以治疗的疾病，六经同病的几率就越高。正是由于我的传统脉诊诊断水平的提高和完善，才能够突破很多在单一的寸口脉法诊断体系，甚至寸口、人迎、跌阳脉诊体系应用于诊断时的规则和限制，从而获得更加接近于临床真实情况的全面诊断结果，指导治疗上到新的台阶。

下面我们再用这套全面的体系分析以下病例：

病例总-2：何某，女，65岁。

主证、主诉及其他：
颈肩痛，手足刺痛，目干，口干，消瘦，体重减轻，失眠，夜晚醒后难以再入睡，右胁痛，舌深红胖大，苔薄白。
既往病史：青光眼，白细胞减少。

此脉表脉诊时间：2022 年 2 月 4 日
刻下症见：夜晚舌干，右胁痛消失，大便溏，舌黯红胖大，苔薄白。

脉诊结果		左		右	
		左外	左内	右内	右外
寸口脉	整手脉	沉弦紧		弦紧	
	寸	弦	弦沉	弦	弦沉
	关	弦	弦浮	弦	弦
	尺	弦	弦	弦	弱
人迎		洪2革3紧实2		实1革2紧	
跌阳		弦沉紧		弦沉紧	
五脏脉	心	常脉		缓紧	
	肾	弦		常脉	
	肝	弦短		弦短	
	肠	紧实1弦		紧弦	
	脾	紧弦缓		弦紧缓	

脉诊结果分析：

寸口脉诊体系诊断结果：

◎寸口总脉弦，诊断有少阳病。

◎寸口总脉紧，诊断有太阳伤寒。

人迎、寸口、跌阳脉诊体系诊断结果：

◎左人迎脉洪实，右人迎脉实，诊断有阳明经、腑同病。

◎人迎脉革，诊断有厥阴病。

◎跌阳脉沉弦紧，诊断有胃虚寒。

五脏脉诊体系诊断结果：

◎肝专脉弦短，诊断有肝虚兼气滞。

◎右肾专脉是常脉，诊断少阴不虚。

◎脾专脉弦紧，诊断有太阴虚寒。

◎左大肠专脉实，诊断有阳明病。

综合以上三套脉诊诊断体系的诊断结果，最终该患者的综合病机确定如下：

◎太阳伤寒

◎阳明经、腑同病

◎少阳病

◎太阴病

◎厥阴病

◎胃虚寒

病例总-3：郭某，男，39岁。

> **主证、主诉及其他：**
> 频繁遗精2年，西医予抗抑郁药治疗后遗精改善，由于出现心率加快的副作用，停服抗抑郁药，寻求中医帮助，舌淡红稍胖大，苔白。
> 既往病史：2013—2014年有哮喘发作，眉毛脱落5年。

此脉表脉诊时间：2021年5月20日

刻下症见：遗精，易怒，舌红，苔薄白。

脉诊结果		左		右	
		左外	左内	右内	右外
寸口脉	整手脉	沉弦紧		沉弦紧	
	寸	沉弦紧	弦沉紧	沉弦	沉弦
	关	弦缓	浮弦	浮弦	洪
	尺	缓	弦滑	弦	浮弦
人迎		弱		弱	
跌阳		沉紧弦		沉紧弦	
五脏脉	心	缓		缓	
	肾	革2		革2	
	肝	弦浮1		弦细	
	肠	实1弦紧		弦实1	
	脾	弦缓		紧缓	

脉诊结果分析：

寸口脉诊体系诊断结果：

◎寸口总脉沉弦，诊断有少阳病。

◎寸口总脉紧，诊断有太阳伤寒。

◎寸口胃脉洪，诊断有阳明经病。

人迎、寸口、趺阳脉诊体系诊断结果：

◎趺阳脉沉弦紧，诊断有胃虚寒。

五脏脉诊体系诊断结果：

◎左肝专脉浮，诊断有轻度肝虚寒。

◎肾专脉革，诊断有少阴病，肾阴、阳两虚，而且程度比较严重。

◎左脾专脉弦，右脾专脉紧，诊断有太阴病。

◎大肠专脉实，诊断有阳明病。

综合以上三套脉诊诊断体系的诊断结果，最终该患者的综合病机确定如下：

◎太阳伤寒

◎阳明经、腑同病

◎少阳病

◎太阴病

◎少阴病

◎厥阴病

◎胃虚寒

通过对病例总-3 的分析，患者遗精的主要病机是少阴病，但如果在治疗时只是一味温补，忽略了在表的三阳病，就很难取效，患者服药后还会出现其他不适症状。这就是"虚不受补"背后真正的原因所在。

病例总-4：马某，男，67岁。

主证、主诉及其他：
晨起喷嚏，痰多，恶寒，无汗，无口渴，上肢多发脂肪瘤，舌淡红，苔薄白。
既往病史：高血压，高胆固醇血症，血糖偏高。

此脉表脉诊时间：2021年3月20日

刻下症见：晨起喷嚏。

脉诊结果		左		右	
		左外	左内	右内	右外
寸口脉	整手脉	浮弦紧实革		革紧	
	寸	浮弦紧	弦紧	革	洪
	关	革	弦实	革	弦洪
	尺	革	弦实	革	革
人迎		弱		弱	
跌阳		洪紧		洪紧	
五脏脉	心	常脉		常脉	
	肾	虚1		虚2	
	肝	虚1		弦	
	肠	弦紧实1		紧实2	
	脾	紧缓		紧缓	

脉诊结果分析：

寸口脉诊体系诊断结果：

◎左寸口总脉实，诊断有阳明腑实病。

◎寸口总脉紧，诊断有太阳伤寒。

◎寸口胃脉、肺脉洪，诊断有阳明经病。

◎左寸口总脉弦，诊断有少阳病。

◎寸口总脉革，诊断有厥阴病。

人迎、寸口、跌阳脉诊体系诊断结果：

◎跌阳脉洪，诊断有阳明经病。

五脏脉诊体系诊断结果：

◎左肝专脉虚，诊断有厥阴病。

◎左、右肾专脉虚，诊断有少阴病，肾阴、阳两虚。

◎脾专脉紧，诊断有太阴病。

◎大肠专脉实，诊断有阳明病。

综合以上三套脉诊诊断体系的诊断结果，最终该患者的综合病机确定如下：

◎太阳伤寒

◎阳明经、腑同病

◎少阳病

◎太阴病

◎少阴病

◎厥阴病

从上述病例的脉诊诊断及脉诊结果分析可以看出，在临床实践中，三个脉诊体系在诊断的过程中都发挥着重要的作用，它们互相配合，互相校正，互为补充。

◎寸口脉法，统观全局。

◎人迎、寸口脉法，明确阴阳。

◎趺阳脉法，确定胃气虚实。

◎五脏脉法，进一步确定五脏虚实，对于三阴病的诊断尤为重要。

只有熟练使用三套脉诊诊断体系进行精确的六经诊断以后，才能娴熟地选取、组合经方，调整药味的加减、药物的剂量，进行精准治疗，真正全面掌握和应用中医这门宝贵的医学体系来治疗各类疾病，重新回到它的巅峰。到那时，治愈各类疑难杂症便不再是遥不可及的梦想。

以下章节将按照六经病的顺序，结合我治疗过的真实病例，逐步详细分析"传统脉诊3.0版诊断体系"，讲解三套脉诊体系合参的具体临床应用，在详细而全面的传统脉诊结果指引下，进一步掌握对于伤寒六经病诊断和治疗的方法和思路。

第一章

厥阴病

在《脉解伤寒》中，我分享了在传统寸口脉诊的指导下，对伤寒厥阴病全方位的重新认识和深入理解。在《脉解伤寒》第一章厥阴病开篇，我写到：

《伤寒论》是以六经为框架写作的，按照以往对此的习惯性思路，在对疾病的认识上，大家也是依循这个思维来学习和使用的。一般都认为疾病的发生和传变，是按照由表入里的次序发生和发展的，即：太阳、少阳、阳明、太阴、少阴、厥阴这样的顺序，位列最末的"厥阴病"应该是疾病发展的最后阶段。因此，历来学习和研究《伤寒论》，大家都把三阳病作为重点，而对于三阴病最后阶段的"厥阴病"，论述都不多也不详细。然而，笔者通过传统脉诊寸口脉的诊断，却发现厥阴病在实际临床中非常多见和常见，并以各种完全想不到的临床形式表现出来。更令人惊讶的是，很多人一出生就已经是病在厥阴了，并没有上面提到的疾病传变过程。进一步更发现，大量临床疾病，特别是现今常见的疑难杂症如癌症、免疫系统疾病、渐冻症、糖尿病、高血压、冠心病等的病机，有很多都是在厥阴病的基础上，又发生了太阳病或者阳明病。正是因为这些错综复杂的多重病机，才造成了这些疾病从诊断到治疗上的难度。而在这个方面，因为脉诊传承的特殊性及在中医诊断体系中使用的局限性，导致从脉诊这个角度探索和发现病机的领域可供参考的前人经验很少，才造成了这些疾病从诊断到治疗上的难度。

《伤寒论》第326条："厥阴之为病，消渴，气上撞心，心中疼热，饥而不欲食，食则吐蛔，下之利不止。"这一条是厥阴病的提纲证，即主证。

厥阴病的主方是乌梅丸。

乌梅三百枚　细辛六两　干姜十两　黄连十六两　当归四两　附子六两，炮，去皮　蜀椒四两，出汗　桂枝六两，去皮　人参六两　黄柏六两

在《脉解伤寒》中，我分享的关于厥阴病诊断治疗的经验是：

◎以寸口脉的肝脉出现革脉或虚脉作为主要诊断依据。

◎厥阴病的核心是肝虚寒，因为肝中龙雷之火外越，而出现消渴、气上撞心等主证。

相关内容的记载在《辅行诀》"大、小补肝汤证"中，可作参考。

小补肝汤证：心中恐疑，时多恶梦，气上冲心，越汗出，头目眩运。

大补肝汤证：肝气虚，其人恐惧不安，气自少腹上冲咽，呃声不止，头目苦眩，不能坐起，汗出心悸，干呕不能食，脉弱而结。

以上诸证，都是由于肝阳虚，虚阳循肝经上冲所导致的，治疗的主方是乌梅丸。对"乌梅丸"的组方分析，在《脉解伤寒》中详细讲解过我的理解和认识，现引用如下：

病在肝，用辛补之，酸泻之，甘缓之，其中辛属木：

◎桂枝，是木中之木。

◎花椒，是木中之火。

◎干姜，是木中之土。

◎细辛，是木中之金。

◎附子，为木中之水。

上述五种药，属性均为木，并且涵盖了木中之五行。味皆辛，能补肝之阳。

◎乌梅，味酸，入肝，条畅肝气，能补肝之阴，生津止渴。

乌梅和桂枝、花椒、干姜、细辛、附子化合，共同作用，即辛、酸化甘，达到"甘以补肝之阴、阳"的功效。

◎党参，味甘，补肝之气。

◎当归，味甘、辛，补肝之血。

◎黄连、黄柏，苦寒，能泄手厥阴心包火。

以上内容是《伤寒论》以证为主，以及《脉解伤寒》以寸口脉为主，诊断厥阴病的要点及用方分析。

使用传统脉诊 3.0 版诊断体系，在临床诊断厥阴病时会更加精确和快捷。**在传统脉诊 3.0 版诊断体系中，厥阴病的诊断要点如下：**

◎寸口总脉是革脉或虚脉；寸口肝脉是革脉或虚脉。

◎人迎脉是革脉或虚脉。

◎五脏脉的肝专脉是革脉或虚脉。

以上要点并不是都要具备，关键是寸口总脉和人迎脉，两者中任何一个脉位出现革脉或虚脉，即可诊断为厥阴病。寸口的肝脉和五脏脉的肝专脉作

为辅助诊断脉位帮助进一步确诊。

下面通过实际病例，讲解传统脉诊 3.0 版诊断体系在临床诊断厥阴病的方法和过程。

病例 1-1：罗某，男，83 岁。

主证、主诉及其他：
2020 年 4 月中风，双下肢无力，左上肢麻木，舌左斜，苔白，饮水呛咳，血压升高，病发时测血压 195/80mmHg。
脑血管造影：右大脑中动脉闭塞。
既往病史：高血压。
手术史：冠脉支架植入术，胆囊切除术。

此脉表脉诊时间：2021 年 3 月 11 日
刻下症见：血压 155/70mmHg，夜尿 3 次，大便通畅，舌淡红胖大，苔白减少。

脉诊结果		左		右	
		左外	左内	右内	右外
寸口脉	整手脉	浮弦 2 紧		浮弦紧	
	寸	紧弦	浮弦紧	浮弦紧	弦紧
	关	弦	弦	弦	洪
	尺	弦	涩	弦紧	弦
人迎		革 3 紧实 2 洪 2		实 1 革 1	
趺阳		浮紧		浮紧	
五脏脉	心	缓紧		紧缓	
	肾	弦		虚 2	
	肝	革 1		弦	
	肠	弦紧		实 1	
	脾	弦紧		弦紧	

这是一例患高血压多年、中风后遗症的病例。

脉诊结果分析：

◎寸口脉诊：总脉浮弦紧；寸口的肝脉是弦脉，并没有革脉或虚脉。如果只依靠寸口脉诊，无法诊断出患者有厥阴病。

◎人迎脉诊：左人迎脉革 3，右人迎脉革 1，革脉非常明显。

据此可以轻松诊断出患者有厥阴病，凸显出传统脉诊 2.0 版诊断体系引入人迎脉法诊断的优越性。

◎五脏脉诊：左肝专脉革 1，可以进一步确定厥阴病的诊断。

病例 1-2：梁某，女，63 岁。

主证、主诉及其他：
头晕，左半身麻木，双下肢沉重，左侧肢体活动不利，失眠，眠浅易醒，畏寒，鼻涕倒流，白痰多，便秘多年，舌深红，苔薄白。
既往病史：2018 年 9 月蛛网膜下腔出血，2021 年左眼底血管堵塞。

此脉表脉诊时间：2022 年 1 月 15 日
刻下症见：左半身痛，大便调，白痰多，眠佳，舌淡红，苔薄白。

脉诊结果		左		右	
		左外	左内	右内	右外
寸口脉	整手脉	沉细涩弦 2 滑数		沉涩弦 1 细数	
	寸	沉涩弦	沉弦涩	沉弦涩	沉
	关	弦	弦	沉弦	弦
	尺	弦 1	弦涩	涩	弦
人迎		革 2 紧		革 1 紧实 1	
跌阳		缓		缓	
五脏脉	心	滑		数紧滑	
	肾	革 2		弦	
	肝	涩细		涩	
	肠	沉滑		沉紧	
	脾	缓		弦缓	

这是一例脑出血后偏瘫的病例。

脉诊结果分析：

◎寸口脉诊：总脉沉细涩弦滑数；寸口的肝脉是弦脉，并无革脉或虚脉。

如果只依靠寸口脉诊，无法诊断出患者有厥阴病。

◎人迎脉诊：左人迎脉革 2，右人迎脉革 1，革脉非常明显。

可以诊断患者有厥阴病。

病例1-3: 宋某，女，40岁。

主证、主诉及其他:
高血压2年，口干，心烦，失眠，大便调，无头晕，无头痛，舌红胖大，苔薄白。
血压: 165/100mmHg（右），150/100mmHg（左）。
既往病史: 甲状腺功能减退。

此脉表脉诊时间: 2022年4月27日
刻下症见: 血压150/95mmHg，皮肤痒。

脉诊结果		左		右	
		左外	左内	右内	右外
寸口脉	整手脉	沉弦2滑数紧		沉弦2数	
	寸	沉弦	沉弦	沉弦	沉弦
	关	弦	弦	弦	沉弦
	尺	弦	弦2涩	弦	弦2
人迎		紧革1		沉弦	
跌阳		浮紧弦1		弦2紧	
五脏脉	心	弦数		沉弦	
	肾	常脉		浮1弦	
	肝	弦		弦	
	肠	弦涩实1		弦涩实1	
	脾	紧缓		紧缓	

这是一例患高血压2年的病例，并未进行常规西医治疗。

脉诊结果分析:

◎寸口脉诊: 总脉沉弦紧滑数，寸口的肝脉是弦脉，并无革脉或虚脉。

如果只依靠寸口脉诊，无法诊断出患者有厥阴病。

◎人迎脉诊: 左人迎脉革1，可以诊断为厥阴病。

◎五脏脉诊: 肝专脉是弦脉，并无革脉、虚脉，说明肝虚寒的程度并不严重，反而可以诊断少阳病非常明显，严重气滞。

由于使用了人迎脉诊断体系，得以发现寸口脉诊断体系漏诊的厥阴病。

病例 1-4：郑某，女，44 岁。

主证、主诉及其他：
腹胀，纳少，短期内体重减轻 7kg，腹泻，心下痛，泛酸，焦虑，眠差入睡慢，畏寒，经前乳房胀痛，舌淡红，苔薄白。
血压：160/90mmHg。

此脉表脉诊时间：2022 年 2 月 28 日
刻下症见：入睡困难，夜尿多，腰痛，舌淡红胖大，苔薄白。

脉诊结果		左		右	
		左外	左内	右内	右外
寸口脉	整手脉	实 2 滑弦 2 紧数		弦 2 实 2 滑紧数	
	寸	弦滑实 2	弦 2 实滑	弦实	沉弦紧
	关	弦 2	弦 2 滑实	弦 3 实	弦实 3
	尺	弦 2	弦实 1	弦 2	弦
人迎		革 2 实 2		实 2	
跌阳		沉弦 2 紧缓		浮弦 2 紧	
五脏脉	心	缓滑		弦滑实 2	
	肾	弦		常脉	
	肝	细		常脉	
	肠	弦紧实 1		紧弦洪 1	
	脾	常脉		常脉	

这是一例患高血压多年的病例，并未进行常规西医治疗。

脉诊结果分析：

◎寸口脉诊：总脉实弦紧滑数，寸口的肝脉是弦脉，并无革脉或虚脉。

如果只依靠寸口脉诊，无法诊断出患者有厥阴病。

◎人迎脉诊：左人迎脉革 2，可以诊断出厥阴病。

◎五脏脉诊：左肝专脉细，右肝专脉正常，代表左侧的肝经不畅。

本病例也是主要依靠人迎脉诊断出厥阴病的案例。

病例 1-5：谢某，女，72 岁。

主证、主诉及其他：
荨麻疹，失眠，入睡困难，手足冷，恶热，双足肿，舌红胖大，苔黄腻。
血压：160/100mmHg。
既往病史：糖尿病多年，伴有糖尿病眼底血管病变。

此脉表脉诊时间：2022 年 12 月 8 日
刻下症见：大便通畅，咳嗽，舌淡红胖大，苔薄黄白。血压 130/80mmHg。

脉诊结果		左		右	
		左外	左内	右内	右外
寸口脉	整手脉	沉弦 2 紧缓		沉弦 1 紧缓	
	寸	沉弦涩	沉弦涩	弦	弦沉
	关	弦	弦	弦	弦
	尺	弦 2 缓紧	弦	弦缓	弦
人迎		实 2 革 2		沉	
跌阳		浮弦 1 紧		浮紧宽缓	
五脏脉	心	紧		常脉	
	肾	紧		虚 1 紧	
	肝	缺失		细涩	
	肠	沉紧		沉弦紧	
	脾	紧缓		涩	

这是一例患糖尿病多年，伴有眼底血管病变的病例。

脉诊结果分析：

◎寸口脉诊：总脉沉弦紧缓，寸口的肝脉是弦脉，并无革脉或虚脉。
如果只依靠寸口脉诊，无法诊断出患者有厥阴病。

◎人迎脉诊：左人迎脉革 2，可以诊断出厥阴病。

◎五脏脉诊：左肝专脉缺失，右肝专脉细涩，说明双侧的肝经不畅。
本病例也是主要依靠人迎脉诊断出厥阴病的。

病例 1-6：韩某，女，48 岁。

主证、主诉及其他：

偏头痛，经前明显，腰酸背痛，后背僵硬，腹胀便秘，乳腺增生，健忘，舌红胖大，苔薄白。

血压：130/90mmHg；糖化血红蛋白 A_1c：6.5%。

既往病史：糖尿病，服药 10 年。

此脉表脉诊时间：2022 年 2 月 2 日

刻下症见：右小腿痉挛，大便调，舌红胖大，苔薄白。血糖 5.8~8mmol/L。

脉诊结果		左		右	
		左外	左内	右内	右外
寸口脉	整手脉	沉细弦 1 紧		弦紧实 1	
	寸	沉弦紧	沉弦	弦实 1	沉弦
	关	弦	弦	弦实 2	弦实 2
	尺	弦	弦	弦	弦
人迎		革 2 紧		紧弦实 1	
跃阳		弦 2 紧		弦 1 紧	
五脏脉	心	沉弦		沉紧	
	肾	弦		常脉	
	肝	弦		细弦涩	
	肠	实 1 弦		弦紧实 1	
	脾	弦缓		紧缓	

这是一例服西药降糖药多年的糖尿病病例。

脉诊结果分析：

◎寸口脉诊：总脉沉细弦紧，寸口的肝脉是弦脉，并无革脉或虚脉。如果只依靠寸口脉诊，无法诊断出患者有厥阴病。

◎人迎脉诊：左人迎脉革 2，可以诊断出厥阴病。

◎五脏脉诊：左肝专脉弦，右肝专脉细弦涩，代表右侧的肝经不畅。本病例也是主要依靠人迎脉诊断出厥阴病的。

病例 1-7：唐某，女，67 岁。

主证、主诉及其他：
2020 年 11 月胸部 CT 示左胸膜肿瘤 37mm×35mm×33mm 伴左胸腔积液，病理诊断为非小细胞肺癌。气短，失眠，舌红胖大，苔薄白。服用泰格莎（Osimertinib）80mg/d。 血压：150/100mmHg。
既往病史：糖尿病，高血压。

此脉表脉诊时间：2022 年 12 月 20 日
刻下症见：舌红胖大，苔薄白。

脉诊结果		左		右	
		左外	左内	右内	右外
寸口脉	整手脉	沉弦 2 紧滑数		弦 2 紧数	
	寸	沉弦滑紧	滑弦沉	弦	沉弦
	关	弦	弦	弦	弦
	尺	弦	弦	弦浮	虚 1
人迎		紧弦 2 革 1		紧弦沉	
跌阳		浮弦 2 滑紧宽缓		弦 2 紧	
五脏脉	心	常脉		滑紧	
	肾	紧		虚 2	
	肝	细弦		细	
	肠	弦紧实 1		紧弦实 1	
	脾	沉		常脉	

这是一例肺癌伴有胸腔积液的病例。

脉诊结果分析：

◎寸口脉诊：总脉沉弦紧滑数，寸口的肝脉是弦脉，并无革脉或虚脉。

如果只依靠寸口脉诊，无法诊断出患者有厥阴病。

◎人迎脉诊：左人迎脉革 1，可以诊断出厥阴病。

◎五脏脉诊：肝专脉细，代表双侧的肝经不畅。

本病例也是主要依靠人迎脉诊断出厥阴病的。

病例 1-8：冯某，女，56 岁。

主证、主诉及其他：
2018 年出现下肢无力，易摔倒，西医诊断为散发性包涵体肌炎（inclusion body myositis，IBM）。面红，便溏，完谷不化，胃酸反流，恶寒，腿冷，左小指痉挛，失眠，上坡气喘，舌淡红，苔根黄。
既往病史：干燥综合征。

此脉表脉诊时间：2022 年 4 月 15 日

脉诊结果		左		右	
		左外	左内	右内	右外
寸口脉	整手脉	弦 2 滑数		浮弦 2 滑数	
	寸	沉弦滑	弦滑	浮 1 弦	弦实 1
	关	弦滑	弦滑	弦 2 滑	弦 2
	尺	弦滑	弦滑实 1	弦 2	弦
人迎		革 1		弦	
跌阳		沉弦紧		沉弦紧	
五脏脉	心	沉缓涩		沉缓涩	
	肾	常脉		虚 1	
	肝	涩		涩	
	肠	沉弦		革 1	
	脾	紧缓		紧缓	

这是一例散发性包涵体肌炎的病例，没有经过西医的常规治疗，实际上西医目前也没有有效的治疗方法。

脉诊结果分析：

◎寸口脉诊：总脉弦滑数，寸口的肝脉是弦滑脉，并无革脉或虚脉。如果只依靠寸口脉诊，无法诊断出患者有厥阴病。

◎人迎脉诊：左人迎脉革 1，可以诊断出厥阴病。

◎五脏脉诊：肝专脉涩，代表双侧的肝经不畅。

本病例也是主要依靠人迎脉诊断出厥阴病的。

病例 1-9：于某，女，69 岁。

主证、主诉及其他：
干燥综合征，症见眼干、口干、咽干、皮肤干，食后嗳气，大便干燥结球、有未消化食物，颈及腹股沟淋巴结肿大，手指发绀，受冷明显，鼻涕倒流，舌红胖大，舌中少苔边苔白厚。
既往病史：甲状腺功能亢进。
手术史：子宫肌瘤切除术。

此脉表脉诊时间：2022 年 3 月 3 日
刻下症见：目痒，咳嗽，左肩痛，纳呆，左脚第四趾痛，舌红胖大，边苔白减少。

脉诊结果		左		右	
		左外	左内	右内	右外
寸口脉	整手脉	沉细弦 1 紧数		弦 2 沉细紧	
	寸	弦	沉弦	弦实 1	弦紧实 1
	关	弦	弦	弦	弦
	尺	弦	弦	弦	弦
人迎		紧革 1		革 2 实 1 紧	
跌阳		弦 1 紧		弦 2 紧	
五脏脉	心	弱沉弦		沉弦涩	
	肾	弦		常脉	
	肝	缺失		缺失	
	肠	滑弦紧		紧弦	
	脾	紧弦		弦紧	

这是一例干燥综合征病例。

脉诊结果分析：

◎寸口脉诊：总脉沉细弦紧数，寸口的肝脉是弦脉，并无革脉或虚脉。

如果只依靠寸口脉诊，无法诊断出患者有厥阴病。

◎人迎脉诊：左人迎脉革 1，右人迎脉革 2，可以诊断出厥阴病。

◎五脏脉诊：肝专脉缺失，代表双侧的肝经不畅。

本病例也是主要依靠人迎脉诊断出厥阴病的。

病例1-10：董某，女，31岁。

主证、主诉及其他：
因低热、手脚关节肿痛于2009年确诊为系统性红斑狼疮，2015年生育，2017—2018年出现狼疮性肾炎，2019年服用环磷酰胺、羟氯喹、霉酚酸酯，眠可，无身痛，无汗出，舌深红胖大，苔白。

此脉表脉诊时间：2022年4月29日
刻下症见：身痛，便秘，舌深红胖大减少，苔白干，服用羟氯喹，其他药已停用。

脉诊结果		左		右	
		左外	左内	右内	右外
寸口脉	整手脉	浮弦1紧		浮弦2紧	
	寸	弦	紧弦	弦	弦2
	关	浮弦无力	浮弦	弦	弦
	尺	弦2	弦涩浮	浮弦	弦2浮
人迎		革1		革1	
跌阳		弦1紧浮		弦1浮紧	
五脏脉	心	沉弦涩		弦紧缓	
	肾	沉		常脉	
	肝	缺失		缺失	
	肠	沉弦紧		紧弦	
	脾	弦缓		弦紧缓	

这是一例系统性红斑狼疮病例，经过常规的西医治疗，配合中医治疗后，病情缓解，目前只服用羟氯喹。

脉诊结果分析：

◎寸口脉诊：总脉浮弦紧，寸口的肝脉浮弦无力。

虽然没有革脉或虚脉出现，但是也要考虑厥阴病的可能性。

◎人迎脉诊：左、右人迎脉革，可以诊断为厥阴病。

◎五脏脉诊：肝专脉缺失，代表双侧的肝经不畅。

本病例也是主要依靠人迎脉诊断出厥阴病的。

病例 1-11：萧某，男，73岁。

此脉表脉诊时间：2022 年 2 月 6 日

脉诊结果		左		右	
		左外	左内	右内	右外
寸口脉	整手脉	沉弦 1 紧		弦紧实 3	
	寸	沉弦紧	沉弦紧	弦紧实 3	弦实 2
	关	弦	弦紧	弦滑缓实 3	缓滑
	尺	弦	弦紧	弦	弦
人迎		革 1 紧		沉紧缓	
趺阳		实 2 弦紧滑		浮弦滑	
五脏脉	心	沉缓实 2		沉滑	
	肾	常脉		虚 2	
	肝	弦滑		弦滑	
	肠	沉弦紧		弦紧实 2	
	脾	缓滑		缓滑	

这是一例自发性癫痫病例，由于是偶发，并没有服用西药控制癫痫发作。

脉诊结果分析：

◎寸口脉诊：左总脉沉弦紧，右总脉弦紧实，寸口的肝脉是弦脉。

如果只依靠寸口脉诊，无法诊断出患者有厥阴病。

◎人迎脉诊：左人迎脉革，可以诊断出厥阴病。

◎五脏脉诊：肝专脉弦滑，说明患者有肝热，这个诊断结果与人迎脉诊断结果——患者有肝虚寒的厥阴病出现了矛盾。通过从治疗结果的反馈验证，这种情况要以人迎脉的诊断结果为主来进行判断。

该患者的病机是发生在肝虚寒基础上的肝经热证，也是主要依靠人迎脉诊断结果确诊患者有厥阴病的。

以上所举病例，都是寸口脉没有摸到厥阴病诊断的标志性脉诊结果——

革脉、虚脉，而以人迎脉探查到革脉来诊断出厥阴病的，同时以五脏的肝专脉作为辅助诊断。

再看以下几则病例：

病例 1-12：程某，男，39 岁。

主证、主诉及其他：
2021 年因左脑出血昏迷 11 天，右侧肢体活动不利，失眠，大便调，舌淡红胖大，苔薄白。
血压：120/80mmHg。
既往病史：8 月龄时确诊小儿肾病。有高血压病史 7~8 年，服用抗高血压药、降血脂药。

此脉表脉诊时间：2023 年 1 月 8 日

脉诊结果		左		右	
		左外	左内	右内	右外
寸口脉	整手脉	沉弦 2 紧缓		革 2 紧	
	寸	沉弦紧	沉弦紧	革紧	沉紧
	关	弦	弦紧	革	常脉
	尺	弦紧	弦	缓	虚 2
人迎		沉紧		紧弱	
跌阳		弦缓		浮紧宽	
五脏脉	心	常脉		常脉	
	肾	弦		虚 2	
	肝	弦		沉弦涩	
	肠	实 2 紧		实 2 紧	
	脾	沉		弱	

这是一例左脑出血后右侧肢体活动不利的病例。

脉诊结果分析：

◎寸口脉诊：左总脉沉弦紧缓，寸口的肝脉是弦脉，没有厥阴病的脉象；右总脉革，可以诊断为厥阴病。

◎人迎脉诊：左人迎脉沉紧，右人迎脉紧弱，人迎脉没有厥阴病的脉象。

◎五脏脉诊：右肝专脉沉弦涩，代表右侧肝经气滞。

本病例是依靠寸口脉诊断出厥阴病的。

病例 1-13：曹某，女，79 岁。

主证、主诉及其他：
反应迟缓，生活自理能力减退，便秘，吃饭流鼻涕，舌淡红，苔薄白。
既往病史：中风，高血压，胃出血。

此脉表脉诊时间：2022 年 2 月 13 日
刻下症见：大便溏，反应改善，舌淡红，苔薄白水滑。

脉诊结果		左		右	
		左外	左内	右内	右外
寸口脉	整手脉	紧浮弦 1 稍数		革 2 紧实 1	
	寸	弦	浮弦紧	实 1 革	弦紧
	关	革 1	浮弦	革实 1	弦
	尺	弦	弦紧实 2	革 1 实 2	革 1
人迎		紧弱		弱紧	
跌阳		弦浮紧宽缓		弦浮紧宽缓	
五脏脉	心	弦紧		沉弦紧	
	肾	弦		虚 1	
	肝	浮弦		革 1	
	肠	弦紧		革实 1 紧	
	脾	常脉		紧缓	

这是一例阿尔茨海默病病例。

脉诊结果分析：

◎寸口脉诊：寸口的肝脉革，右总脉革，可以诊断为厥阴病。

◎人迎脉诊：左人迎脉紧弱，右人迎脉弱紧，人迎脉没有厥阴病的脉象。

◎五脏脉诊：左肝专脉浮，右肝专脉革，都支持厥阴病的诊断。

本病例主要是由寸口脉和五脏脉的脉象结果来确诊厥阴病的。

病例 1-14：袁某，女，79 岁。

主证、主诉及其他：
面黑，哮喘，走路气喘，双膝痛，夜尿 3~4 次，舌淡红稍胖大，苔薄白。
胸部 CT 示左肺肿瘤 2cm×1cm，病理检查确诊为非小细胞肺癌，先服易瑞沙，之后改服奥希替尼。

此脉表脉诊时间：2021 年 10 月 21 日

脉诊结果		左		右	
		左外	左内	右内	右外
寸口脉	整手脉	弦 3 革 2 紧		缓革 1 紧	
	寸	弦紧	弦紧	革紧	洪
	关	革	实 1	革紧	虚
	尺	革 1	革紧	虚 2	虚 2
人迎		实 1		实 2	
跌阳		浮紧宽缓		沉弦紧	
五脏脉	心	沉紧		常脉	
	肾	常脉		虚 3	
	肝	虚 2		弱	
	肠	沉弦紧		实 2 革 1	
	脾	紧缓		紧缓	

这是一例左肺癌服用免疫制剂奥希替尼的病例。患者病情相对稳定，但气喘、身痛明显。

脉诊结果分析：

◎寸口脉诊：左、右总脉革，寸口的肝脉革，可以诊断为厥阴病。

◎人迎脉诊：人迎脉实，没有厥阴病的脉象。

◎五脏脉诊：左肝专脉虚，也支持厥阴病的诊断。

病例 1-15：邓某，男，24 岁。

主证、主诉及其他：

右腰痛，2018 年 7 月 CT 检查显示右肾积水，2019 年 2 月 B 超检查发现膀胱右后壁有实性肿瘤，大小为 1.8cm×0.7cm×2cm，2019 年 5 月手术切除膀胱肿瘤，术后病理诊断为乳头状尿路上皮癌 Grade1，术后无明显不适，手足冷，舌深红，苔薄白。

血压：110/85mmHg。

此脉表脉诊时间：2021 年 2 月 28 日

脉诊结果		左		右	
		左外	左内	右内	右外
寸口脉	整手脉	沉细弦 1 滑数		弦 2 数革 1	
	寸	沉弦实 1	沉弦滑	滑	实 1
	关	弦滑	弦滑	实 2	弦
	尺	弦	弦实 1	革	革 1
人迎		弱		弱	
跌阳		弦紧		弦紧	
五脏脉	心	沉滑		滑	
	肾	沉		浮 1 弦	
	肝	缺失		缺失	
	肠	弦实 1 滑		弦实 1	
	脾	常脉		弦紧	

这是一例膀胱癌术后病例。

脉诊结果分析：

◎寸口脉诊：右总脉革，可以诊断为厥阴病。

◎人迎脉诊：人迎脉弱，没有厥阴病的脉象。

◎五脏脉诊：肝专脉缺失，说明肝经严重阻塞。

病例 1-16：许某，男，59 岁。

主证、主诉及其他：
3 年前出现左侧肢体无力，诊断为脑胶质瘤，未行手术治疗和放化疗，目前左侧肢体无力，吞咽不利，焦虑，暴躁，二便调。

此脉表脉诊时间：2022 年 4 月 3 日

脉诊结果		左		右	
		左外	左内	右内	右外
寸口脉	整手脉	沉弦细紧		弦2革1	
	寸	沉弦细涩紧	沉弦紧涩	革	弦沉
	关	革1	弦3	弦2	常脉
	尺	弦	浮弦	革2	弦
人迎		沉		沉弦	
跌阳		浮紧宽弦2		沉紧宽弦2	
五脏脉	心	沉弦涩		沉缓涩	
	肾	常脉		虚2	
	肝	浮1弦		浮弦1	
	肠	弦实1		实2	
	脾	缓		紧缓	

这是一例脑胶质瘤病例，由于广泛转移，无法行西医手术治疗。

脉诊结果分析：

◎寸口脉诊：右总脉革，寸口的肝脉革，可以诊断为厥阴病。

◎人迎脉诊：人迎脉沉，没有厥阴病的脉象。

◎五脏脉诊：肝专脉浮，也支持厥阴病的诊断。

病例1-17：傅某，女，22岁。

主证、主诉及其他：
咳嗽，前额、胸、背部牛皮癣，小便调，大便溏，无头痛，易汗出，无胃痛，舌淡红，苔白。

月经史：$10\dfrac{4\sim5}{30}$。

既往病史：先天性鸟氨酸氨甲酰基转移酶（OTC）缺乏症。

此脉表脉诊时间：2021年5月27日

脉诊结果		左		右	
		左外	左内	右内	右外
寸口脉	整手脉	弦2紧缓滑		缓紧革1	
	寸	沉弦2	弦缓实1	紧实1	沉弦
	关	缓弦	浮弦滑	弦缓	缓
	尺	弦	弦	缓紧	缓
人迎		弱		弱	
跌阳		沉紧缓		沉紧缓	
五脏脉	心	弱		沉	
	肾	弱		虚3	
	肝	缺失		弦	
	肠	弦紧		实1	
	脾	紧缓		紧缓	

这是一例先天性鸟氨酸氨甲酰基转移酶（OTC）缺乏症病例。患者出生5天即由于昏迷急诊发现血氨较正常高出20倍，出生10天即确诊OTC，一直有一个西医团队追踪治疗。虽然一直经西医治疗和饮食控制，但谷氨酰胺（glutamine）一直在1 000μmol/L以上。经过半年的中药治疗，谷氨酰胺降至745μmol/L以下，脉表是初诊时的记录。

脉诊结果分析：

◎寸口脉诊：右总脉革，可以诊断为厥阴病。

◎人迎脉诊：人迎脉弱，没有厥阴病的脉象。

◎五脏脉诊：左肝专脉缺失，提示左侧肝经阻滞明显。

病例1-18：沈某，男，11岁。

主证、主诉及其他：
便溏，鼻塞，大便味臭，口臭，小腿湿疹，鼻敏感，目痒，流涕，喷嚏，舌红，苔白腻。
既往病史：克罗恩病，服用西药乌司奴单克隆抗体（Ustekinumab）5年。

此脉表脉诊时间：2022年2月27日
刻下症见：唇湿疹，花粉症，舌淡红，苔薄白。

脉诊结果		左		右	
		左外	左内	右内	右外
寸口脉	整手脉	弦2紧数		革1紧	
	寸	弦2紧	弦紧	革紧	弦紧
	关	弦2	弦滑	弦紧	革1
	尺	弦2	弦	弦浮	弦
人迎		弦紧		弦紧	
趺阳		沉弦2紧		浮弦2紧	
五脏脉	心	弦		弦紧	
	肾	革2		革1	
	肝	弱		浮弦	
	肠	弦紧		弦紧实1	
	脾	弦紧		紧缓	

这是一例克罗恩病病例，已经服用乌司奴单克隆抗体（Ustekinumab）5年。

脉诊结果分析：
◎寸口脉诊：右总脉革，可以诊断为厥阴病。
◎人迎脉诊：人迎脉弦紧，没有厥阴病的脉象。
◎五脏脉诊：右肝专脉浮，可以辅助厥阴病的诊断；左肝专脉弱，提示左侧肝经阻滞。

病例 1-19：曾某，女，28 岁。

主证、主诉及其他：
面部寻常痤疮，面肿，口渴，易疲劳，易怒，大便干，舌深红胖大，苔薄白。
既往病史：甲状腺功能亢进 5 年，未服西药；肝功能异常；轻度脂肪肝。

此脉表脉诊时间：2021 年 9 月 24 日

脉诊结果		左		右	
		左外	左内	右内	右外
寸口脉	整手脉	革 1 弦紧		浮弦 2 紧革 1 缓	
	寸	浮弦紧	浮弦紧	浮弦紧缓	沉弦
	关	革 2	弦滑	弦滑	沉弦紧
	尺	弦	弦紧	弦紧	弦
人迎		沉缓		沉弦	
跌阳		沉弦紧		沉弦紧	
五脏脉	心	弱		沉弦	
	肾	沉		浮 2 弦	
	肝	缺失		弱	
	肠	弦紧实 1		沉弦紧	
	脾	紧缓		紧缓	

这是一例甲状腺功能亢进病例，未进行任何西医治疗。

脉诊结果分析：

◎寸口脉诊：左、右总脉革，寸口的肝脉革，可以诊断为厥阴病。

◎人迎脉诊：人迎脉沉，没有厥阴病的脉象。

◎五脏脉诊：左肝专脉缺失，右肝专脉弱，提示肝经阻滞明显。

以上病例 1-12~1-19 的寸口脉革，人迎脉无革脉、虚脉，都诊断为厥阴病。

一般来说，寸口脉属阴，主脏；人迎脉属阳，主腑。虽然两个脉位的脉诊结果都能用于诊断厥阴病，但诊断出来的厥阴病的病情轻重程度是不同的。病入腑较轻，病入脏较重。如果人迎、寸口都出现革脉、虚脉，则病情的轻重程度介于脏、腑两者之间。

请看以下的病例：

病例1-20：彭某，女，73岁。

主证、主诉及其他：
2018年8月、2012年2月、2012年5月3次短暂性脑缺血发作（TIA），双下肢不利20分钟，伴有语言不清，其他症见声音沙哑、胃胀、气喘、失眠、便溏，舌红边有瘀络，苔白干，小鱼际红。
既往病史：高血压，右三叉神经痛。

此脉表脉诊时间：2022年2月22日

脉诊结果		左		右	
		左外	左内	右内	右外
寸口脉	整手脉	弦2紧实2		革1紧缓	
	寸	弦紧实2	弦紧实1.5	革1紧	紧
	关	革1	弦	弦	革1
	尺	缓	弦紧实2	弦缓	常脉
人迎		革1紧		革1实1	
跌阳		浮紧宽		浮紧宽	
五脏脉	心	沉弦缓		紧缓	
	肾	弱		虚1	
	肝	革1		浮弦	
	肠	弦紧实1.5		革1紧	
	脾	弦缓		弱	

这是一例短暂性脑缺血发作病例，如果没有有效治疗，中风偏瘫在所难免。

脉诊结果分析：
◎寸口脉诊：右总脉革，寸口的肝脉革，可以诊断为厥阴病。
◎人迎脉诊：人迎脉革，可以确诊厥阴病。
◎五脏脉诊：左肝专脉革，右肝专脉浮，可以辅助厥阴病的诊断。

病例1-21：吕某，男，50岁。

主证、主诉及其他：
1年前右眼飞蚊症，诊断为右眼静脉阻塞，经激光治疗后改善，恶寒，无头痛，二便调，无口苦，无夜尿，左足静脉曲张，舌淡红，苔薄白。
既往病史：肾结石。

此脉表脉诊时间：2022年4月3日

脉诊结果		左		右	
		左外	左内	右内	右外
寸口脉	整手脉	弦2紧革1		革2弦3紧	
	寸	革1弦紧	弦	革2	革1
	关	革2	浮弦	弦3	革1
	尺	革1	实2	革2	弦
人迎		革1		沉	
跌阳		弦1.5紧		浮紧宽	
五脏脉	心	常脉		弦缓	
	肾	浮1弦		浮2弦	
	肝	革1		弦	
	肠	实1		弦洪2	
	脾	紧缓		紧缓	

这是一例右眼静脉阻塞病例，也属于中风的范畴。

脉诊结果分析：

◎寸口脉诊：总脉革，寸口的肝脉革，可以诊断为厥阴病。

◎人迎脉诊：左人迎脉革，可以确诊厥阴病。

◎五脏脉诊：左肝专脉革，可以辅助厥阴病的诊断。

病例 1-22: 苏某，女，85 岁。

主证、主诉及其他:
腹泻，腰痛，头晕，口渴，饮水多，盗汗，胃酸反流，舌红，苔白偏干。
既往病史: 高血压。

此脉表脉诊时间: 2022 年 4 月 27 日
刻下症见: 腹泻，流涕，右肘少海穴附近疼痛，舌红胖大，苔白。血压 128/70mmHg，心率 73 次 /min。

脉诊结果		左		右	
		左外	左内	右内	右外
寸口脉	整手脉	弦2浮紧		弦2革1	
	寸	弦紧	弦浮紧	革1	弦紧
	关	弦浮	浮弦	革1	革洪1
	尺	革1	弦紧实1洪1	弦2	弦
人迎		紧革2洪2		沉	
跌阳		紧浮弦		弦浮紧	
五脏脉	心	缓		缓	
	肾	常脉		虚2	
	肝	弦涩		弱	
	肠	革1		紧实1	
	脾	紧缓		紧缓	

这是一例高血压病例，目前服用西药控制血压。

脉诊结果分析:

◎寸口脉诊: 右总脉革，可以诊断为厥阴病。

◎人迎脉诊: 左人迎脉革，可以确诊厥阴病。

◎五脏脉诊: 左肝专脉弦涩，右肝专脉弱，说明肝经阻滞明显。

病例 1-23：蒋某，女，56 岁。

主证、主诉及其他：
眉间红，鼻旁红，晨起口苦，夜晚盗汗，潮热，心悸，关节冷痛，肩、颈、膝冷痛，大便硬，舌淡红胖大，苔薄白。
既往病史： 右乳腺囊肿，子宫肌瘤直径 3cm，停经 2 年。

此脉表脉诊时间：2022 年 2 月 6 日
刻下症见：盗汗减少，手脚冷痛，膝冷，面红。血压 155/90mmHg。

脉诊结果		左		右	
		左外	左内	右内	右外
寸口脉	整手脉	弦 2 滑紧实 1 数		革 1 弦 2 紧数实 2	
	寸	弦涩紧实 1	弦滑	弦	弦实 2
	关	弦浮	滑弦	弦	弦实 3
	尺	弦	弦	革	弦
人迎		革 1 实 1 紧		沉紧	
跌阳		弦 2 浮实 3		浮弦 2 实 2	
五脏脉	心	滑弦实 2		紧缓滑	
	肾	弦		虚 1	
	肝	细		弦	
	肠	实 1 弦紧		弦紧实 1	
	脾	弦紧缓		弦	

这是一例更年期潮热盗汗的病例，伴有血压升高。

脉诊结果分析：

◎寸口脉诊：右总脉革，可以诊断为厥阴病。

◎人迎脉诊：左人迎脉革，可以确诊厥阴病。

◎五脏脉诊：左肝专脉细，说明有左侧肝经阻滞。

病例 1-24：贾某，女，70 岁。

主证、主诉及其他：

咽痒咳嗽，痰多，每年 12 月加重，小便泡沫多，目干，头晕，腰痛，大便干，舌淡红胖大，苔白腻。

既往病史：高血压，糖尿病，蛋白尿，12~46 岁哮喘严重。

此脉表脉诊时间：2022 年 4 月 20 日

刻下症见：血压 143/80mmHg，头晕减少，目干，入睡改善，咳嗽，双下肢肿减少，大便通畅，舌深红胖大，苔薄白。

脉诊结果		左		右	
		左外	左内	右内	右外
寸口脉	整手脉	缓粗弦 1 紧滑数革 1		弦 2 革 1 紧缓数	
	寸	紧缓实 2	浮缓紧	缓紧弦	紧实 2
	关	革 2	浮弦	浮弦	缓弦实 2
	尺	缓紧革 2 弦	缓紧实 1	浮弦	缓浮 1 弦
人迎		革 1		沉缓	
跌阳		浮宽紧		浮弦缓紧	
五脏脉	心	紧缓		缓紧滑	
	肾	浮 2		革 1	
	肝	弱		缺失	
	肠	革 2 实 2		洪缓紧革实 2	
	脾	缓紧		紧缓	

这是一例糖尿病、高血压病例。

脉诊结果分析：

◎寸口脉诊：左、右总脉革，寸口的肝脉革，可以诊断为厥阴病。

◎人迎脉诊：左人迎脉革，可以确诊厥阴病。

◎五脏脉诊：左肝专脉弱，右肝专脉缺失，说明肝经阻滞明显。

病例1-25：丁某，女，77岁。

主证、主诉及其他：
5年前发现胃肿瘤直径6mm，3年前增大到直径2cm，病理诊断为胃间质瘤，胃胀，前头痛，自汗，出汗多，纳可，下肢冷，口干，入睡难，咽中痰多，小便频数，大便调，舌淡红胖大，苔白厚。
血压：140/60mmHg。
既往病史：心肌缺血，血糖高，胆囊结石，甲状腺功能减退，肺结核。

此脉表脉诊时间：2022年3月12日
刻下症见：流泪，胃胀，汗出减少，入睡改善，舌淡红胖大，苔白。

脉诊结果		左		右	
		左外	左内	右内	右外
寸口脉	整手脉	弦2紧缓滑数		革2弦2紧数缓	
	寸	浮弦紧	弦浮紧	弦紧实2	弦紧实1
	关	弦	弦滑	实2	滑实2
	尺	弦2紧	弦2紧	弦	弦
人迎		紧革3实3		实3紧	
跌阳		缓弦紧浮		弦2紧	
五脏脉	心	缓		缓滑	
	肾	弱		虚2	
	肝	浮弦		弦浮	
	肠	实2		实2	
	脾	弦紧缓		缓紧	

这是一例胃癌病例，未经过西医治疗。

脉诊结果分析：

◎寸口脉诊：右总脉革，可以诊断为厥阴病。

◎人迎脉诊：左人迎脉革，可以确诊厥阴病。

◎五脏脉诊：左、右肝专脉浮，可以辅助厥阴病的诊断。

病例 1-26：魏某，女，48 岁。

主证、主诉及其他：

晨起喜呕，食后胃胀，口干口苦，咽干，痰中带血，失眠易醒，乳房胀痛，左半身麻木，舌淡红，苔薄白，手臂及大腿多发脂肪瘤。

既往病史： 多发肺结节。

手术史： 右乳腺癌局部切除术。

此脉表脉诊时间：2022 年 4 月 24 日

刻下症见：眉心红，口苦，大便干，身痛，腰痛，夜尿多，舌淡红胖大，苔薄白。

脉诊结果		左		右	
		左外	左内	右内	右外
寸口脉	整手脉	浮弦 1 紧		弦 2 紧	
	寸	弦浮	弦	弦	弦沉
	关	革 1	弦	弦 2	弦
	尺	弦	弦	弦浮	弦
人迎		革 2		革 1	
趺阳		紧弦 1 沉		沉缓紧弦	
五脏脉	心	缓沉		缓沉	
	肾	沉		虚 1	
	肝	浮 1		浮 1 弦	
	肠	弦		弦	
	脾	紧缓		紧缓	

这是一例右乳腺癌术后，伴有多发肺结节的病例。

脉诊结果分析：

◎寸口脉诊：寸口肝脉革，支持厥阴病诊断。

◎人迎脉诊：双人迎脉革，可以确诊厥阴病。

◎五脏脉诊：左、右肝专脉浮，可以辅助厥阴病的诊断。

病例 1-27：叶某，女，50 岁。

主证、主诉及其他：
7 年前行右乳房结节切除术，病理诊断为导管腺癌，肿瘤直径 1cm，放疗 20 次，经常头痛，腰痛，足跟痛，眠浅易醒，舌红，苔白。
血压：135/95mmHg。

此脉表脉诊时间：2022 年 4 月 20 日
刻下症见：头痛，舌深红胖大，苔薄白。

脉诊结果		左		右	
		左外	左内	右内	右外
寸口脉	整手脉	弦 1 紧		弦 1 革 1	
	寸	浮弦紧	弦	革 1	弦
	关	革 1	弦	弦 2	弦
	尺	浮 1	弦	弦浮	弦浮 1
人迎		革 1		实 1 革 1	
趺阳		紧弦 1 浮		弦 1 紧浮	
五脏脉	心	沉缓紧		弦	
	肾	常脉		常脉	
	肝	浮 1		弦 1	
	肠	弦		革 1 实 1	
	脾	弦紧		紧缓	

这是一例右乳导管腺癌术后病例。

脉诊结果分析：

◎寸口脉诊：右总脉革，寸口肝脉革，可以诊断厥阴病。

◎人迎脉诊：双人迎脉革，可以确诊厥阴病。

◎五脏脉诊：左肝专脉浮，可以辅助厥阴病的诊断。

病例 1-28：杜某，女，44 岁。

主证、主诉及其他：

患者于 2015 年经检查发现子宫肌瘤，直径为 4cm，2021 年肌瘤直径 10cm，月经 $13\frac{7}{28}$，月经量大、色红，颈、膝湿疹，眠佳，大便调，舌淡红胖大，苔薄白，肝斑明显。

此脉表脉诊时间：2021 年 8 月 19 日

刻下症见：咽痛，流涕，鼻塞，有痰，舌深红胖大，苔薄白水滑。

脉诊结果		左		右	
		左外	左内	右内	右外
寸口脉	整手脉	浮弦 1 紧		弦 2 革 1 实 1	
	寸	弦紧	弦	弦	沉弦
	关	浮弦	浮弦	弦	弦
	尺	弦	弦实 1 涩	弦 2 浮	弦 2
人迎		革 1		实 2 革 1	
跌阳		浮弦 2 紧		弦 2 紧	
五脏脉	心	常脉		常脉	
	肾	弦		革 1	
	肝	革 1		浮 1	
	肠	实 1 弦 1		革 1 实 1	
	脾	弦紧缓		缓	

这是一例子宫肌瘤伴有月经失调的病例。

脉诊结果分析：

◎寸口脉诊：右总脉革，可以诊断厥阴病。

◎人迎脉诊：双人迎脉革，可以确诊厥阴病。

◎五脏脉诊：左肝专脉革，右肝专脉浮，可以辅助厥阴病的诊断。

病例 1-29：戴某，女，57 岁。

主证、主诉及其他：

20 年前发现左乳腺癌，肿瘤直径约 1.5cm，予手术切除，术后服用他莫昔芬，左胁痛，右手胀痛，咽痒咳嗽，鼻塞，便秘，盗汗。

既往病史：糖尿病，高血压，甲状腺功能亢进，子宫内膜异位症。

此脉表脉诊时间：2022 年 4 月 8 日

刻下症见：咽中有痰，舌红稍胖大，苔白干。糖化血红蛋白 A_1c：6.5%。

脉诊结果		左		右	
		左外	左内	右内	右外
寸口脉	整手脉	弦 1 缓紧革 1		滑紧缓革 2	
	寸	弦沉	弦缓	紧缓	沉弦紧
	关	革 1 缓	弦缓	缓滑	弦缓
	尺	缓紧	缓	革 1	缓
人迎		革 2		革 1 实 2	
跌阳		紧弦 1		弦细紧	
五脏脉	心	缓		缓	
	肾	虚 1		革 2	
	肝	浮 1 弦		浮 1 弦	
	肠	弦紧		缓实 1	
	脾	常脉		缓紧	

这是一例左乳腺癌术后病例。

脉诊结果分析：

◎寸口脉诊：总脉革，寸口肝脉革，可以诊断厥阴病。

◎人迎脉诊：双人迎脉革，可以确诊厥阴病。

◎五脏脉诊：左、右肝专脉浮，可以辅助厥阴病的诊断。

病例 1-30：钟某，女，8 岁。

主证、主诉及其他：
面、颈、四肢、手皮肤湿疹，恶热，汗多，腹痛，舌红，苔白。
其他病史：目斜视，散光，近视。

此脉表脉诊时间：2022 年 4 月 29 日
刻下症见：手背皮肤红痒，腹痛，舌淡红，苔薄白，舌尖红。

脉诊结果		左		右	
		左外	左内	右内	右外
寸口脉	整手脉	细弦 1 滑数浮紧		浮弦 2 细紧数革 1	
	寸	弦实 1 紧	浮弦滑	弦	紧弦
	关	弦 1	浮弦	弦	革
	尺	弦 1	弦	革 1	弦
人迎		浮弦		革 1	
跌阳		浮紧弦 1		弦 1 紧	
五脏脉	心	浮紧滑		滑	
	肾	革 1 弦		革 2	
	肝	细		缺失	
	肠	浮弦紧		滑实 1	
	脾	弦紧缓		弦紧缓	

这是一例小儿湿疹病例。

脉诊结果分析：

◎寸口脉诊：右总脉革，可以诊断厥阴病。

◎人迎脉诊：右人迎脉革，可以确诊厥阴病。

◎五脏脉诊：左肝专脉细，右肝专脉缺失，提示肝经阻滞。

病例 1-31: 汪某，男，68 岁。

主证、主诉及其他：
2021 年 7 月出现颈部僵紧感，喷嚏，咳嗽，头痛，眠可，大便溏，耳鸣，听力减退，双手震颤，舌淡红，苔薄白。
血压：130/70mmHg。
既往病史：肝囊肿，双手白癜风 2 年，40 岁时开始出现双手颤抖。

此脉表脉诊时间：2022 年 1 月 6 日

脉诊结果		左		右	
		左外	左内	右内	右外
寸口脉	整手脉	浮弦 2 紧		弦 2 紧革 1	
	寸	弦紧	弦紧	弦紧	沉弦紧
	关	浮弦	浮弦	弦	弦洪
	尺	浮弦	浮弦紧	弦浮	弦
人迎		革 3 洪 1		沉	
跌阳		浮紧宽缓		浮紧弦 2	
五脏脉	心	紧缓涩		沉缓涩	
	肾	革 1		虚 1	
	肝	革 1		常脉	
	肠	沉弦紧		革 1	
	脾	弦紧		弦紧	

这是一例双手震颤伴有白癜风的病例。

脉诊结果分析：
◎寸口脉诊：右总脉革，可以诊断厥阴病。
◎人迎脉诊：左人迎脉革，可以确诊厥阴病。
◎五脏脉诊：左肝专脉革，可以辅助厥阴病的诊断。

以上是应用传统脉诊3.0版诊断体系诊断厥阴病的内容。诊断的要点是：

◎寸口脉或人迎脉出现革脉、虚脉；五脏脉的肝专脉和寸口的肝脉出现革脉、虚脉作为辅助诊断。

◎如果只是寸口脉出现革脉、虚脉，则代表病入脏，病情较重。

◎如果只是人迎脉出现革脉、虚脉，则代表病在腑，程度较轻。

◎如果寸口脉、人迎脉同时出现革脉、虚脉，则代表病情轻重程度介于脏、腑之间。

治疗的主方是乌梅丸。在临床实际应用中，需要根据肝虚的程度，灵活加减乌梅丸药方中各味药的剂量。一般确诊为厥阴病的患者经过治疗以后，不仅外在症状表现会不同程度地好转，而且代表厥阴病的革脉的程度也会逐渐减轻，甚至消失，这说明病情得到了从病机上的根本改善。对于入脏的厥阴病，其好转的脉诊表现是：一方面，寸口的革脉程度减轻甚至消失，另一方面，人迎脉逐渐由阴脉转变为阳脉，即人迎脉的脉象由沉、弱脉逐渐转为浮而有力的脉象，这就是病情改善的标志。

通过传统脉诊3.0版诊断体系可以发现，在临床中厥阴病非常普遍，如果仅仅依靠"证"进行诊断，会发生很多漏诊。借助于传统脉诊，可以极大地提高厥阴病的诊出率，从而显著提高临床疗效，让广大患者尤其是疑难杂症患者受益。由此也可以看出，传统脉诊诊断体系是比传统"证"的诊断系统更加全面的诊断体系，能更加全面地指导治疗。

第二章

少阴病

少阴病的诊断和治疗是极为重要的，原因无他，**少阴肾是人体五脏六腑的根基，是"先天之本"**，一旦崩溃，患者的病情会急转直下，很快脱阳而亡。少阴病通常都是危、急、重症，这类患者一般在医院里行西医抢救治疗，但是有些时候，因为无法掌握真正的病因，西医的急救也力不从心，此时如果有机会开展中西医合作治疗，或者在没有西医抢救条件的情况下发挥中医的作用，则有机会挽救生命于危难。因此，熟练掌握少阴病的诊断和治疗是每一位中医临床医生的必备技能。

我在《脉解伤寒》中重点介绍了我在传统寸口脉诊指导下对于厥阴病的认识，因为《伤寒论》里对厥阴病的论治缺失的内容太多了。但是正如我在书中所说，在临床中，厥阴病其实非常常见，相应的变化也非常多，与现在的很多大病、重病、难病、常见病有紧密的关系。因此，《脉解伤寒》写作的时候，最主要的侧重点在于厥阴病，将厥阴病、厥阴病和阳明病的合病、厥阴病和太阳病的合病作为重点进行了详细分享和讨论。厥阴病的治疗，实际上已经包含了**四逆汤**的使用，四逆汤的药物组成有**干姜和附子**，而这两味药也是治疗少阴病的主要药物。现在，对于少阴病的具体讨论和分享就放到本书里来进行。

由于**少阴病在临床中的"证"对于该类疾病的诊断非常重要**，所以虽然这是一本以论述"脉"为主的书籍，但是会在本章的上半部分**重新把《伤寒论》里关于少阴病"证"的记载串联熟悉一遍，之后过渡到从传统脉诊的角度来诊断和治疗少阴病的经验分享。**

我在微信《脉解伤寒》读书群的系列学习讨论讲座中，已经和诸位医生就少阴病做过一次详细的共同学习，以一则危重新型冠状病毒感染患者的诊断和治疗为例，不仅详细串讲了《伤寒论》全书中与少阴病相关的所有条文记述内容的理解和运用，而且还补充了从传统寸口脉法诊断角度来认识疾病的内容。该讲座的文字整理稿收录于本书下篇，供广大读者参考，以便大家深入掌握少阴病临床"证"的表现。

下面先对**少阴病的理论部分**进行复习。

少阴包括两个部分——手少阴心和足少阴肾，以心、肾两个脏器为主，根源还是在肾。**肾又分肾阴和肾阳**。而**少阴病的重点在于肾阳虚**，这是毋庸置疑的。但是在《伤寒论》里，也同时对肾阴虚做了记载和论述。本章的重点在于探讨**肾阳虚**的方面。关于肾阴虚的部分，只是简单地把《伤寒论》里的相关条文总结出来，读者可以自行参考。

第一节　足少阴肾

肾阴虚主证及治法：

少阴病，得之二三日以上，心中烦，不得卧，黄连阿胶汤主之。[303]

少阴病，下利，咽痛，胸满，心烦，猪肤汤主之。[310]

少阴病，下利六七日，咳而呕渴，心烦，不得眠者，猪苓汤主之。[319]

少阴病，得之二三日，口燥咽干者，急下之，宜大承气汤。[320]

少阴病，自利清水，色纯青，心下必痛，口干燥者，可下之，宜大承气汤。[321]

少阴病，六七日，腹胀不大便者，急下之，宜大承气汤。[322]

总结：

第 303 条，黄连阿胶汤，治疗心阴不足。

第 310 条，猪肤汤，治疗肾阴不足。

第 319 条，阴虚和水热互结的猪苓汤证。

第 320~322 条，实际上描述的是阳明病，但这是阳明病耗竭肾阴后引起肾阴暴脱的一个少阴病。这种情况治疗时要采用"急下存阴"的方法。

以上是对《伤寒论》中有关肾阴虚内容的总结，下面进入本章的主题：**少阴病的肾阳虚**。

肾阳虚主证：

少阴之为病，脉微细，但欲寐也。[281]

少阴病，恶寒，身蜷而利，手足逆冷者，不治。[295]

少阴病，吐利，躁烦，四逆者死。[296]

少阴病，下利止而头眩，时时自冒者死。[297]

少阴病，四逆，恶寒而身蜷，脉不至，不烦而躁者死。[298]

少阴病，六七日，息高者死。[299]

伤寒发热，下利，厥逆，躁不得卧者，死。[344]

伤寒发热，下利至甚，厥不止者，死。[345]

伤寒六七日不利，便发热而利，其人汗出不止者，死，有阴无阳故也。[346]

发热而厥，七日下利者，为难治。[348]

大汗出，热不去，内拘急，四肢疼，又下利，厥逆而恶寒者，四逆汤主之。[352]

大汗，若大下利而厥冷者，四逆汤主之。[353]

吐利汗出，发热恶寒，四肢拘急，手足厥冷者，四逆汤主之。[387]

既吐且利，小便复利而大汗出，下利清谷，内寒外热，脉微欲绝者，四逆汤主之。[388]

少阴病，下利，白通汤主之。[314]

少阴病，下利，脉微者，与白通汤；利不止，厥逆无脉，干呕烦者，白通加猪胆汁汤主之。服汤，脉暴出者死，微续者生。[315]

少阴病，二三日不已，至四五日，腹痛，小便不利，四肢沉重疼痛，自下利者，此为有水气。其人或咳，或小便利，或下利，或呕者，真武汤主之。[316]

少阴病，下利清谷，里寒外热，手足厥逆，脉微欲绝，身反不恶寒，其人面色赤，或腹痛，或干呕，或咽痛，或利止脉不出者，通脉四逆汤主之。[317]

下之后，复发汗，昼日烦躁不得眠，夜而安静，不呕，不渴，无表证，脉沉微，身无大热者，干姜附子汤主之。[61]

发汗若下之，病仍不解，烦躁者，茯苓四逆汤主之。[69]

太阳病发汗，汗出不解，其人仍发热，心下悸，头眩，身𥆧动，振振欲擗地者，真武汤主之。[82]

上面这些条文记载的内容，就是《伤寒论》里关于少阴病肾阳虚各主证的全面呈现。这些内容非常重要，临床医生必须熟练掌握。当患者出现条文记载的症状时，代表病情已经非常危急，必须马上处理，否则就会错过救治的时机，导致不可挽回的严重后果。

总结：

◎少阴病的主证是吐利、手足逆冷、恶寒身蜷、躁烦、腹痛、面色赤、咽痛、发热汗出而热不去、息高、小便利而口渴，脉微。

◎少阴病治疗的主方是四逆汤。

四逆汤方：甘草二两，炙　干姜一两半　附子一枚，生用，去皮，破八片
如果以下利为主，则用白通汤。

白通汤方：葱白四茎　干姜一两　附子一枚，生用，去皮，破八片
如果是阴阳离决，无脉者，则用通脉四逆汤。

通脉四逆汤方：甘草二两，炙　附子大者一枚，生用，去皮，破八片　干姜三两，强人可四两

面色赤者，加葱九茎；腹中痛者，去葱，加芍药二两；呕者，加生姜二两；咽痛者，去芍药，加桔梗一两；利止脉不出者，去桔梗，加人参二两。
如果是阳虚水泛，四肢沉重者，则用真武汤。

真武汤方：茯苓三两　芍药三两　白术二两　生姜三两，切　附子一枚，炮，去皮，破八片

若咳者，加五味子半升，细辛一两，干姜一两；若小便利者，去茯苓；若下利者，去芍药，加干姜二两；若呕者，去附子，加生姜，足前为半斤。

◎少阴病的主脉是寸口微细脉。

关于《伤寒论》中少阴病内容的复习先告一段落，在继续分享脉诊相关内容前，先列举 3 个我在临床中遇到的少阴病病例。

病例一：

我刚毕业时在外科轮转，有一天值夜班，消化科的主任打来电话，让我们协助给一位患者开放静脉通道，于是我便跟随带教的主治医师前往消化科。患者是一位 70 多岁的男性老人，他的症状是剧烈腹泻，由于体液丢失过多，导致静脉塌陷，无法通过浅表静脉补液，需要用外科手段在大隐静脉开放静脉通道。那时我刚从北京中医药大学毕业，一如既往地保持着对中医学的热情，但那时候中医学得不好，遇到这种情况，还不能判断出这就是少阴病的四逆汤证。因为在外科轮转，对于开放静脉通道的操作很感兴趣，便

把重心放在学习该项技术上。可是心中是有疑问的，患者腹泻得这么厉害，怎么不联合中药治疗呢？我查阅患者的用药医嘱，全是西药，当时唯一能想到的方案就是用艾灸帮助患者回阳，于是向消化科主任建议给予患者艾灸治疗。由于我当时只是轮转医生，虽然提出了建议却并没有决策权，故而在完成开放静脉通道后就离开了。第二天早上下夜班，我仍然很挂念这位患者，便在下班前拐到消化科看望，结果病床已经空了，得知患者在昨晚去世了，心里很不是滋味。现在回顾病情，患者当时就是处在少阴病的急症期。如果我当时能够熟记《伤寒论》条文，对少阴病的症状足够熟悉，能够快速判断出少阴病并使用少阴病的药方来配合西医治疗，这位患者可能还有生存的希望。但是一旦想不到，即使开放静脉通道补液，人也是救不回来的，因为阳气已经离绝了，补进去的液体无法输布运化。

病例二：

有位国内远程诊疗患者，在收拾一个久未住人的老房子时感到房间里很阴冷，自觉有寒气进入体内，当天晚上外出聚餐，夜里开始腹泻，并伴有微微发热，体温逐渐上升，最高达 38.5℃。最主要的症状是严重水泻，1 小时四五次，量较大，大便无臭味，无腹痛。患者怀疑晚餐食物变质导致腹泻，当即去医院静脉滴注抗生素并补液。但是第二天早上从医院回到家，患者依然水泻，排水样便，与我电话联系描述病情后，我马上判断出是四逆汤证，是少阴病，并不是食物变质导致的腹泻。若我的判断正确，则患者此刻的情况就比较危急了，因此马上嘱患者服用大剂量四逆汤。患者服药 2 小时后，严重的腹泻就止住了，腹泻得止，发热得退，病情得以缓解。这就是一例以下利为主的少阴病。

病例三：

我养了一只边境牧羊犬，有一次生病的过程非常典型，是一个很好的例子，虽然是动物，也专门作为一个病例写入书中，希望能加深大家对于少阴病临床表现的印象。这只边境牧羊犬在前主人家不受控制地随地小便，且口渴明显拼命喝水，被前主人弃养后我们就收养了它。领养回来以后，我知道它身体不好，这些症状是典型的肾虚表现，给它配伍服用了补肾的中药。服药两个月后，它随地小便的情况大为改善，基本不会随地小便了，也不再大量饮水。到了冬至那一天，它白天还好好的，到了晚上，我们突然发现它躺在那儿一动不动，身下一滩尿，叫它也不起来。搬着它换个地方，前面的尿还没有收拾干净，身下又是一滩，尿量非常大，整个身体都躺在尿上，呼唤它时神情呆木，不像平常那么灵活。这只边境牧羊犬平时很活泼，非常聪明，弹跳力好，反应灵敏，但当时它尿失禁的时候神态是很呆木的，我发现后赶快给它加量服用了平时吃的一些补肾药，但是没有起作用，过了不到10分钟，又遗漏了一大滩尿。这样一来，在不到1小时的时间内，就排出了超过2 000ml的尿量。一只体重20多千克的狗，短时间内通过小便丢失了超过2kg的体液，我内心的警戒度一下子就拉到了十级，判断它是少阴病，脱阳了。但是什么原因引起它脱阳呢？不知道。于是我马上给它服用大剂量的四逆汤，好在这只狗特别馋，给它点好吃的混在药汤里，它就把药喝进去了，喝完药后，慢慢地尿就收住不再出了。大概1小时后，它逐渐缓过来了，虽然有点摇晃，但是可以自己站起来了。当天晚上我们还是提心吊胆的，夜里不时起来看看它的情况，没有再失禁。到了第二天，它就完全康复了。如果当时没有及时判断出少阴病，并给予正确的治疗，这只狗当天晚上就会离世。后来分析病因，为什么白天还好好的，晚上就突然出现了少阴病的症状呢？应该是先天肾虚，又适逢寒冷冬至的缘故。

通过上面三个病例，大家可以体会到，对于少阴病"证"的诊断是如此重要，请各位医生一定要牢牢记住和非常熟悉《伤寒论》中关于少阴病主证的描述，只要少阴病的诊断成立，则患者的情况就已经非常危急，一定要果断、及时给予正确的治疗，才能救人于危难。

下面分享一例新型冠状病毒感染病例。

患者，男，62岁。

2021年4月15日开始发病。干咳明显，少痰，体温38.5℃，浑身无力，身痛，血氧饱和度92%，16日晚、17日早各有1次腹泻；咳嗽严重时自觉恶心想吐，但吐不出来。核酸检测确诊为新型冠状病毒感染。

由于隔离限制，我们诊所对于新型冠状病毒感染患者的治疗一般采取远程诊疗的方式，首方予麻黄升麻汤加减。患者服药后身痛减轻，体温下降不明显，遂自行服用对乙酰氨基酚（泰诺林）退热，每次1 000mg。服用退热药后，体温可降至37.7℃，但很快又升高到39℃以上。患者频繁服用退热药，体温退而复升，越服退热药，体温反弹越高，最后达到39.8℃，此时患者感觉寒冷感从骨内向外发散，干咳，腹泻，血氧饱和度徘徊在90%左右。从4月20日晚到4月21日中午，患者腹泻5次。自述除发热、食欲减退外，还有明显的口苦。4月21日下午，我做好基本的防护，给患者做了基础的脉诊诊断。脉诊结果如下：

	左外	左内	右内	右外
整手脉	弦虚		弦虚	
寸	浮弦	浮弦	浮弦	沉弦
关	弦洪	弦洪	虚弦	虚弦
尺	虚弦	虚弦	虚弦	虚弦

当时得到这个脉象结果比较奇怪，因为诊脉时患者正在发热，体温39℃，但是脉率一点也不快，整体脉象以弦为主，特别是肝脉。而且脉摸上去感觉比较空，是很典型的《濒湖脉学》中描述的"虚来迟大豁然空"的感觉。此时我担心他是厥阴病，所以进行了仔细的辨别：

◎肝、胆的脉象弦洪，是实热的脉象。

◎脾、胃脉虚弦，代表脾胃比较虚。

◎肾脉是虚脉。

◎症见高热，患者自述除之前的发热、恶寒、腹泻、干咳等症状外，口苦特别明显。

根据整体脉象诊断，患者的后天之本和先天之本都有虚损，但是肝脉和胆脉实，说明肝不虚，可排除厥阴病。更重要的一个诊断指征是，患者的脉象是弦迟脉，已没有紧脉，表明太阳层面的邪气已经没有了，再使用麻黄升麻汤加减就不对证了。最后综合脉象和症状判断，采用和解少阳的方法治疗，方用柴胡桂枝干姜汤加附子，实际上是柴胡桂枝干姜汤和四逆汤的合方。

患者服药后体温降至37~38℃，但是当天夜里又咳嗽、气急厉害起来，血氧饱和度降至不足90%。次日凌晨两点，患者体温又升至39℃以上，于是又自行服用了对乙酰氨基酚（泰诺林）1 000mg。

4月22日早，当我因为患者病情进展依然没有被截断而再次查阅其全部诊疗记录时，突然意识到一个严重的问题——患者已经使用过麻黄剂（麻黄升麻汤加减），通过脉诊已经确定了太阳病已解，也用过了柴胡剂（柴胡桂枝干姜汤和四逆汤的合方），但依然没能阻止病情的恶化，咳嗽和腹泻没有缓解，同时还出现了血氧饱和度持续降低，实际上，**此刻患者的病情已经**

到了少阴病的阶段。我瞬间警觉，立刻紧张起来。

从患者发病到发热持续 1 周，到症状逐渐加重，我都没有紧张，因为高热 39℃ 的情况临床中很常见，即使高热是由于新型冠状病毒感染引起的，只要按照中医六经辨证体系诊断，给予正确的中医治疗，慢慢就能退热，疾病就能好转，这一点我是很有把握的。因此，虽然患者高热不退，但病情在可控的范围内，故而我并不紧张。我之所以做这样的判断，在于我认为从中医的角度来说，他罹患的是太阳病，最多发展到少阴病的太少两感阶段。患者长期找我看诊，我很了解他的身体情况。他的脏腑基本功能尚可，肾阳虽然不是很强，但也很稳固，并不会发生危险。但是 4 月 22 日早上，当我得知他前一晚服用过柴胡剂以后，病情并没有缓解，还在持续加重的时候，通过回溯他的医案，意识到疾病已经进展到少阴病阶段。从六经辨证系统判断，患者只要到了少阴病的阶段，情况就会非常危险，如果不能及时给予有效的治疗，患者随时可能在短时间内去世。当我意识到这个情况后，马上与患者家属联系，虽然患者此时已经收入西医院治疗，但我还是立刻给予大剂量的真武汤。由于患者当时还伴有腹泻，因此我去掉了真武汤中的生白芍，加了干姜，实际上是真武汤和四逆汤的合方，并嘱患者不论做什么西医治疗，都尽快服用中药，不能耽搁。患者下午 6 点左右服下药汤，当天晚上遍身大汗出，自此以后未再发热，腹泻也停止了，之后逐日好转。

该患者是由于自行过度服用退热药，损伤肾阳，导致身体防线失守，疾病快速进入少阴病阶段的（此部分详细内容参见下篇的语音讲座文字整理内容：从一例新型冠状病毒感染重症医案谈起——警惕无处不在的少阴病）。肾阳脱于外，会形成外热内寒的情况，故而患者感觉寒冷是从骨子里透出来的。此时的高热不能再用退热药，否则体温不但不会降低，反而会越烧越高，这就符合《伤寒论》条文：

太阳病发汗，汗出不解，其人仍发热，心下悸，头眩，身瞤动，振振欲擗地者，真武汤主之。[82]

大汗出，热不去，内拘急，四肢疼，又下利，厥逆而恶寒者，四逆汤主之。[352]

当此之时，如上条文所述，治疗上需要回阳救逆。该例患者除高热外，还有下利、干咳，因此具体用方的加减是真武汤去生白芍，加干姜、细辛、五味子。

上面所举病例，我通过对"证"的诊断，判断出患者罹患的是少阴病，及时用药，才得以转危为安。"循证诊断"是目前中医临床最为普遍使用的辨证方法，临床医生熟练掌握《伤寒论》六经病的典型主证非常必要。虽然我已经能够在临床中熟练使用传统寸口脉法诊断体系，但是就这个病例而言，单纯寸口脉诊"虚弦脉"的脉诊结果并不符合少阴病"微细脉"的典型脉象。如果仅依靠寸口脉的诊断结果，容易漏诊少阴病。那么，通过传统脉诊诊断，能否早期发现少阴病呢？能否做到尽量接近100%精准判断少阴病而避免漏诊呢？引入本书介绍的传统脉诊3.0版诊断体系中的五脏脉法来完善脉诊诊断，上面的两个问题就能迎刃而解了。

给上面所举病例患者脉诊时，我主要用的是寸口脉法，后来用传统脉诊3.0版诊断体系对这位患者的脉诊诊断结果如下：

病例2-1：李某，男，63岁。

主证、主诉及其他：
咳嗽，咽痒，右手示指、拇指痛，痰黄，时有血。
既往病史：2021年4月新型冠状病毒感染，血氧饱和度降至84%；肝囊肿，肺结节。

此脉表脉诊时间： 2022年9月30日
刻下症见：咳嗽减少，右手示指痛，血氧饱和度96%，舌淡红胖大，苔薄白。

脉诊结果		左		右	
		左外	左内	右内	右外
寸口脉	整手脉	浮弦2紧		浮弦2紧革1	
	寸	紧浮	浮弦紧	弦紧	弦紧沉
	关	浮弦	浮	革	洪弦
	尺	虚3	弦	革	虚2
人迎		沉		沉	
跌阳		洪		沉弦	
五脏脉	心	常脉		沉	
	肾	虚2		虚2	
	肝	革1		弦	
	肠	紧沉弦		弦洪	
	脾	紧缓		弦紧	

脉诊结果分析：

◎寸口脉诊：右总脉革，为厥阴病；新型冠状病毒感染发病时，总脉虚，也是厥阴病。

◎人迎脉诊：沉。

上述两点说明病已经入脏，程度较重。

◎五脏脉诊：左肝专脉革，支持厥阴病的诊断；左、右肾专脉虚2，肾阴、阳两虚，程度较重，支持少阴病的诊断。

通过传统脉诊3.0版诊断体系中五脏脉法的补充，就可以及时发现患者肾虚严重，与之前的病情相一致，对于及时确诊少阴病有重要的指导意义。

在传统脉诊3.0版诊断体系中，少阴病的诊断是以

◎五脏脉的肾专脉虚、革为主

◎寸口脉微、细作为辅助

来进行判断的。

临床中经常遇到的情况是肾专脉很虚，但寸口脉并不微、细，经过验证，寸口脉的微细脉并不是少阴病诊断的必要条件，反而是肾专脉的诊断结果起到至关重要的作用。

《难经》提出了"左肾，右命门"的学说，具体引文如下：

三十六难曰：藏各有一耳，肾独有两者，何也？

然：肾两者，非皆肾也。其左者为肾，右者为命门。命门者，诸神精之所舍，原气之所系也。男子以藏精，女子以系胞，故知肾有一也。

以此为依据，结合我的临床实践验证总结，五脏脉法也遵从这个规律：

◎左肾专脉，为肾，即代表大家熟知的肾阴。

◎右肾专脉，为命门，即代表大家熟知的肾阳。

临床上常说的肾阳虚导致的少阴病，主要是通过右肾专脉来判断。左肾专脉是判断肾阴状况的依据。

以下列举典型的少阴病病例，讲解通过五脏脉法的肾专脉诊断少阴病的步骤。

病例 1-1：罗某，男，83 岁。

主证、主诉及其他：

2020 年 4 月中风，双下肢无力，左上肢麻木，舌左斜，苔白，饮水呛咳，血压升高，病发时测血压 195/80mmHg。

脑血管造影：右大脑中动脉闭塞。

既往病史：高血压。

手术史：冠脉支架植入术，胆囊切除术。

此脉表脉诊时间：2021 年 3 月 11 日

刻下症见：血压 155/70mmHg，夜尿 3 次，大便通畅，舌淡红胖大，苔白减少。

脉诊结果		左		右	
		左外	左内	右内	右外
寸口脉	整手脉	浮弦 2 紧		浮弦紧	
	寸	紧弦	浮弦紧	浮弦紧	弦紧
	关	弦	弦	弦	洪
	尺	弦	涩	弦紧	弦
人迎		革 3 紧实 2 洪 2		实 1 革 1	
跌阳		浮紧		浮紧	
五脏脉	心	缓紧		紧缓	
	肾	弦		虚 2	
	肝	革 1		弦	
	肠	弦紧		实 1	
	脾	弦紧		弦紧	

脉诊结果分析：

◎左肾专脉弦，肾阴不虚。

◎右肾专脉虚 2，为肾阳虚的少阴病。

病例 1-2：梁某，女，63 岁。

主证、主诉及其他：
头晕，左半身麻木，双下肢沉重，左侧肢体活动不利，失眠，眠浅易醒，畏寒，鼻涕倒流，白痰多，便秘多年，舌深红，苔薄白。
既往病史：2018 年 9 月蛛网膜下腔出血，2021 年左眼底血管堵塞。

此脉表脉诊时间：2022 年 1 月 15 日
刻下症见：左半身痛，大便调，白痰多，眠佳，舌淡红，苔薄白。

脉诊结果		左		右	
		左外	左内	右内	右外
寸口脉	整手脉	沉细涩弦 2 滑数		沉涩弦 1 细数	
	寸	沉涩弦	沉弦涩	沉弦涩	沉
	关	弦	弦	沉弦	弦
	尺	弦 1	弦涩	涩	弦
人迎		革 2 紧		革 1 紧实 1	
跌阳		缓		缓	
五脏脉	心	滑		数紧滑	
	肾	革 2		弦	
	肝	涩细		涩	
	肠	沉滑		沉紧	
	脾	缓		弦缓	

脉诊结果分析：

◎左肾专脉革 2，肾阴虚。

◎右肾专脉弦，肾阳不虚，为肾阴虚的少阴病。

病例 1-7：唐某，女，67 岁。

主证、主诉及其他：

2020 年 11 月胸部 CT 示左胸膜肿瘤 37mm×35mm×33mm 伴左胸腔积液，病理诊断为非小细胞肺癌。气短，失眠，舌红胖大，苔薄白。服用泰格莎（Osimertinib）80mg/d。

血压：150/100mmHg。

既往病史：糖尿病，高血压。

此脉表脉诊时间：2022 年 12 月 20 日

刻下症见：舌红胖大，苔薄白。

脉诊结果		左		右	
		左外	左内	右内	右外
寸口脉	整手脉	沉弦 2 紧滑数		弦 2 紧数	
	寸	沉弦滑紧	滑弦沉	弦	沉弦
	关	弦	弦	弦	弦
	尺	弦	弦	弦浮	虚 1
人迎		紧弦 2 革 1		紧弦沉	
趺阳		浮弦 2 滑紧宽缓		弦 2 紧	
五脏脉	心	常脉		滑紧	
	肾	紧		虚 2	
	肝	细弦		细	
	肠	弦紧实 1		紧弦实 1	
	脾	沉		常脉	

脉诊结果分析：

◎左肾专脉紧，肾阴不虚。

◎右肾专脉虚 2，为肾阳虚的少阴病。

病例 1-11：萧某，男，73 岁。

主证、主诉及其他：
2019 年昏迷 20 分钟，2021 年 11 月昏迷伴癫痫发作 15 分钟，入睡慢，大便溏，左上肢麻木，舌深红，苔白厚。
既往病史：2012 年行二尖瓣修补术。

此脉表脉诊时间：2022 年 2 月 6 日

脉诊结果		左		右	
		左外	左内	右内	右外
寸口脉	整手脉	沉弦 1 紧		弦紧实 3	
	寸	沉弦紧	沉弦紧	弦紧实 3	弦实 2
	关	弦	弦紧	弦滑缓实 3	缓滑
	尺	弦	弦紧	弦	弦
人迎		革 1 紧		沉紧缓	
跌阳		实 2 弦紧滑		浮弦滑	
五脏脉	心	沉缓实 2		沉滑	
	肾	常脉		虚 2	
	肝	弦滑		弦滑	
	肠	沉弦紧		弦紧实 2	
	脾	缓滑		缓滑	

脉诊结果分析：

◎左肾专脉为常脉，肾阴不虚。

◎右肾专脉虚 2，为肾阳虚的少阴病。

病例 1-12：程某，男，39 岁。

主证、主诉及其他：

2021 年因左脑出血昏迷 11 天，右侧肢体活动不利，失眠，大便调，舌淡红胖大，苔薄白。
血压：120/80mmHg。
既往病史：8 月龄时确诊小儿肾病。有高血压病史 7~8 年，服用抗高血压药、降血脂药。

此脉表脉诊时间：2023 年 1 月 8 日

脉诊结果		左		右	
		左外	左内	右内	右外
寸口脉	整手脉	沉弦 2 紧缓		革 2 紧	
	寸	沉弦紧	沉弦紧	革紧	沉紧
	关	弦	弦紧	革	常脉
	尺	弦紧	弦	缓	虚 2
人迎		沉紧		紧弱	
趺阳		弦缓		浮紧宽	
五脏脉	心	常脉		常脉	
	肾	弦		虚 2	
	肝	弦		沉弦涩	
	肠	实 2 紧		实 2 紧	
	脾	沉		弱	

脉诊结果分析：

◎左肾专脉弦，肾阴不虚。

◎右肾专脉虚 2，为肾阳虚的少阴病。

病例 1-16：许某，男，59 岁。

主证、主诉及其他：
3 年前出现左侧肢体无力，诊断为脑胶质瘤，未行手术治疗和放化疗，目前左侧肢体无力，吞咽不利，焦虑，暴躁，二便调。

此脉表脉诊时间：2022 年 4 月 3 日

脉诊结果		左		右	
		左外	左内	右内	右外
寸口脉	整手脉	沉弦细紧		弦2革1	
	寸	沉弦细涩紧	沉弦紧涩	革	弦沉
	关	革1	弦3	弦2	常脉
	尺	弦	浮弦	革2	弦
人迎		沉		沉弦	
跗阳		浮紧宽弦2		沉紧宽弦2	
五脏脉	心	沉弦涩		沉缓涩	
	肾	常脉		虚2	
	肝	浮1弦		浮弦1	
	肠	弦实1		实2	
	脾	缓		紧缓	

脉诊结果分析：

◎左肾专脉为常脉，肾阴不虚。

◎右肾专脉虚 2，为肾阳虚的少阴病。

病例 1-17：傅某，女，22 岁。

主证、主诉及其他：

咳嗽，前额、胸、背部牛皮癣，小便调，大便溏，无头痛，易汗出，无胃痛，舌淡红，苔白。

月经史：$10\dfrac{4\sim5}{30}$。

既往病史：先天性鸟氨酸氨甲酰基转移酶（OTC）缺乏症。

此脉表脉诊时间：2021 年 5 月 27 日

脉诊结果		左		右	
		左外	左内	右内	右外
寸口脉	整手脉	弦 2 紧缓滑		缓紧革 1	
	寸	沉弦 2	弦缓实 1	紧实 1	沉弦
	关	缓弦	浮弦滑	弦缓	缓
	尺	弦	弦	缓紧	缓
人迎		弱		弱	
趺阳		沉紧缓		沉紧缓	
五脏脉	心	弱		沉	
	肾	弱		虚 3	
	肝	缺失		弦	
	肠	弦紧		实 1	
	脾	紧缓		紧缓	

脉诊结果分析：

◎ 左肾专脉弱，为肾阴虚的少阴病。

◎ 右肾专脉虚 3，是肾阳虚的少阴病。

病例 1-22：苏某，女，85 岁。

主证、主诉及其他：
腹泻，腰痛，头晕，口渴，饮水多，盗汗，胃酸反流，舌红，苔白偏干。
既往病史：高血压。

此脉表脉诊时间：2022 年 4 月 27 日

刻下症见：腹泻，流涕，右肘少海穴附近疼痛，舌红胖大，苔白。血压 128/70mmHg，心率 73 次 /min。

脉诊结果		左		右	
		左外	左内	右内	右外
寸口脉	整手脉	弦 2 浮紧		弦 2 革 1	
	寸	弦紧	弦浮紧	革 1	弦紧
	关	弦浮	浮弦	革 1	革洪 1
	尺	革 1	弦紧实 1 洪 1	弦 2	弦
人迎		紧革 2 洪 2		沉	
跌阳		紧浮弦		弦浮紧	
五脏脉	心	缓		缓	
	肾	常脉		虚 2	
	肝	弦涩		弱	
	肠	革 1		紧实 1	
	脾	紧缓		紧缓	

脉诊结果分析：

◎左肾专脉为常脉，肾阴不虚。

◎右肾专脉虚 2，为肾阳虚的少阴病。

病例 1-25：丁某，女，77 岁。

主证、主诉及其他：
5 年前发现胃肿瘤直径 6mm，3 年前增大到直径 2cm，病理诊断为胃间质瘤，胃胀，前头痛，自汗，出汗多，纳可，下肢冷，口干，入睡难，咽中痰多，小便频数，大便调，舌淡红胖大，苔白厚。
血压：140/60mmHg。
既往病史：心肌缺血，血糖高，胆囊结石，甲状腺功能减退，肺结核。

此脉表脉诊时间：2022 年 3 月 12 日
刻下症见：流泪，胃胀，汗出减少，入睡改善，舌淡红胖大，苔白。

脉诊结果		左		右	
		左外	左内	右内	右外
寸口脉	整手脉	弦 2 紧缓滑数		革 2 弦 2 紧数缓	
	寸	浮弦紧	弦浮紧	弦紧实 2	弦紧实 1
	关	弦	弦滑	实 2	滑实 2
	尺	弦 2 紧	弦 2 紧	弦	弦
人迎		紧革 3 实 3		实 3 紧	
跌阳		缓弦紧浮		弦 2 紧	
五脏脉	心	缓		缓滑	
	肾	弱		虚 2	
	肝	浮弦		弦浮	
	肠	实 2		实 2	
	脾	弦紧缓		缓紧	

脉诊结果分析：
◎左肾专脉弱，为肾阴虚的少阴病。
◎右肾专脉虚 2，为肾阳虚的少阴病。

病例1-29：戴某，女，57岁。

主证、主诉及其他：
20年前发现左乳腺癌，肿瘤直径约1.5cm，予手术切除，术后服用他莫昔芬，左胁痛，右手胀痛，咽痒咳嗽，鼻塞，便秘，盗汗。
既往病史：糖尿病，高血压，甲状腺功能亢进，子宫内膜异位症。

此脉表脉诊时间：2022年4月8日
刻下症见：咽中有痰，舌红稍胖大，苔白干。糖化血红蛋白A_1c：6.5%。

脉诊结果		左		右	
		左外	左内	右内	右外
寸口脉	整手脉	弦1缓紧革1		滑紧缓革2	
	寸	弦沉	弦缓	紧缓	沉弦紧
	关	革1缓	弦缓	缓滑	弦缓
	尺	缓紧	缓	革1	缓
人迎		革2		革1实2	
跌阳		紧弦1		弦细紧	
五脏脉	心	缓		缓	
	肾	虚1		革2	
	肝	浮1弦		浮1弦	
	肠	弦紧		缓实1	
	脾	常脉		缓紧	

脉诊结果分析：

◎左肾专脉虚1，为肾阴虚。

◎右肾专脉革2，为肾阳虚。

这位患者是肾阴、阳两虚的少阴病。

通过以上病例可以看出，五脏脉中的肾专脉，如同跌阳脉之于胃的脉诊诊断一样，是肾的专脏专脉，其脉诊结果可以清晰地反映肾阴、肾阳的实际情况，是少阴病诊断的主要脉诊依据。

第二节　手少阴心

少阴经，分为足少阴肾和手少阴心，上一节主要讨论足少阴肾的诊断和治疗，本节论述手少阴心的诊断和治疗。

传统脉诊	左		右	
	左外	左内	右内	右外
寸	少阴心	小肠（膻中、心包）	大肠（胸中）	肺
关	肝	胆（膈）	脾	胃
尺	肾	膀胱（腹）	三焦（腹）	命门

上表是我在《脉解伤寒》一书中，根据《难经》和《素问》的记载，经过临床反复验证总结出的传统寸口脉诊脉位表。在寸口脉脉位的脏腑定位中，手少阴心的脉位在"左寸外"。手少阴心虚证、心实证的相关论述请参考《伤寒论》和《辅行诀》，为方便阅读，现再引述如下：

◎《辅行诀》：

心病者，胸中痛，胁支满，胁下痛，膺背肩胛间痛，两臂内痛。虚则胸腹大，胁下与腰相引而痛。取其经少阴、太阳，舌下血者，其变刺郄中血者。（《辅行诀》引自《素问·藏气法时论》）

小泻心汤

治心中卒急痛，胁下支满，气逆攻膺背肩胛间，不可饮食，食之反笃者方：

龙胆草　栀子打，各三两　戎盐如杏子大三枚，烧赤

上三味，以酢三升，煮取一升，顿服。少顷，得吐则瘥。

大泻心汤

治暴得心腹痛，痛如刀刺，欲吐不吐，欲下不下，心中懊恼，胁背胸支满，[腹中]迫急者方：

龙胆草　栀子打，各三两　苦参　升麻各二两　豉半升　戎盐如杏子大五枚

上六味，以酢六升，先煮上五味，得三升许，去滓。内戎盐，稍煮待消已，取二升，服一升。当大吐，吐已必自泻下，即瘥。一方无苦参，有通草二两。

◎《伤寒论》：

发汗后，水药不得入口为逆；若更发汗，必吐下不止。发汗吐下后，虚烦不得眠，若剧者，必反覆颠倒，心中懊憹，栀子豉汤主之。若少气者，栀子甘草豉汤主之。若呕者，栀子生姜豉汤主之。[76]

栀子豉汤方

栀子十四枚，擘　香豉四合，绵裹

上二味，以水四升，先煮栀子，得二升半，内豉，煮取一升半，去滓，分为二服，温进一服。得吐者，止后服。

发汗，若下之，而烦热，胸中窒者，栀子豉汤主之。[77]

伤寒五六日，大下之后，身热不去，心中结痛者，未欲解也，栀子豉汤主之。[78]

以上是心实热的主证。

在《辅行诀》中，针对"心"的小、大补心汤记载如下：

◎**小补心汤**

治胸痹不得卧，心痛彻背，背痛彻心者方：

栝蒌一枚，捣　薤白八两　半夏半升，洗去滑

上三味，以白截浆一斗，煮取四升，温服一升，日再服。

◎**大补心汤**

治胸痹，心中痞满，气结在胸，时时从胁下逆抢心，心痛无奈何方：

栝蒌一枚，捣　薤白八两　半夏半升，洗去滑　枳实熬，二两　厚朴炙，二两　桂枝二两

上六味，以白截浆一斗，煮取四升，每服二升，日再。一方有杏仁半升，熬，作七味，当从。

此处的小补心汤相当于《金匮要略·胸痹心痛短气病脉证治》中记载的：

胸痹不得卧，心痛彻背者，栝蒌薤白半夏汤主之。

栝蒌薤白半夏汤方

栝蒌实一枚，捣　薤白三两　半夏半斤　白酒一斗

上四味，同煮，取四升，温服一升，日三服。

大补心汤相当于《金匮要略·胸痹心痛短气病脉证治》中记载的：

胸痹心中痞气，气结在胸，胸满，胁下逆抢心，枳实薤白桂枝汤主之；人参汤亦主之。

枳实薤白桂枝汤方

枳实四枚　厚朴四两　薤白半斤　桂枝一两　栝蒌实一枚，捣

上五味，以水五升，先煮枳实、厚朴，取二升，去滓，内诸药，煮数沸，分温三服。

人参汤方

人参　甘草　干姜　白术各三两

上四味，以水八升，煮取三升，温服一升，日三服。

以上是手少阴心虚证的论述。

在寸口脉法诊断体系中：

◎手少阴心实证，主要依据寸口脉心的脉位出现滑、实、洪等脉象来诊断。

◎手少阴心虚证，与《金匮要略》中胸痹的诊断一致，即寸口心脉沉涩，关脉小紧。

胸痹相当于西医的冠心病，严重时可突发心肌梗死，危及生命，因此，提高胸痹诊断的前瞻性和准确率，对于挽救患者的生命至关重要。寸口脉诊为临床医生提供了诊断胸痹的有效手段，**但是：**

当患者的寸口总脉出现革脉时，寸口心脉的沉涩脉往往不能呈现，很难被探查出来，这种情况会导致漏诊胸痹的病机，传统脉诊 3.0 版诊断体系恰好可以弥补寸口脉诊在这方面的不足。

◎如果五脏脉的心专脉出现沉、沉弦紧、沉缓、涩、弱，甚至脉的缺失，都可以诊断为心阳虚的胸痹。

◎如果五脏脉的心专脉出现滑、缓滑、实等脉象，即可诊断有心热。

病例 2-2：田某，男，73 岁。

主证、主诉及其他：
冠心病 1 年半，2020 年 8 月行冠脉支架植入术，术后体重减轻 2.5kg，失眠，夜尿多，右小指末节黏液囊肿。
肾小球滤过率（GFR）：46ml/（min·1.73m²）。

此脉表脉诊时间：2022 年 4 月 29 日
刻下症见：眠佳，夜尿 3~4 次，舌淡红稍胖大，苔薄白。

脉诊结果		左		右	
		左外	左内	右内	右外
寸口脉	整手脉	弦2紧		弦革1	
	寸	弦紧	弦	弦紧	弦
	关	弦浮1	弦	革1	弦
	尺	弦	弦涩	革1	弦
人迎		沉		沉	
趺阳		沉弦紧细		弦2沉紧细	
五脏脉	心	沉弦涩		沉弦涩	
	肾	浮1弦		弦浮2	
	肝	浮1弦		弦	
	肠	弦紧		弦洪1	
	脾	弦紧		弦紧	

本例患者通过寸口脉诊发现了胸痹的病机。当时诊断出寸口心脉沉弦涩 4，寸口胆脉弦紧，即刻告知患者有罹患冠心病的高风险。但患者当时并无气短、气喘或心绞痛等胸痹的症状，对脉诊诊断结果半信半疑，于是前往西医处就诊，要求做冠脉造影检查。结果发现有 2 条冠状动脉分支已经阻塞了 75% 以上，1 条阻塞了 90%，遂紧急行冠脉支架植入术以缓解病情。

上述脉表是冠脉支架植入术后 1 年半患者的脉诊结果，寸口脉的心脉是弦紧脉，并无沉涩脉，然而五脏脉的心专脉左、右都是沉弦涩脉，提示虽然冠状动脉内植入支架，但心肌供血仍然不足，说明导致心肌供血不足的病因依然存在，若不能得到有效的治疗，冠状动脉再次堵塞、再行冠脉支架植入术是不可避免的。由此可见，加入五脏脉心专脉诊断体系比单纯依靠寸口脉法诊断体系的诊断结果更加准确和更有前瞻性，在一定程度上弥补了寸口脉诊的不足。

病例 2-3：任某，女，50 岁。

主证、主诉及其他：
头晕，夜晚胸闷心痛，不能入眠，头皮麻木，双肘内侧痛，大便调，舌深红胖大，苔白偏干。
既往病史：慢性肾盂肾炎。

此脉表脉诊时间：2021 年 12 月 20 日

脉诊结果		左		右	
		左外	左内	右内	右外
寸口脉	整手脉	弦 2 紧		弦 1 紧	
	寸	沉弦紧	弦紧	弦紧	浮弦紧
	关	浮弦	弦	弦	虚 1
	尺	浮弦	弦	弦	常脉
人迎		沉紧		沉紧	
跌阳		浮弦		弦	
五脏脉	心	缺失		缺失	
	肾	弱		虚 1 弦	
	肝	缺失		缺失	
	肠	弦紧		弦紧	
	脾	弱		弱	

　　本例患者的主诉是夜晚心痛、不能入眠，五脏脉的左、右心专脉均缺失，表明心脉有严重阻滞。寸口脉的心脉沉弦紧，并无涩脉，而根据心专脉的诊断结果进行治疗，短时间内症状就有了明显的缓解。由此可见，五脏脉的心专脉用于诊断心脏状态更为准确。

以下列举几则心阳虚病例：

病例1-8：冯某，女，56岁。

主证、主诉及其他：
2018年出现下肢无力，易摔倒，西医诊断为散发性包涵体肌炎（inclusion body myositis，IBM）。面红，便溏，完谷不化，胃酸反流，恶寒，腿冷，左小指痉挛，失眠，上坡气喘，舌淡红，苔根黄。
既往病史：干燥综合征。

此脉表脉诊时间：2022年4月15日

脉诊结果		左		右	
		左外	左内	右内	右外
寸口脉	整手脉	弦2滑数		浮弦2滑数	
	寸	沉弦滑	弦滑	浮1弦	弦实1
	关	弦滑	弦滑	弦2滑	弦2
	尺	弦滑	弦滑实1	弦2	弦
人迎		革1		弦	
跌阳		沉弦紧		沉弦紧	
五脏脉	心	沉缓涩		沉缓涩	
	肾	常脉		虚1	
	肝	涩		涩	
	肠	沉弦		革1	
	脾	紧缓		紧缓	

病例1-9：于某，女，69岁。

干燥综合征，症见眼干、口干、咽干、皮肤干，食后嗳气，大便干燥结球、有未消化食物、颈及腹股沟淋巴结肿大，手指发绀，受冷明显，鼻涕倒流，舌红胖大，舌中少苔边苔白厚。
既往病史：甲状腺功能亢进。
手术史：子宫肌瘤切除术。

此脉表脉诊时间：2022年3月3日
刻下症见：目痒，咳嗽，左肩痛，纳呆，左脚第四趾痛，舌红胖大，边苔白减少。

脉诊结果		左		右	
		左外	左内	右内	右外
寸口脉	整手脉	沉细弦1紧数		弦2沉细紧	
	寸	弦	沉弦	弦实1	弦紧实1
	关	弦	弦	弦	弦
	尺	弦	弦	弦	弦
人迎		紧革1		革2实1紧	
跌阳		弦1紧		弦2紧	
五脏脉	心	弱沉弦		沉弦涩	
	肾	弦		常脉	
	肝	缺失		缺失	
	肠	滑弦紧		紧弦	
	脾	紧弦		弦紧	

病例 1-10：董某，女，31 岁。

主证、主诉及其他：
因低热、手脚关节肿痛于 2009 年确诊为系统性红斑狼疮，2015 年生育，2017—2018 年出现狼疮性肾炎，2019 年服用环磷酰胺、羟氯喹、霉酚酸酯，眠可，无身痛，无汗出，舌深红胖大，苔白。

此脉表脉诊时间：2022 年 4 月 29 日

刻下症见：身痛，便秘，舌深红胖大减少，苔白干，服用羟氯喹，其他药已停用。

脉诊结果		左		右	
		左外	左内	右内	右外
寸口脉	整手脉	浮弦 1 紧		浮弦 2 紧	
	寸	弦	紧弦	弦	弦 2
	关	浮弦无力	浮弦	弦	弦
	尺	弦 2	弦涩浮	浮弦	弦 2 浮
人迎		革 1		革 1	
趺阳		弦 1 紧浮		弦 1 浮紧	
五脏脉	心	沉弦涩		弦紧缓	
	肾	沉		常脉	
	肝	缺失		缺失	
	肠	沉弦紧		紧弦	
	脾	弦缓		弦紧缓	

病例 1-13：曹某，女，79 岁。

主证、主诉及其他：
反应迟缓，生活自理能力减退，便秘，吃饭流鼻涕，舌淡红，苔薄白。
既往病史：中风，高血压，胃出血。

此脉表脉诊时间：2022 年 2 月 13 日

刻下症见：大便溏，反应改善，舌淡红，苔薄白水滑。

脉诊结果		左		右	
		左外	左内	右内	右外
寸口脉	整手脉	紧浮弦 1 稍数		革 2 紧实 1	
	寸	弦	浮弦紧	实 1 革	弦紧
	关	革 1	浮弦	革实 1	弦
	尺	弦	弦紧实 2	革 1 实 2	革 1
人迎		紧弱		弱紧	
趺阳		弦浮紧宽缓		弦浮紧宽缓	
五脏脉	心	弦紧		沉弦紧	
	肾	弦		虚 1	
	肝	浮弦		革 1	
	肠	弦紧		革实 1 紧	
	脾	常脉		紧缓	

病例 1-16：许某，男，59 岁。

主证、主诉及其他：
3 年前出现左侧肢体无力，诊断为脑胶质瘤，未行手术治疗和放化疗，目前左侧肢体无力，吞咽不利，焦虑，暴躁，二便调。

此脉表脉诊时间：2022 年 4 月 3 日

脉诊结果		左		右	
		左外	左内	右内	右外
寸口脉	整手脉	沉弦细紧		弦 2 革 1	
	寸	沉弦细涩紧	沉弦紧涩	革	弦沉
	关	革 1	弦 3	弦 2	常脉
	尺	弦	浮弦	革 2	弦
人迎		沉		沉弦	
跌阳		浮紧宽弦 2		沉紧宽弦 2	
五脏脉	心	沉弦涩		沉缓涩	
	肾	常脉		虚 2	
	肝	浮 1 弦		浮弦 1	
	肠	弦实 1		实 2	
	脾	缓		紧缓	

病例 1-17：傅某，女，22 岁。

主证、主诉及其他：
咳嗽，前额、胸、背部牛皮癣，小便调，大便溏，无头痛，易汗出，无胃痛，舌淡红，苔白。

月经史：$10\dfrac{4\sim5}{30}$。

既往病史：先天性鸟氨酸氨甲酰基转移酶（OTC）缺乏症。

此脉表脉诊时间：2021 年 5 月 27 日

脉诊结果		左		右	
		左外	左内	右内	右外
寸口脉	整手脉	弦 2 紧缓滑		缓紧革 1	
	寸	沉弦 2	弦缓实 1	紧实 1	沉弦
	关	缓弦	浮弦滑	弦缓	缓
	尺	弦	弦	缓紧	缓
人迎		弱		弱	
趺阳		沉紧缓		沉紧缓	
五脏脉	心	弱		沉	
	肾	弱		虚 3	
	肝	缺失		弦	
	肠	弦紧		实 1	
	脾	紧缓		紧缓	

病例 1-19：曾某，女，28 岁。

主证、主诉及其他：

面部寻常痤疮，面肿，口渴，易疲劳，易怒，大便干，舌深红胖大，苔薄白。

既往病史：甲状腺功能亢进 5 年，未服西药；肝功能异常；轻度脂肪肝。

此脉表脉诊时间：2021 年 9 月 24 日

脉诊结果		左		右	
		左外	左内	右内	右外
寸口脉	整手脉	革 1 弦紧		浮弦 2 紧革 1 缓	
	寸	浮弦紧	浮弦紧	浮弦紧缓	沉弦
	关	革 2	弦滑	弦滑	沉弦紧
	尺	弦	弦紧	弦紧	弦
人迎		沉缓		沉弦	
跌阳		沉弦紧		沉弦紧	
五脏脉	心	弱		沉弦	
	肾	沉		浮 2 弦	
	肝	缺失		弱	
	肠	弦紧实 1		沉弦紧	
	脾	紧缓		紧缓	

病例 1-26：魏某，女，48 岁。

主证、主诉及其他：
晨起喜呕，食后胃胀，口干口苦，咽干，痰中带血，失眠易醒，乳房胀痛，左半身麻木，舌淡红，苔薄白，手臂及大腿多发脂肪瘤。
既往病史：多发肺结节。
手术史：右乳腺癌局部切除术。

此脉表脉诊时间：2022 年 4 月 24 日
刻下症见：眉心红，口苦，大便干，身痛，腰痛，夜尿多，舌淡红胖大，苔薄白。

脉诊结果		左		右	
		左外	左内	右内	右外
寸口脉	整手脉	浮弦 1 紧		弦 2 紧	
	寸	弦浮	弦	弦	弦沉
	关	革 1	弦	弦 2	弦
	尺	弦	弦	弦浮	弦
人迎		革 2		革 1	
跌阳		紧弦 1 沉		沉缓紧弦	
五脏脉	心	缓沉		缓沉	
	肾	沉		虚 1	
	肝	浮 1		浮 1 弦	
	肠	弦		弦	
	脾	紧缓		紧缓	

病例 1-31：汪某，男，68 岁。

主证、主诉及其他：
2021 年 7 月出现颈部僵紧感，喷嚏，咳嗽，头痛，眠可，大便溏，耳鸣，听力减退，双手震颤，舌淡红，苔薄白。
血压：130/70mmHg。
既往病史：肝囊肿，双手白癜风 2 年，40 岁时开始出现双手颤抖。

此脉表脉诊时间：2022 年 1 月 6 日

脉诊结果		左		右	
		左外	左内	右内	右外
寸口脉	整手脉	浮弦 2 紧		弦 2 紧革 1	
	寸	弦紧	弦紧	弦紧	沉弦紧
	关	浮弦	浮弦	弦	弦洪
	尺	浮弦	浮弦紧	弦浮	弦
人迎		革 3 洪 1		沉	
跌阳		浮紧宽缓		浮紧弦 2	
五脏脉	心	紧缓涩		沉缓涩	
	肾	革 1		虚 1	
	肝	革 1		常脉	
	肠	沉弦紧		革 1	
	脾	弦紧		弦紧	

以下是几则心火盛病例：

病例 1-2：梁某，女，63 岁。

主证、主诉及其他：
头晕，左半身麻木，双下肢沉重，左侧肢体活动不利，失眠，眠浅易醒，畏寒，鼻涕倒流，白痰多，便秘多年，舌深红，苔薄白。
既往病史：2018 年 9 月蛛网膜下腔出血，2021 年左眼底血管堵塞。

此脉表脉诊时间：2022 年 1 月 15 日
刻下症见：左半身痛，大便调，白痰多，眠佳，舌淡红，苔薄白。

脉诊结果		左		右	
		左外	左内	右内	右外
寸口脉	整手脉	沉细涩弦 2 滑数		沉涩弦 1 细数	
	寸	沉涩弦	沉弦涩	沉弦涩	沉
	关	弦	弦	沉弦	弦
	尺	弦 1	弦涩	涩	弦
人迎		革 2 紧		革 1 紧实 1	
跌阳		缓		缓	
五脏脉	心	滑		数紧滑	
	肾	革 2		弦	
	肝	涩细		涩	
	肠	沉滑		沉紧	
	脾	缓		弦缓	

病例1-4：郑某，女，44岁。

主证、主诉及其他：
腹胀，纳少，短期内体重减轻7kg，腹泻，心下痛，泛酸，焦虑，眠差入睡慢，畏寒，经前乳房胀痛，舌淡红，苔薄白。
血压：160/90mmHg。

此脉表脉诊时间：2022年2月28日
刻下症见：入睡困难，夜尿多，腰痛，舌淡红胖大，苔薄白。

脉诊结果		左		右	
		左外	左内	右内	右外
寸口脉	整手脉	实2滑弦2紧数		弦2实2滑紧数	
	寸	弦滑实2	弦2实滑	弦实	沉弦紧
	关	弦2	弦2滑实	弦3实	弦实3
	尺	弦2	弦实1	弦2	弦
人迎		革2实2		实2	
跌阳		沉弦2紧缓		浮弦2紧	
五脏脉	心	缓滑		弦滑实2	
	肾	弦		常脉	
	肝	细		常脉	
	肠	弦紧实1		紧弦洪1	
	脾	常脉		常脉	

病例 1-11：萧某，男，73 岁。

主证、主诉及其他：
2019 年昏迷 20 分钟，2021 年 11 月昏迷伴癫痫发作 15 分钟，入睡慢，大便溏，左上肢麻木，舌深红，苔白厚。
既往病史：2012 年行二尖瓣修补术。

此脉表脉诊时间：2022 年 2 月 6 日

脉诊结果		左		右	
		左外	左内	右内	右外
寸口脉	整手脉	沉弦 1 紧		弦紧实 3	
	寸	沉弦紧	沉弦紧	弦紧实 3	弦实 2
	关	弦	弦紧	弦滑缓实 3	缓滑
	尺	弦	弦紧	弦	弦
人迎		革 1 紧		沉紧缓	
跌阳		实 2 弦紧滑		浮弦滑	
五脏脉	心	沉缓实 2		沉滑	
	肾	常脉		虚 2	
	肝	弦滑		弦滑	
	肠	沉弦紧		弦紧实 2	
	脾	缓滑		缓滑	

病例 1-15：邓某，男，24 岁。

主证、主诉及其他：

右腰痛，2018 年 7 月 CT 检查显示右肾积水，2019 年 2 月 B 超检查发现膀胱右后壁有实性肿瘤，大小为 1.8cm×0.7cm×2cm，2019 年 5 月手术切除膀胱肿瘤，术后病理诊断为乳头状尿路上皮癌 Grade1，术后无明显不适，手足冷，舌深红，苔薄白。

血压：110/85mmHg。

此脉表脉诊时间：2021 年 2 月 28 日

脉诊结果		左		右	
		左外	左内	右内	右外
寸口脉	整手脉	沉细弦 1 滑数		弦 2 数革 1	
	寸	沉弦实 1	沉弦滑	滑	实 1
	关	弦滑	弦滑	实 2	弦
	尺	弦	弦实 1	革	革 1
人迎		弱		弱	
跌阳		弦紧		弦紧	
五脏脉	心	沉滑		滑	
	肾	沉		浮 1 弦	
	肝	缺失		缺失	
	肠	弦实 1 滑		弦实 1	
	脾	常脉		弦紧	

病例 1-23：蒋某，女，56 岁。

主证、主诉及其他：
眉间红，鼻旁红，晨起口苦，夜晚盗汗，潮热，心悸，关节冷痛，肩、颈、膝冷痛，大便硬，舌淡红胖大，苔薄白。
既往病史：右乳腺囊肿，子宫肌瘤直径 3cm，停经 2 年。

此脉表脉诊时间：2022 年 2 月 6 日
刻下症见：盗汗减少，手脚冷痛，膝冷，面红。血压 155/90mmHg。

脉诊结果		左		右	
		左外	左内	右内	右外
寸口脉	整手脉	弦2滑紧实1数		革1弦2紧数实2	
	寸	弦涩紧实1	弦滑	弦	弦实2
	关	弦浮	滑弦	弦	弦实3
	尺	弦	弦	革	弦
人迎		革1实1紧		沉紧	
趺阳		弦2浮实3		浮弦2实2	
五脏脉	心	滑弦实2		紧缓滑	
	肾	弦		虚1	
	肝	细		弦	
	肠	实1弦紧		弦紧实1	
	脾	弦紧缓		弦	

病例 1-30：钟某，女，8 岁。

主证、主诉及其他：
面、颈、四肢、手皮肤湿疹，恶热，汗多，腹痛，舌红，苔白。
其他病史：目斜视，散光，近视。

此脉表脉诊时间：2022 年 4 月 29 日
刻下症见：手背皮肤红痒，腹痛，舌淡红，苔薄白，舌尖红。

脉诊结果		左		右	
		左外	左内	右内	右外
寸口脉	整手脉	细弦 1 滑数浮紧		浮弦 2 细紧数革 1	
	寸	弦实 1 紧	浮弦滑	弦	紧弦
	关	弦 1	浮弦	弦	革
	尺	弦 1	弦	革 1	弦
人迎		浮弦		革 1	
跌阳		浮紧弦 1		弦 1 紧	
五脏脉	心	浮紧滑		滑	
	肾	革 1 弦		革 2	
	肝	细		缺失	
	肠	浮弦紧		滑实 1	
	脾	弦紧缓		弦紧缓	

以上是**少阴病肾、心的脉诊诊断**要点。在传统六经病的诊断中，对于少阴病主证的诊断非常重要。本章从复习《伤寒论》的相关记载入手，继而分享脉诊医案，目的在于强调熟练掌握少阴病典型主证的必要性，这样即使暂时没有掌握传统脉诊，在没有脉诊辅助的情况下，也能及时辨别出典型的少阴病。

疾病发展至少阴病阶段，必然是病情危、急、重的状况，抢救时机稍纵即逝，医者若能及时辨识，施以正确治疗，往往可以挽救患者生命于危难。

对于少阴病肾阳虚的脉诊诊断，传统脉诊以寸口脉出现微细脉象为依据，但在临床实践中，我发现这种脉象并不一定会出现，仅以此脉为依据判断少阴病肾阳虚的准确率尚待提高，且容易发生漏诊。引入五脏脉肾专脉的诊断，可以弥补寸口脉法诊断体系的不足，能够精准反映肾阴、肾阳的实际情况，有助于早期发现潜在的少阴病，以尽早介入，阻断疾病发展的进程并进行治疗，达到治未病的目的。

对于少阴心的虚、实诊断，总结临床实践经验，以五脏脉心专脉的脉象作为主要诊断依据，可以非常有效地早期发现胸痹（冠心病）一类的疾病。若能及时施以治疗，甚至可以逆转疾病的病理发展，对于降低冠心病的发病率和致死率是非常有价值的。

我在《脉解伤寒》一书里对于六经病的分享中并没有提及少阴病，原因在本章开篇做了阐明，这里就不再赘述了，希望能通过这一章的内容，给临床医生更多的启发和帮助。

第三章

太阴病

六经中的太阴指**脾脏**。本章重点论述太阴病，由于脾、胃在人体的功能并重，在概念上容易混淆，治疗方面亦息息相关，故将胃病一并论述。古代中医认为，脾胃在人体中的地位如同中原地带在中国大地上的战略地理位置一样，非常重要，历代临床医家在治疗各种疾病时都非常重视对患者脾胃功能的治疗、维护和调理，"脾为后天之本""有一分胃气，便有一分生机"等无不说明脾胃在维系人体整体健康中的重要性及中医对其的高度重视。

中医历史上以擅长脾胃论治而著名的医生莫过于金元时期《脾胃论》的著者李杲。由他创立的**补中益气汤**一直流传至今，广为临床医者所用。我在学习和掌握传统脉诊之前，亦认为补中益气汤是调理脾胃的首选方，在临床中经常使用。但是当我掌握了传统脉诊以后，才发现补中益气汤原来并不是调理脾胃的最佳处方。实际上，**补中益气汤真正的作用并不是补脾胃，而是补三焦**。关于补中益气汤的方解及我在脉诊指导下对它有了深入认识以后发现的一些问题，我在《脉解伤寒》一书中展开了详细的论述，读者可参阅相关内容，本书不再做详述。实际上，真正对脾胃有补益作用的经典处方是记载在《伤寒论》里的，我将在本章分享相关的内容。

在具体讲述之前，先请大家思考以下几个问题。作为临床医生，当面对以下诊断结果时，您会选择哪个中医方剂进行治疗：

◎脾虚

◎脾实

◎胃阴虚

◎胃阳虚

◎胃阴、阳两虚

◎脾虚胃实

◎脾实胃虚

◎脾实胃实

◎脾虚胃虚

如果以上问题您的答案都是《伤寒论》中记载的正确经方，表明您对于真正意义上的"脾胃论"有着比较深入的了解，而且在治疗真正中医定义为**脾胃病**的一类疾病时能够取得显著的疗效。值得注意的是，在李东垣的《脾胃论》中记载的以治疗脾胃病著称的补中益气汤，并不会出现在上面这些问题的答案中。

在《伤寒论》中

◎太阴病的主证是：

太阴之为病，腹满而吐，食不下，自利益甚，时腹自痛。若下之，必胸下结硬。[273]

◎太阴病的主方是理中丸。

人参 干姜 甘草炙 白术各三两

《辅行诀》中记载的大、小补脾汤证可与上述条文互参：

小补脾汤证：

饮食不消，时自吐利，吐利已，心中苦饥，无力，身重，足痿。

大补脾汤证：

脾气大疲，饮食不消，时自吐利，其人枯瘦如柴，立不可动转，口中苦干渴，汗出，气急，脉微而时结者方。

◎太阴病的主脉为寸口总脉弱。

太阴为病，脉弱，其人续自便利，设当行大黄、芍药者，宜减之，以其人胃气弱，易动故也。[280]

以上即为《伤寒论》中太阴病的主证、主脉和主方。

在临床脉诊的诊断方面：

第一种方法是以太阴病的主脉"寸口总脉弱"作为诊断依据，但是在临床中，当患者的病机出现：

◎太阴病合病阳明病时，由于阳明病的脉象表现是"脉大"，寸口总脉会出现阳明病的洪、实脉，此时会掩盖太阴病主脉的弱脉。

◎太阴病合病少阳病时，由于少阳病的脉象表现是"弦细脉"，此时很难探查确定弱脉的存在，也会干扰太阴病的诊断。

以上两种情况会掩盖主脉的"弱脉"，因此难以单靠寸口总脉出现"弱脉"来判断太阴病。

第二种方法是依据寸口脉的脾脉位出现沉、弱、虚等脉象，来判断太阴

病的病机。但是同样的，当寸口总脉或者寸口的脾脉出现阳明病的洪、实脉，或者寸口总脉出现少阳病的弦脉时，也会干扰太阴病的诊断。因此，在上述两种情况下，无法依靠寸口的脉诊出现"弱脉"来确诊太阴病。此时传统脉诊3.0版诊断体系中五脏脉的脾专脉便发挥出了它的优势，有助于精准判断脾的虚实，其准确性和诊断的难易度都超越了寸口脉法诊断体系，成为太阴病诊断的主要脉位。无论是寸口的脾脉脉位，还是脾专脉脉位，一般正常的脉象表现为和缓而有力，如果脾专脉出现沉、弱、弦、紧等脉象，则提示有脾虚病机，可确诊为太阴病。此时，寸口总脉的弱脉，或寸口的脾脉出现沉、弱、虚、革脉，可与脾专脉的脉象互为参考，一起作为太阴病的诊断依据。

以下分析几则病例：

病例1-1：罗某，男，83岁。

主证、主诉及其他：
2020年4月中风，双下肢无力，左上肢麻木，舌左斜，苔白，饮水呛咳，血压升高，病发时测血压195/80mmHg。
脑血管造影：右大脑中动脉闭塞。
既往病史：高血压。
手术史：冠脉支架植入术，胆囊切除术。

此脉表脉诊时间：2021年3月11日
刻下症见：血压155/70mmHg，夜尿3次，大便通畅，舌淡红胖大，苔白减少。

脉诊结果		左		右	
		左外	左内	右内	右外
寸口脉	整手脉	浮弦2紧		浮弦紧	
	寸	紧弦	浮弦紧	浮弦紧	弦紧
	关	弦	弦	弦	洪
	尺	弦	涩	弦紧	弦
人迎		革3紧实2洪2		实1革1	
跌阳		浮紧		浮紧	
五脏脉	心	缓紧		紧缓	
	肾	弦		虚2	
	肝	革1		弦	
	肠	弦紧		实1	
	脾	弦紧		弦紧	

脉诊结果分析：

◎五脏脉的左、右脾专脉弦紧，诊断有脾虚寒的太阴病。

◎寸口总脉浮弦紧，寸口的脾脉弦，无法据此判断太阴病。

病例1-12：程某，男，39岁。

主证、主诉及其他：
2021年因左脑出血昏迷11天，右侧肢体活动不利，失眠，大便调，舌淡红胖大，苔薄白。 血压：120/80mmHg。 既往病史：8月龄时确诊小儿肾病。有高血压病史7~8年，服用抗高血压药、降血脂药。

此脉表脉诊时间：2023年1月8日

脉诊结果		左		右	
		左外	左内	右内	右外
寸口脉	整手脉	沉弦2紧缓		革2紧	
	寸	沉弦紧	沉弦紧	革紧	沉紧
	关	弦	弦紧	革	常脉
	尺	弦紧	弦	缓	虚2
人迎		沉紧		紧弱	
跌阳		弦缓		浮紧宽	
五脏脉	心	常脉		常脉	
	肾	弦		虚2	
	肝	弦		沉弦涩	
	肠	实2紧		实2紧	
	脾	沉		弱	

脉诊结果分析：

◎五脏脉的左脾专脉沉，右脾专脉弱，诊断有脾虚寒的太阴病。

◎寸口的脾脉革，也支持太阴病的诊断。

病例 2-2：田某，男，73 岁。

主证、主诉及其他：

冠心病 1 年半，2020 年 8 月行冠脉支架植入术，术后体重减轻 2.5kg，失眠，夜尿多，右小指末节黏液囊肿。

肾小球滤过率（GFR）：46ml/（min·1.73m²）。

此脉表脉诊时间：2022 年 4 月 29 日

刻下症见：眠佳，夜尿 3~4 次，舌淡红稍胖大，苔薄白。

脉诊结果		左		右	
		左外	左内	右内	右外
寸口脉	整手脉	弦 2 紧		弦革 1	
	寸	弦紧	弦	弦紧	弦
	关	弦浮 1	弦	革 1	弦
	尺	弦	弦涩	革 1	弦
人迎		沉		沉	
趺阳		沉弦紧细		弦 2 沉紧细	
五脏脉	心	沉弦涩		沉弦涩	
	肾	浮 1 弦		弦浮 2	
	肝	浮 1 弦		弦	
	肠	弦紧		弦洪 1	
	脾	弦紧		弦紧	

脉诊结果分析：

◎五脏脉的左、右脾专脉弦紧，诊断有脾虚寒的太阴病；

◎寸口的脾脉革，也支持太阴病的诊断。

病例 2-3：任某，女，50 岁。

主证、主诉及其他：
头晕，夜晚胸闷心痛，不能入眠，头皮麻木，双肘内侧痛，大便调，舌深红胖大，苔白偏干。
既往病史：慢性肾盂肾炎。

此脉表脉诊时间：2021 年 12 月 20 日

脉诊结果		左		右	
		左外	左内	右内	右外
寸口脉	整手脉	弦2紧		弦1紧	
	寸	沉弦紧	弦紧	弦紧	浮弦紧
	关	浮弦	弦	弦	虚1
	尺	浮弦	弦	弦	常脉
人迎		沉紧		沉紧	
趺阳		浮弦		弦	
五脏脉	心	缺失		缺失	
	肾	弱		虚1弦	
	肝	缺失		缺失	
	肠	弦紧		弦紧	
	脾	弱		弱	

脉诊结果分析：

◎五脏脉的左、右脾专脉弱，诊断有脾虚寒的太阴病。

病例1-15：邓某，男，24岁。

主证、主诉及其他：

右腰痛，2018年7月CT检查显示右肾积水，2019年2月B超检查发现膀胱右后壁有实性肿瘤，大小为1.8cm×0.7cm×2cm，2019年5月手术切除膀胱肿瘤，术后病理诊断为乳头状尿路上皮癌Grade1，术后无明显不适，手足冷，舌深红，苔薄白。
血压：110/85mmHg。

此脉表脉诊时间：2021年2月28日

脉诊结果		左		右	
		左外	左内	右内	右外
寸口脉	整手脉	沉细弦1滑数		弦2数革1	
	寸	沉弦实1	沉弦滑	滑	实1
	关	弦滑	弦滑	实2	弦
	尺	弦	弦实1	革	革1
人迎		弱		弱	
跗阳		弦紧		弦紧	
五脏脉	心	沉滑		滑	
	肾	沉		浮1弦	
	肝	缺失		缺失	
	肠	弦实1滑		弦实1	
	脾	常脉		弦紧	

脉诊结果分析：

◎五脏脉的左脾专脉正常，右脾专脉弦紧，诊断有脾虚寒的太阴病。只有右脾专脉异常，说明病情不重。

◎寸口的脾脉是实脉，这是发生在脾虚寒基础上的阳明病，即太阴病合病阳明病。

如果只探查寸口脉，就会遗漏脾虚寒的病机，而只得到脾实热的诊断，从而给予患者不恰当的治疗，治疗效果便可想而知了。

病例 1-25：丁某，女，77 岁。

主证、主诉及其他：

5 年前发现胃肿瘤直径 6mm，3 年前增大到直径 2cm，病理诊断为胃间质瘤，胃胀，前头痛，自汗，出汗多，纳可，下肢冷，口干，入睡难，咽中痰多，小便频数，大便调，舌淡红胖大，苔白厚。

血压：140/60mmHg。

既往病史：心肌缺血，血糖高，胆囊结石，甲状腺功能减退，肺结核。

此脉表脉诊时间：2022 年 3 月 12 日

刻下症见：流泪，胃胀，汗出减少，入睡改善，舌淡红胖大，苔白。

脉诊结果		左		右	
		左外	左内	右内	右外
寸口脉	整手脉	弦 2 紧缓滑数		革 2 弦 2 紧数缓	
	寸	浮弦紧	弦浮紧	弦紧实 2	弦紧实 1
	关	弦	弦滑	实 2	滑实 2
	尺	弦 2 紧	弦 2 紧	弦	弦
人迎		紧革 3 实 3		实 3 紧	
趺阳		缓弦紧浮		弦 2 紧	
五脏脉	心	缓		缓滑	
	肾	弱		虚 2	
	肝	浮弦		弦浮	
	肠	实 2		实 2	
	脾	弦紧缓		缓紧	

脉诊结果分析：

◎五脏脉的左脾专脉弦紧缓，说明有脾虚寒，但程度不重；右脾专脉缓紧，也说明有脾虚寒，程度较轻。

◎寸口脉的脾脉实，诊断有发生在脾虚寒基础上的阳明病。

如果只探查寸口脉，就会得出患者有脾实病机的结论，这与脾虚寒的真实病机完全相反，治法也是截然不同的。由此可见，对于整体完整性病机的诊断，引入五脏脉法较单纯使用寸口脉法更为全面和准确。

病例 1-4：郑某，女，44 岁。

主证、主诉及其他：
腹胀，纳少，短期内体重减轻 7kg，腹泻，心下痛，泛酸，焦虑，眠差入睡慢，畏寒，经前乳房胀痛，舌淡红，苔薄白。
血压：160/90mmHg。

此脉表脉诊时间：2022 年 2 月 28 日
刻下症见：入睡困难，夜尿多，腰痛，舌淡红胖大，苔薄白。

脉诊结果		左		右	
		左外	左内	右内	右外
寸口脉	整手脉	实 2 滑弦 2 紧数		弦 2 实 2 滑紧数	
	寸	弦滑实 2	弦 2 实滑	弦实	沉弦紧
	关	弦 2	弦 2 滑实	弦 3 实	弦实 3
	尺	弦 2	弦实 1	弦 2	弦
人迎		革 2 实 2		实 2	
跌阳		沉弦 2 紧缓		浮弦 2 紧	
五脏脉	心	缓滑		弦滑实 2	
	肾	弦		常脉	
	肝	细		常脉	
	肠	弦紧实 1		紧弦洪 1	
	脾	常脉		常脉	

脉诊结果分析：

◎五脏脉的脾专脉正常，脾气强健，无太阴病。

◎寸口的脾脉实，可以诊断有脾气不虚的阳明病。

病例 1-11：萧某，男，73 岁。

主证、主诉及其他：
2019 年昏迷 20 分钟，2021 年 11 月昏迷伴癫痫发作 15 分钟，入睡慢，大便溏，左上肢麻木，舌深红，苔白厚。
既往病史：2012 年行二尖瓣修补术。

此脉表脉诊时间：2022 年 2 月 6 日

脉诊结果		左		右	
		左外	左内	右内	右外
寸口脉	整手脉	沉弦 1 紧		弦紧实 3	
	寸	沉弦紧	沉弦紧	弦紧实 3	弦实 2
	关	弦	弦紧	弦滑缓实 3	缓滑
	尺	弦	弦紧	弦	弦
人迎		革 1 紧		沉紧缓	
跌阳		实 2 弦紧滑		浮弦滑	
五脏脉	心	沉缓实 2		沉滑	
	肾	常脉		虚 2	
	肝	弦滑		弦滑	
	肠	沉弦紧		弦紧实 2	
	脾	缓滑		缓滑	

脉诊结果分析：

◎五脏脉的左、右脾专脉都是缓滑脉，表明脾气实而有热。

◎寸口脉的脾脉缓滑实，也支持诊断为脾气实的阳明病。

根据临床实践总结：

太阴病的诊断是以五脏脉的脾专脉为主要依据的，只要脾专脉出现代表脾虚寒的脉象（沉、弱、弦、紧），就可以做出诊断。寸口脉的脾脉可以作为参考，与五脏脉的脾专脉彼此验证和比较。寸口脉的"总脉弱"虽然也是诊断太阴病的依据之一，但若被同时存在的其他病机的脉象所掩盖，则很难作为确诊指标。

以上分享的是太阴脾的相关内容，下面来谈谈胃（关于"胃"的探讨，我在《脉解伤寒》中也有专门的论述，大家可以一并参阅）。

关于胃虚寒主证的论述，《伤寒论》中的条文如下：

食谷欲呕，属阳明也，吴茱萸汤主之。得汤反剧者，属上焦也。[243]

阳明病，若中寒者，不能食，小便不利，手足濈然汗出，此欲作固瘕，必大便初硬后溏。所以然者，以胃中冷，水谷不别故也。[191]

阳明病，不能食，攻其热必哕。所以然者，胃中虚冷故也。以其人本虚，攻其热必哕。[194]

阳明病，法多汗，反无汗，其身如虫行皮中状者，此以久虚故也。[196]

阳明病，反无汗而小便利，二三日呕而咳，手足厥者，必苦头痛。若不咳不呕，手足不厥者，头不痛。[197]

少阴病，吐利，手足逆冷，烦躁欲死者，吴茱萸汤主之。[309]

干呕，吐涎沫，头痛者，吴茱萸汤主之。[377]

《金匮要略·腹满寒疝宿食病脉证治》中的条文如下：

趺阳脉微弦，法当腹满，不满者必便难，两胠疼痛，此虚寒从下上也，当与温药服之。[1]

腹满时减，复如故，此为寒，当与温药。[3]

夫中寒家，喜欠，其人清涕出，发热色和者，善嚏。[6]

中寒，其人下利，以里虚也，欲嚏不能，此人肚中寒。[7]

《金匮要略·呕吐哕下利病脉证治》中的条文如下：

呕而胸满者，茱萸汤主之。[8]

干呕，吐涎沫，头痛者，茱萸汤主之。[9]

以上诸证都是胃虚寒的表现，主方是吴茱萸汤：

吴茱萸一升　人参三两　生姜六两　大枣十二枚

胃虚寒的诊断主要以趺阳脉的脉诊结果为准。代表胃虚寒的常见脉象有沉、沉细弦、涩、弱等。寸口的胃脉作为参考，常见的情况是：
◎趺阳脉和寸口胃脉结果相似。
◎如果趺阳脉的脉诊结果与寸口胃脉的脉诊结果相反，则以趺阳脉的脉诊结果为主要判断依据。

以下举例说明：

病例 1-8：冯某，女，56 岁。

主证、主诉及其他：
2018 年出现下肢无力，易摔倒，西医诊断为散发性包涵体肌炎（inclusion body myositis, IBM）。面红，便溏，完谷不化，胃酸反流，恶寒，腿冷，左小指痉挛，失眠，上坡气喘，舌淡红，苔根黄。
既往病史：干燥综合征。

此脉表脉诊时间：2022 年 4 月 15 日

脉诊结果		左		右	
		左外	左内	右内	右外
寸口脉	整手脉	弦 2 滑数		浮弦 2 滑数	
	寸	沉弦滑	弦滑	浮 1 弦	弦实 1
	关	弦滑	弦滑	弦 2 滑	弦 2
	尺	弦滑	弦滑实 1	弦 2	弦
人迎		革 1		弦	
跌阳		沉弦紧		沉弦紧	
五脏脉	心	沉缓涩		沉缓涩	
	肾	常脉		虚 1	
	肝	涩		涩	
	肠	沉弦		革 1	
	脾	紧缓		紧缓	

病例 1-19：曾某，女，28 岁。

主证、主诉及其他：
面部寻常痤疮，面肿，口渴，易疲劳，易怒，大便干，舌深红胖大，苔薄白。
既往病史：甲状腺功能亢进 5 年，未服西药；肝功能异常；轻度脂肪肝。

此脉表脉诊时间：2021 年 9 月 24 日

脉诊结果		左		右	
		左外	左内	右内	右外
寸口脉	整手脉	革 1 弦紧		浮弦 2 紧革 1 缓	
	寸	浮弦紧	浮弦紧	浮弦紧缓	沉弦
	关	革 2	弦滑	弦滑	沉弦紧
	尺	弦	弦紧	弦紧	弦
人迎		沉缓		沉弦	
跌阳		沉弦紧		沉弦紧	
五脏脉	心	弱		沉弦	
	肾	沉		浮 2 弦	
	肝	缺失		弱	
	肠	弦紧实 1		沉弦紧	
	脾	紧缓		紧缓	

病例 1-26：魏某，女，48 岁。

主证、主诉及其他：
晨起喜呕，食后胃胀，口干口苦，咽干，痰中带血，失眠易醒，乳房胀痛，左半身麻木，舌淡红，苔薄白，手臂及大腿多发脂肪瘤。
既往病史：多发肺结节。
手术史：右乳腺癌局部切除术。

此脉表脉诊时间：2022 年 4 月 24 日
刻下症见：眉心红，口苦，大便干，身痛，腰痛，夜尿多，舌淡红胖大，苔薄白。

脉诊结果		左		右	
		左外	左内	右内	右外
寸口脉	整手脉	浮弦 1 紧		弦 2 紧	
	寸	弦浮	弦	弦	弦沉
	关	革 1	弦	弦 2	弦
	尺	弦	弦	弦浮	弦
人迎		革 2		革 1	
趺阳		紧弦 1 沉		沉缓紧弦	
五脏脉	心	缓沉		缓沉	
	肾	沉		虚 1	
	肝	浮 1		浮 1 弦	
	肠	弦		弦	
	脾	紧缓		紧缓	

病例 2-2：田某，男，73 岁。

主证、主诉及其他：
冠心病 1 年半，2020 年 8 月行冠脉支架植入术，术后体重减轻 2.5kg，失眠，夜尿多，右小指末节黏液囊肿。
肾小球滤过率（GFR）：46ml/（min·1.73m^2）。

此脉表脉诊时间：2022 年 4 月 29 日
刻下症见：眠佳，夜尿 3~4 次，舌淡红稍胖大，苔薄白。

脉诊结果		左		右	
		左外	左内	右内	右外
寸口脉	整手脉	弦 2 紧		弦革 1	
	寸	弦紧	弦	弦紧	弦
	关	弦浮 1	弦	革 1	弦
	尺	弦	弦涩	革 1	弦
人迎		沉		沉	
跌阳		沉弦紧细		弦 2 沉紧细	
五脏脉	心	沉弦涩		沉弦涩	
	肾	浮 1 弦		弦浮 2	
	肝	浮 1 弦		弦	
	肠	弦紧		弦洪 1	
	脾	弦紧		弦紧	

上述 4 例患者的跌阳脉都是沉细弦脉，**是胃虚寒的典型病例**。

病例 1-4：郑某，女，44 岁。

主证、主诉及其他：
腹胀，纳少，短期内体重减轻 7kg，腹泻，心下痛，泛酸，焦虑，眠差入睡慢，畏寒，经前乳房胀痛，舌淡红，苔薄白。
血压：160/90mmHg。

此脉表脉诊时间：2022 年 2 月 28 日
刻下症见：入睡困难，夜尿多，腰痛，舌淡红胖大，苔薄白。

脉诊结果		左		右	
		左外	左内	右内	右外
寸口脉	整手脉	实 2 滑弦 2 紧数		弦 2 实 2 滑紧数	
	寸	弦滑实 2	弦 2 实滑	弦实	沉弦紧
	关	弦 2	弦 2 滑实	弦 3 实	弦实 3
	尺	弦 2	弦实 1	弦 2	弦
人迎		革 2 实 2		实 2	
跃阳		沉弦 2 紧缓		浮弦 2 紧	
五脏脉	心	缓滑		弦滑实 2	
	肾	弦		常脉	
	肝	细		常脉	
	肠	弦紧实 1		紧弦洪 1	
	脾	常脉		常脉	

脉诊结果分析：

◎ 左跃阳脉沉弦，诊断有胃虚寒，同时伴有缓脉，说明程度不重。

◎ 右跃阳脉弦，是胃虚寒的脉象，伴浮脉，说明程度更轻。

病例 1-20：彭某，女，73 岁。

主证、主诉及其他：
2018 年 8 月、2012 年 2 月、2012 年 5 月 3 次短暂性脑缺血发作（TIA），双下肢不利 20 分钟，伴有语言不清，其他症见声音沙哑、胃胀、气喘、失眠、便溏，舌红边有瘀络，苔白干，小鱼际红。
既往病史：高血压，右三叉神经痛。

此脉表脉诊时间：2022 年 2 月 22 日

脉诊结果		左		右	
		左外	左内	右内	右外
寸口脉	整手脉	弦 2 紧实 2		革 1 紧缓	
	寸	弦紧实 2	弦紧实 1.5	革 1 紧	紧
	关	革 1	弦	弦	革 1
	尺	缓	弦紧实 2	弦缓	常脉
人迎		革 1 紧		革 1 实 1	
趺阳		浮紧宽		浮紧宽	
五脏脉	心	沉弦缓		紧缓	
	肾	弱		虚 1	
	肝	革 1		浮弦	
	肠	弦紧实 1.5		革 1 紧	
	脾	弦缓		弱	

脉诊结果分析：

◎趺阳脉浮而宽是胃脉的正常脉象。

病例 1-13: 曹某，女，79 岁。

主证、主诉及其他：
反应迟缓，生活自理能力减退，便秘，吃饭流鼻涕，舌淡红，苔薄白。
既往病史：中风，高血压，胃出血。

此脉表脉诊时间：2022 年 2 月 13 日
刻下症见：大便溏，反应改善，舌淡红，苔薄白水滑。

脉诊结果		左		右	
		左外	左内	右内	右外
寸口脉	整手脉	紧浮弦 1 稍数		革 2 紧实 1	
	寸	弦	浮弦紧	实 1 革	弦紧
	关	革 1	浮弦	革实 1	弦
	尺	弦	弦紧实 2	革 1 实 2	革 1
人迎		紧弱		弱紧	
跌阳		弦浮紧宽缓		弦浮紧宽缓	
五脏脉	心	弦紧		沉弦紧	
	肾	弦		虚 1	
	肝	浮弦		革 1	
	肠	弦紧		革实 1 紧	
	脾	常脉		紧缓	

脉诊结果分析：

◎跌阳脉浮而宽缓，是胃脉的正常脉象，但伴有弦脉，因此是接近正常的脉象。

综上所述：

◎脾虚寒的太阴病主方是理中汤。

◎胃虚寒的主方是吴茱萸汤。

这两个方剂才是调理脾胃疗效极佳的经典方剂。当我从理、法、方、药上完全厘清脾胃病的诊断和治疗处方后，才切实回归了古中医的治疗效果，做到了真正意义上的"守住人体的中土"。而后世的补中益气汤在治疗同类疾病时的效果是完全无法与这两个经方的治疗效果比拟的，尤其在治疗危重病的时候，两者的效果更是天壤之别。

无论脾虚寒，还是胃虚寒，病机都是"因虚而生内寒"；与之相反的就是湿热。"湿热困脾"也是临床常见的病机，与太阴病讨论的脾虚寒的寒湿病机相比较，虽然寒热相反，但都与脾有关，经过传统脉诊诊断结果观察，在临床中经常会同时发生在同一位患者身上。为方便读者理解，本章放在一起讨论。

在《伤寒论》中：

伤寒脉浮而缓，手足自温者，是为系在太阴。太阴者，身当发黄；若小便自利者，不能发黄。至七八日，大便硬者，为阳明病也。[187]

阳明病，脉迟，食难用饱，饱则微烦，头眩，必小便难，此欲作谷瘅。虽下之，腹满如故。所以然者，脉迟故也。[195]

阳明病无汗，小便不利，心中懊憹者，身必发黄。[199]

阳明病，被火，额上微汗出而小便不利者，必发黄。[200]

阳明病，发热汗出者，此为热越，不能发黄也。但头汗出，身无汗，剂颈而还，小便不利，渴引水浆者，此为瘀热在里，身必发黄，茵陈蒿汤主之。[236]

在《金匮要略·黄疸病脉证并治》中：

寸口脉浮而缓，浮则为风，缓则为痹，痹非中风，四肢苦烦，脾色必黄，瘀热以行。[1]

谷疸之为病，寒热不食，食即头眩，心胸不安，久久发黄，为谷疸，茵陈蒿汤主之。[13]

茵陈蒿汤方

茵陈蒿六两　栀子十四枚　大黄二两

以上是关于湿热黄疸的主证及治疗湿热的主方茵陈蒿汤的相关经典记载。

在临床中，如果以"证"来诊断湿热黄疸，往往要到疾病后期黄疸症状显现出来时才能确诊，无法及早治疗。如果能够以脉诊进行诊断，就可以早期发现、早期治疗。

湿热黄疸的主脉是缓脉，如果在寸口总脉探查到"缓脉"，那么即使患者没有出现黄疸症状，也可以诊断为有脾湿热的病机存在。

以下所举病例均有脾湿热的病机：

病例1-17：傅某，女，22岁。

主证、主诉及其他：
咳嗽，前额、胸、背部牛皮癣，小便调，大便溏，无头痛，易汗出，无胃痛，舌淡红，苔白。

月经史：$10\dfrac{4\sim5}{30}$。

既往病史：先天性鸟氨酸氨甲酰基转移酶（OTC）缺乏症。

此脉表脉诊时间：2021年5月27日

脉诊结果		左		右	
		左外	左内	右内	右外
寸口脉	整手脉	弦2紧缓滑		缓紧革1	
	寸	沉弦2	弦缓实1	紧实1	沉弦
	关	缓弦	浮弦滑	弦缓	缓
	尺	弦	弦	缓紧	缓
人迎		弱		弱	
跌阳		沉紧缓		沉紧缓	
五脏脉	心	弱		沉	
	肾	弱		虚3	
	肝	缺失		弦	
	肠	弦紧		实1	
	脾	紧缓		紧缓	

脉诊结果分析：

◎脾专脉是紧缓脉，紧脉代表有虚寒，缓脉为脾的常脉，因此表明患者有脾虚寒，但程度不重。

◎跌阳脉沉，诊断为胃虚寒，伴有缓脉，代表程度不重。

◎寸口总脉缓，诊断为湿热。

这是脾胃的湿热和寒湿同时存在的病例。

病例 1-5: 谢某，女，72 岁。

主证、主诉及其他：
荨麻疹，失眠，入睡困难，手足冷，恶热，双足肿，舌红胖大，苔黄腻。
血压：160/100mmHg。
既往病史：糖尿病多年，伴有糖尿病眼底血管病变。

此脉表脉诊时间：2022 年 12 月 8 日
刻下症见：大便通畅，咳嗽，舌淡红胖大，苔薄黄白。血压 130/80mmHg。

脉诊结果		左		右	
		左外	左内	右内	右外
寸口脉	整手脉	沉弦 2 紧缓		沉弦 1 紧缓	
	寸	沉弦涩	沉弦涩	弦	弦沉
	关	弦	弦	弦	弦
	尺	弦 2 缓紧	弦	弦缓	弦
人迎		实 2 革 2		沉	
跃阳		浮弦 1 紧		浮紧宽缓	
五脏脉	心	紧		常脉	
	肾	紧		虚 1 紧	
	肝	缺失		细涩	
	肠	沉紧		沉弦紧	
	脾	紧缓		涩	

脉诊结果分析：

◎五脏脉的左脾专脉紧，诊断有脾虚寒，伴有缓脉，说明脾虚不重；右脾专脉涩，表明右脾脉阻滞。

◎左跃阳脉弦，诊断有胃虚寒，伴有浮脉，说明虚寒程度不重；右跃阳脉浮而宽缓，是胃的正常脉象，说明胃虚寒程度很轻。

◎寸口总脉缓，表明有湿热。

病例 1-12：程某，男，39 岁。

主证、主诉及其他：
2021 年因左脑出血昏迷 11 天，右侧肢体活动不利，失眠，大便调，舌淡红胖大，苔薄白。
血压：120/80mmHg。
既往病史：8 月龄时确诊小儿肾病。有高血压病史 7~8 年，服用抗高血压药、降血脂药。

此脉表脉诊时间：2023 年 1 月 8 日

脉诊结果		左		右	
		左外	左内	右内	右外
寸口脉	整手脉	沉弦 2 紧缓		革 2 紧	
	寸	沉弦紧	沉弦紧	革紧	沉紧
	关	弦	弦紧	革	常脉
	尺	弦紧	弦	缓	虚 2
人迎		沉紧		紧弱	
跌阳		弦缓		浮紧宽	
五脏脉	心	常脉		常脉	
	肾	弦		虚 2	
	肝	弦		沉弦涩	
	肠	实 2 紧		实 2 紧	
	脾	沉		弱	

脉诊结果分析：

◎ 五脏脉的脾专脉左沉右弱，诊断有脾虚寒。

◎ 左跌阳脉弦，诊断有胃虚寒，伴缓脉，说明程度不重；右跌阳脉浮而宽，是胃的正常脉象，说明胃虚寒程度很轻。

◎ 左寸口总脉缓，诊断有湿热。

病例 1-24：贾某，女，70 岁。

主证、主诉及其他：
咽痒咳嗽，痰多，每年 12 月加重，小便泡沫多，目干，头晕，腰痛，大便干，舌淡红胖大，苔白腻。
既往病史：高血压，糖尿病，蛋白尿，12~46 岁哮喘严重。

此脉表脉诊时间：2022 年 4 月 20 日
刻下症见：血压 143/80mmHg，头晕减少，目干，入睡改善，咳嗽，双下肢肿减少，大便通畅，舌深红胖大，苔薄白。

脉诊结果		左		右	
		左外	左内	右内	右外
寸口脉	整手脉	缓粗弦 1 紧滑数革 1		弦 2 革 1 紧缓数	
	寸	紧缓实 2	浮缓紧	缓紧弦	紧实 2
	关	革 2	浮弦	浮弦	缓弦实 2
	尺	缓紧革 2 弦	缓紧实 1	浮弦	缓浮 1 弦
人迎		革 1		沉缓	
跌阳		浮宽紧		浮弦缓紧	
五脏脉	心	紧缓		缓紧滑	
	肾	浮 2		革 1	
	肝	弱		缺失	
	肠	革 2 实 2		洪缓紧革实 2	
	脾	缓紧		紧缓	

脉诊结果分析：

◎五脏脉的脾专脉紧，诊断有脾虚寒，伴缓脉，说明程度不重。

◎左跌阳脉浮而宽，是胃的常脉；右跌阳脉弦，诊断有胃虚寒，伴有浮缓，说明胃虚寒不重。

◎寸口总脉缓，诊断有湿热。

病例1-25：丁某，女，77岁。

主证、主诉及其他：
5年前发现胃肿瘤直径6mm，3年前增大到直径2cm，病理诊断为胃间质瘤，胃胀，前头痛，自汗，出汗多，纳可，下肢冷，口干，入睡难，咽中痰多，小便频数，大便调，舌淡红胖大，苔白厚。
血压：140/60mmHg。
既往病史：心肌缺血，血糖高，胆囊结石，甲状腺功能减退，肺结核。

此脉表脉诊时间：2022年3月12日
刻下症见：流泪，胃胀，汗出减少，入睡改善，舌淡红胖大，苔白。

脉诊结果		左		右	
		左外	左内	右内	右外
寸口脉	整手脉	弦2紧缓滑数		革2弦2紧数缓	
	寸	浮弦紧	弦浮紧	弦紧实2	弦紧实1
	关	弦	弦滑	实2	滑实2
	尺	弦2紧	弦2紧	弦	弦
人迎		紧革3实3		实3紧	
趺阳		缓弦紧浮		弦2紧	
五脏脉	心	缓		缓滑	
	肾	弱		虚2	
	肝	浮弦		弦浮	
	肠	实2		实2	
	脾	弦紧缓		缓紧	

脉诊结果分析：

◎五脏脉的左脾专脉弦紧，右脾专脉紧，诊断为脾虚寒，两者都伴有缓脉，说明程度不重。

◎左、右趺阳脉弦，诊断为胃虚寒。左趺阳脉伴有浮缓脉，说明胃虚寒的程度不重。

◎寸口总脉缓，诊断有湿热。

病例 1-29： 戴某，女，57 岁。

主证、主诉及其他：
20 年前发现左乳腺癌，肿瘤直径约 1.5cm，予手术切除，术后服用他莫昔芬，左胁痛，右手胀痛，咽痒咳嗽，鼻塞，便秘，盗汗。
既往病史：糖尿病，高血压，甲状腺功能亢进，子宫内膜异位症。

此脉表脉诊时间：2022 年 4 月 8 日
刻下症见：咽中有痰，舌红稍胖大，苔白干。糖化血红蛋白 A_1c：6.5%。

脉诊结果		左		右	
		左外	左内	右内	右外
寸口脉	整手脉	弦 1 缓紧革 1		滑紧缓革 2	
	寸	弦沉	弦缓	紧缓	沉弦紧
	关	革 1 缓	弦缓	缓滑	弦缓
	尺	缓紧	缓	革 1	缓
人迎		革 2		革 1 实 2	
跌阳		紧弦 1		弦细紧	
五脏脉	心	缓		缓	
	肾	虚 1		革 2	
	肝	浮 1 弦		浮 1 弦	
	肠	弦紧		缓实 1	
	脾	常脉		缓紧	

脉诊结果分析：

◎五脏脉的左脾专脉正常，右脾专脉紧，诊断有脾虚寒，伴缓脉，说明程度轻微。

◎左跌阳脉弦，右跌阳脉弦细，诊断有胃虚寒，程度较重。

◎寸口总脉缓，诊断有湿热。

以上都是脾胃虚寒的寒湿和脾胃湿热两个病机同时存在于同一位患者身上的病例，如果没有传统脉诊协助诊断，单纯依靠"证"是很难发现其真实和全面的病机的，因此也就很难理解，为何在同一个药方里，既有治疗脾虚寒的药物，又有治疗脾湿热的药物。曾经发生过患者拿着我这样的药方在外面的药店配药，遭到了该药店驻诊医生嘲笑为是庸医开的庸方，让患者迷惑不已的事情。殊不知，真正能够用传统脉诊 3.0 版诊断体系指导诊断，对于这两种病机同时存在的患者，唯有这样寒热并治，才能取得最好的疗效，使患者的整体情况得到迅速的改善。

脾胃病在临床非常普遍，而且病机复杂，尤其是现在的饮食习惯每多伤脾胃，经常会发生寒、热、虚、实等多重病机在同一位患者身上同时并见的情况，唯有借助传统脉诊的帮助，才能做出准确的辨别和诊断。不仅如此，在多病机同时并见时，方药的选择、药物剂量的选取和平衡，也只能依靠脉诊的指导来确定，才能取得最佳的疗效。**看到这里，可能有读者会想，既然如此，只管把治疗寒热虚实的药都攒在一个药方里使用就行了，总有碰对的时候。殊不知没有精确的脉诊指导，这样盲目处方不仅碰错的几率非常大，而且所产生的副作用有的时候会很大，给不辨明开方病机就随意组合的中医师很厉害的打击，切不可掉以轻心。**希望通过本章的论述给诸位医生提供一个参考。

第四章

太阳病

太阳之为病，脉浮，头项强痛而恶寒。[1]

太阳病，发热，汗出，恶风，脉缓者，名为中风。[2]

太阳病，或已发热，或未发热，必恶寒，体痛，呕逆，脉阴阳俱紧者，名为伤寒。[3]

上述三条是仲师在《伤寒论》中论述太阳病的总纲。太阳病的主证是"头项强痛而恶寒"，主脉是"浮脉"。太阳病分为中风和伤寒两大类。

◎中风的主证是发热、汗出、恶风，主脉是缓脉。

◎伤寒的主证是恶寒、体痛、呕逆，主脉是紧脉。

在治疗上，

◎太阳中风，选用桂枝汤类方。

◎太阳伤寒，选用麻黄汤类方。

在掌握传统脉法之前，我和前辈们一样，也是遵循以上法则进行临床诊疗的。而在掌握了传统脉法后，通过反复临床实践，我豁然发现，在《伤寒论》的应用中，太阳病的核心是太阳伤寒，而且在临床实际中，太阳伤寒的病机常常与其他五经病的病机错综复杂地交织在一起，相互影响，远远不是以往认识到的那么简单。因此，本章着重讨论**太阳伤寒的诊断和治疗**。

太阳伤寒的主证是头项强痛，恶寒，身痛，呕逆，或伴发热。主脉是紧脉。诊断的关键是紧脉。

脉诊一技，掌握"**紧脉**"非常重要。紧脉的确切手感与《濒湖脉学》的描述一样："来往有力，左右弹人手"。我在《脉解伤寒》一书中对"紧脉"相关内容有详细的介绍，读者可以一并参详。

寸紧人迎气口分，当关心腹痛沉沉。尺中有紧为阴冷，定是奔豚与疝疼。

这是《濒湖脉学》中"紧脉"的主病诗，其中的"寸紧人迎气口分"非常关键。**在传统脉诊 3.0 版诊断体系中，对寸口、人迎、跌阳及五脏脉的很多脉位做脉诊诊断时，都可以探查到紧脉，但并不能据此就诊断患者有太阳伤寒。**《脉经·两手六脉所主五脏六腑阴阳逆顺》中有"关前一分，人命之主。左为人迎，右为气口"的记载。很多医者将这里的"人迎"与位于颈部的"人迎脉"相混淆了。更有将经典里关于"人迎脉和寸口脉的大小比较判断十二经病"的理论论述转换为《脉经》中提到的"人迎"和"气口"概念，也就是提出通过比较人迎和气口的大小来判断十二经病的说法，这些都是因为概念不清导致的混淆和错误。"寸紧人迎气口分"是强调紧脉出现的脉位。在人体寸口脉的部位，定义名称是：左为人迎，右为气口，在这里是强调紧脉出现在左手或右手的寸口脉部位不同，其所代表的临床意义是不同的。

◎只有在左寸口脉出现紧脉的时候，才是代表太阳伤寒。

◎右寸口脉出现紧脉的时候，代表患者有劳倦内伤，并没有太阳伤寒的病机。

因此，如果以脉来判断太阳伤寒，则只有左寸口脉出现紧脉才是诊断的关键。

太阳伤寒，治疗的主方是麻黄类方，主要有麻黄汤、葛根汤、小青龙汤、大青龙汤、越婢汤、麻杏石甘汤、麻黄连轺赤小豆汤、麻黄细辛附子汤、麻黄附子甘草汤。

《伤寒论》中的相关记载如下：

太阳病，头痛发热，身疼腰痛，骨节疼痛，恶风，无汗而喘者，麻黄汤主之。[35]

麻黄汤方

麻黄三两，去节　桂枝二两，去皮　甘草一两，炙　杏仁七十个，去皮尖

太阳病，项背强几几，无汗，恶风，葛根汤主之。[31]

太阳与阳明合病者，必自下利，葛根汤主之。[32]

葛根汤方

葛根四两　麻黄三两，去节　桂枝二两，去皮　生姜三两，切　甘草二两，炙　芍药二两　大枣十二枚，擘

太阳中风，脉浮紧，发热恶寒，身疼痛，不汗出而烦躁者，大青龙汤主之。若脉微弱，汗出恶风者，不可服之。服之则厥逆，筋惕肉𥆧，此为逆也。[38]

大青龙汤方

麻黄六两，去节　桂枝二两，去皮　甘草二两，炙　杏仁四十枚，去皮尖　生姜三两，切　大枣十枚，擘　石膏如鸡子大，碎

伤寒表不解，心下有水气，干呕，发热而咳，或渴，或利，或噎，或小

便不利，少腹满，或喘者，小青龙汤主之。[40]

小青龙汤方

麻黄去节　芍药　细辛　干姜　甘草炙　桂枝各三两，去皮　五味子半升　半夏半升，洗

发汗后，不可更行桂枝汤。汗出而喘，无大热者，可与麻黄杏仁甘草石膏汤。[63]

麻黄杏仁甘草石膏汤方

麻黄四两，去节　杏仁五十个，去皮尖　甘草二两，炙　石膏半斤，碎，绵裹

伤寒瘀热在里，身必黄，麻黄连轺赤小豆汤主之。[262]

麻黄连轺赤小豆汤方

麻黄二两，去节　连轺二两，连翘根是　杏仁四十个，去皮尖　赤小豆一升　大枣十二枚，擘　生梓白皮一升，切　生姜二两，切　甘草二两，炙

少阴病，始得之，反发热，脉沉者，麻黄细辛附子汤主之。[301]

麻黄细辛附子汤方

麻黄二两，去节　细辛二两　附子一枚，炮，去皮，破八片

少阴病，得之二三日，麻黄附子甘草汤微发汗。以二三日无里证，故微发汗也。[302]

麻黄附子甘草汤方

麻黄二两，去节　甘草二两，炙　附子一枚，炮，去皮，破八片

《金匮要略·水气病脉证并治》中的记载如下：

风水恶风，一身悉肿，脉浮而渴，续自汗出，无大热，越婢汤主之。[23]

越婢汤方

麻黄六两　石膏半斤　生姜三两　大枣十五枚　甘草二两

尽管依靠"紧脉"判断太阳伤寒非常简洁方便，但在临床中有些情况，如伴有沉、弦、滑、数等脉象时，紧脉便难以摸清，此时仲师描述的太阳伤寒的各种"表证"的表现，就可以作为辅助诊断的良好依据。为了更加准确地诊断太阳病，除掌握紧脉的脉诊外，熟悉太阳伤寒常见的"证"也是非常必要的。下面通过医案举例，分析太阳伤寒的诊断。

病例 1-17：傅某，女，22 岁。

主证、主诉及其他：

咳嗽，前额、胸、背部牛皮癣，小便调，大便溏，无头痛，易汗出，无胃痛，舌淡红，苔白。

月经史：$10\frac{4\sim5}{30}$。

既往病史：先天性鸟氨酸氨甲酰基转移酶（OTC）缺乏症。

此脉表脉诊时间：2021 年 5 月 27 日

脉诊结果		左		右	
		左外	左内	右内	右外
寸口脉	整手脉	弦 2 紧缓滑		缓紧革 1	
	寸	沉弦 2	弦缓实 1	紧实 1	沉弦
	关	缓弦	浮弦滑	弦缓	缓
	尺	弦	弦	缓紧	缓
人迎		弱		弱	
跌阳		沉紧缓		沉紧缓	
五脏脉	心	弱		沉	
	肾	弱		虚 3	
	肝	缺失		弦	
	肠	弦紧		实 1	
	脾	紧缓		紧缓	

这是一例先天性鸟氨酸氨甲酰基转移酶（OTC）缺乏症病例，患者伴有咳嗽和牛皮癣。

脉诊结果分析：

◎左寸口总脉紧，诊断有太阳伤寒。

◎左寸口总脉滑，诊断有阳明经病。

◎五脏脉脾专脉紧缓，诊断有脾虚寒，程度不重。

◎五脏脉右肾专脉虚 3，诊断有明显肾阳虚。

根据脉诊结果，治疗选方如下：

◎有太阳伤寒的病机，要选用麻黄类方。

◎有阳明经病的病机，而且脾虚寒不重，可选用越婢汤或麻杏石甘汤；如果脾虚寒明显，可用小青龙汤加石膏方。

◎肾阳虚明显，方中要加附子补肾阳。

病例 4-1：姜某，女，11 岁。

主证、主诉及其他：
口周、手、肘、腘窝湿疹，手指甲凹陷，右胁痛，入睡慢，盗汗，舌红，苔薄白。

此脉表脉诊时间：2022 年 2 月 25 日
刻下症见：纳减，入睡慢，指甲恢复，寻常痤疮，舌淡红，苔薄白。

脉诊结果		左		右	
		左外	左内	右内	右外
寸口脉	整手脉	浮弦 1 紧		弦 2 紧	
	寸	浮弦紧	浮弦紧	浮弦	弦
	关	弦虚 1	浮紧	实 1 弦	紧弦
	尺	弦实 1	弦紧实 1	实 1 紧	革 1
人迎		弦紧		紧革 1	
跌阳		弦 2 紧		弦 2 紧	
五脏脉	心	弱		沉滑	
	肾	常脉		常脉	
	肝	弱		细	
	肠	细弦紧		弦紧	
	脾	常脉		常脉	

这是一例湿疹病例。

脉诊结果分析：

◎寸口、人迎、跌阳脉都有紧脉，左寸口紧脉明显，可以诊断有太阳伤寒。

◎五脏脉的脾、肾专脉都不虚，其他各脉位也没有出现阳明经病的洪脉或滑脉。

因此，针对太阳伤寒的病机，直接选用麻黄汤即可取得满意疗效。

病例 4-2：范某，男，9 岁。

主证、主诉及其他：
腹部、肘窝、腘窝湿疹，咳嗽，手脚冷，眠可，舌深红胖大，苔薄白。

此脉表脉诊时间：2021 年 10 月 19 日

脉诊结果		左		右	
		左外	左内	右内	右外
寸口脉	整手脉	弦紧缓		弦紧革 1	
	寸	弦紧	弦紧	弦紧	弦 2 紧
	关	弦缓	弦紧	弦 2	弦
	尺	弦缓	弦紧	弦	弦
人迎		沉		沉	
跌阳		沉弦		沉弦	
五脏脉	心	沉弦紧		沉弦紧	
	肾	虚 1		虚 2	
	肝	弦		弱	
	肠	沉弦紧		沉紧	
	脾	弱		弱	

这是一例湿疹病例。

脉诊结果分析：
◎ 左寸口总脉紧，可以确定有太阳伤寒的病机。
◎ 五脏脉的脾专脉弱，诊断有脾虚寒。
◎ 五脏脉的右肾专脉虚，诊断有肾阳虚。

根据脉诊结果，确定治疗方案：
◎ 既有太阳伤寒，又有脾虚寒，可以选用治疗外寒内饮的小青龙汤。
◎ 方中加用附子，治疗肾阳虚。

病例 1-3：宋某，女，40 岁。

主证、主诉及其他：
高血压 2 年，口干，心烦，失眠，大便调，无头晕，无头痛，舌红胖大，苔薄白。
血压：165/100mmHg（右），150/100mmHg（左）。
既往病史：甲状腺功能减退。

此脉表脉诊时间：2022 年 4 月 27 日
刻下症见：血压 150/95mmHg，皮肤痒。

脉诊结果		左		右	
		左外	左内	右内	右外
寸口脉	整手脉	沉弦 2 滑数紧		沉弦 2 数	
	寸	沉弦	沉弦	沉弦	沉弦
	关	弦	弦	弦	沉弦
	尺	弦	弦 2 涩	弦	弦 2
人迎		紧革 1		沉弦	
跌阳		浮紧弦 1		弦 2 紧	
五脏脉	心	弦数		沉弦	
	肾	常脉		浮 1 弦	
	肝	弦		弦	
	肠	弦涩实 1		弦涩实 1	
	脾	紧缓		紧缓	

脉诊结果分析：

◎该病例由于总脉沉弦滑数，初诊时并没有在左寸口总脉发现紧脉，因此处方中没有给予针对太阳伤寒病机的药方。患者服药 2 周后，因突发上肢湿疹而再次联系我，因患者在外地，故根据症状远程诊疗，在现有药方中加入解表的麻黄剂，湿疹很快就消退了。上述脉表是复诊时的记录。经过仔细辨别，才发现了很不明显的紧脉。这个病例是根据太阳病的主证进行诊断处方而取效的。

◎左寸口总脉滑，诊断有阳明经病。

◎五脏脉的脾专脉紧缓，脾虚不显著。

据此，针对以上病机，选用越婢汤治疗即可。

病例 4-3：方某，女，54 岁。

<table>
<tr><td colspan="5">

主证、主诉及其他：
周身疼痛僵硬麻木，西医诊断为纤维肌痛（fibromyalgia）。肩背痛，偏头痛，腹胀，便溏，胃痛，脱发，舌淡红胖大，苔薄白。C 反应蛋白（C-reactive proten，CRP）偏高。
</td></tr>
</table>

此脉表脉诊时间：2021 年 10 月 9 日

刻下症见：身体僵硬，纳呆，身痒。

脉诊结果		左		右	
		左外	左内	右内	右外
寸口脉	整手脉	浮弦 2 紧		弦革 1	
	寸	浮弦	浮弦	弦	弦
	关	弦	浮弦	浮弦	浮弦
	尺	弦	弦	浮弦	弦
人迎		革 1		沉	
跌阳		沉弦紧		沉弦	
五脏脉	心	沉		沉	
	肾	弦		虚 1	
	肝	细		细弦	
	肠	弦紧		浮弦	
	脾	紧弦		紧缓	

这是一例纤维肌痛病例，主诉是周身疼痛僵硬、偏头痛。

脉诊结果分析：

◎左寸口总脉浮紧，可以确定有太阳伤寒。主诉还有腹胀、便溏，结合主证，选用太阳阳明合病的葛根汤治疗。

病例 1-30：钟某，女，8 岁。

主证、主诉及其他：
面、颈、四肢、手皮肤湿疹，恶热，汗多，腹痛，舌红，苔白。
其他病史：目斜视，散光，近视。

此脉表脉诊时间：2022 年 4 月 29 日
刻下症见：手背皮肤红痒，腹痛，舌淡红，苔薄白，舌尖红。

脉诊结果		左		右	
		左外	左内	右内	右外
寸口脉	整手脉	细弦 1 滑数浮紧		浮弦 2 细紧数革 1	
	寸	弦实 1 紧	浮弦滑	弦	紧弦
	关	弦 1	浮弦	弦	革
	尺	弦 1	弦	革 1	弦
人迎		浮弦		革 1	
跌阳		浮紧弦 1		弦 1 紧	
五脏脉	心	浮紧滑		滑	
	肾	革 1 弦		革 2	
	肝	细		缺失	
	肠	浮弦紧		滑实 1	
	脾	弦紧缓		弦紧缓	

这是一例小儿湿疹病例。

脉诊结果分析：

◎左寸口总脉浮紧，诊断有太阳伤寒。

◎左寸口总脉滑，诊断有阳明经病。

◎五脏脉的脾专脉弦紧缓，诊断脾虚较明显。

◎五脏脉的右肾专脉革 2，诊断有肾阳虚。

针对以上病机，可选用小青龙加石膏汤再加附子。

◎五脏脉的心专脉滑，代表有心热，由于同时有表寒，所以可选用治疗有郁热在里的麻黄连翘赤小豆汤。

病例 4-4：姚某，女，23 岁。

主证、主诉及其他：
痛经，畏寒，腹胀，手足冷，皮肤干，舌淡红，苔薄白偏干。

此脉表脉诊时间：2021 年 3 月 2 日

刻下症见：腹胀，舌淡红胖大，苔薄白。

脉诊结果		左		右	
		左外	左内	右内	右外
寸口脉	整手脉	弦紧沉		弦2紧洪	
	寸	弦紧	弦沉	实	弦
	关	虚1弦	弦	洪	弦
	尺	弦2	实涩	洪	弦2
人迎		革2		革1实1	
跌阳		弦		弦1	
五脏脉	心	沉弦紧		沉紧	
	肾	弦		常脉	
	肝	弱		缺失	
	肠	沉弦2紧		弦紧	
	脾	紧弦		弦紧缓	

这是一例痛经病例。

脉诊结果分析：

◎左寸口总脉沉紧，诊断有太阳伤寒。

◎右寸口总脉洪，诊断有阳明经病。

◎五脏脉的脾专脉弦紧，代表脾虚明显。

针对以上病机，可选用小青龙加石膏汤治疗。

病例 4-5：谭某，女，63 岁。

主证、主诉及其他：
偏头痛，头晕，汗出多，胸闷，头震颤，舌深红胖大，苔薄白。
既往病史：胆固醇高，甲状腺结节，胆囊多发息肉。

此脉表脉诊时间：2022 年 2 月 20 日
刻下症见：右肩痛 2 个月，上举受限，大便调，舌红胖大，苔薄白。

脉诊结果		左		右	
		左外	左内	右内	右外
寸口脉	整手脉	浮弦 2 紧		浮弦 3 实 2	
	寸	弦	弦	弦实 2	革 1
	关	革 1	弦	弦实 1	弦
	尺	革 1	实 1 弦涩	革 1	革 1
人迎		革 2 洪 2		弦紧实 1	
跌阳		弦紧		弦紧	
五脏脉	心	沉弦涩		沉涩	
	肾	弦		革 1	
	肝	弱		细	
	肠	实 1 弦紧		沉紧弦实 1	
	脾	弦紧		弦紧	

这是一例肩周炎病例，右肩活动受限。

脉诊结果分析：

◎左寸口总脉浮紧，诊断有太阳伤寒。

◎左人迎脉洪 2，诊断有阳明经病。

◎五脏脉的脾专脉弦紧，代表脾虚明显。

针对以上病机，可选用小青龙加石膏汤治疗。

病例 1-6：韩某，女，48 岁。

主证、主诉及其他：
偏头痛，经前明显，腰酸背痛，后背僵硬，腹胀便秘，乳腺增生，健忘，舌红胖大，苔薄白。
血压：130/90mmHg；糖化血红蛋白 A_1c：6.5%。
既往病史：糖尿病，服药 10 年。

此脉表脉诊时间：2022 年 2 月 2 日
刻下症见：右小腿痉挛，大便调，舌红胖大，苔薄白。血糖 5.8~8mmol/L。

脉诊结果		左		右	
		左外	左内	右内	右外
寸口脉	整手脉	沉细弦 1 紧		弦紧实 1	
	寸	沉弦紧	沉弦	弦实 1	沉弦
	关	弦	弦	弦实 2	弦实 2
	尺	弦	弦	弦	弦
人迎		革 2 紧		紧弦实 1	
跌阳		弦 2 紧		弦 1 紧	
五脏脉	心	沉弦		沉紧	
	肾	弦		常脉	
	肝	弦		细弦涩	
	肠	实 1 弦		弦紧实 1	
	脾	弦缓		紧缓	

这是一例服西药降糖药多年的糖尿病病例。

脉诊结果分析：

◎左寸口总脉沉紧，诊断有太阳伤寒；症状有腰酸背痛、后背僵硬。据此，针对该病机可选用葛根汤治疗。

病例1-10：董某，女，31岁。

主证、主诉及其他：
因低热、手脚关节肿痛于2009年确诊为系统性红斑狼疮，2015年生育，2017—2018年出现狼疮性肾炎，2019年服用环磷酰胺、羟氯喹、霉酚酸酯，眠可，无身痛，无汗出，舌深红胖大，苔白。

此脉表脉诊时间：2022年4月29日
刻下症见：身痛，便秘，舌深红胖大减少，苔白干，服用羟氯喹，其他药已停用。

脉诊结果		左		右	
		左外	左内	右内	右外
寸口脉	整手脉	浮弦1紧		浮弦2紧	
	寸	弦	紧弦	弦	弦2
	关	浮弦无力	浮弦	弦	弦
	尺	弦2	弦涩浮	浮弦	弦2浮
人迎		革1		革1	
跌阳		弦1紧浮		弦1浮紧	
五脏脉	心	沉弦涩		弦紧缓	
	肾	沉		常脉	
	肝	缺失		缺失	
	肠	沉弦紧		紧弦	
	脾	弦缓		弦紧缓	

这是一例系统性红斑狼疮病例，经过常规的西医治疗，配合中医治疗后，病情缓解，目前只服用羟氯喹。

脉诊结果分析：

◎左寸口总脉浮紧，诊断有太阳伤寒。身痛、手足关节肿痛也是太阳伤寒的症状。

◎五脏脉的脾专脉左为弦缓，右为弦紧缓，代表脾虚较明显。

针对上述病机，可选用小青龙汤治疗。

病例4-6：廖某，男，80岁。

主证、主诉及其他：
入睡慢，夜尿4次，足肿，畏热，咳嗽，冷热交替时流清涕，舌淡红胖大，苔薄白水滑。
既往病史：慢性肾衰竭，肾小球滤过率（GFR）34ml/（min·1.73m²）；冠脉支架植入术后；痛风；2020年2月严重鼻衄1次。

此脉表脉诊时间：2021年2月21日
刻下症见：舌深红胖大，苔薄白，血压正常。

脉诊结果		左		右	
		左外	左内	右内	右外
寸口脉	整手脉	弦紧缓迟		弦2紧虚1	
	寸	紧弦	弦紧缓	紧弦	紧弦
	关	弦2	弦缓	紧弦1.5	弦
	尺	弦2	紧	缓弦浮1	弦紧
人迎		沉		虚1	
跌阳		沉缓紧		沉紧缓	
五脏脉	心	常脉		浮紧缓	
	肾	虚2		虚1	
	肝	浮1弦		弦	
	肠	沉紧		虚1	
	脾	缓紧		缓紧	

患者1年前曾发生一次严重鼻出血，数天未止，严重失血导致贫血。

脉诊结果分析：

◎左寸口总脉紧，诊断为太阳伤寒。

◎无阳明经病，脾肾稍虚。

针对上述病机，可选用麻黄汤治疗。

患者经常流涕也是太阳伤寒的症状。鼻衄，也是太阳伤寒导致的，如《伤寒论》所述：

太阳病，脉浮紧，无汗，发热，身疼痛，八九日不解，表证仍在，此当发其汗。服药已微除，其人发烦，目瞑，剧者必衄，衄乃解。所以然者，阳气重故也。麻黄汤主之。[46]

太阳病，脉浮紧，发热，身无汗，自衄者愈。［47］

病例1-5：谢某，女，72岁。

主证、主诉及其他：
荨麻疹，失眠，入睡困难，手足冷，恶热，双足肿，舌红胖大，苔黄腻。
血压：160/100mmHg。
既往病史：糖尿病多年，伴有糖尿病眼底血管病变。

此脉表脉诊时间：2022年12月8日
刻下症见：大便通畅，咳嗽，舌淡红胖大，苔薄黄白。血压130/80mmHg。

脉诊结果		左		右	
		左外	左内	右内	右外
寸口脉	整手脉	沉弦2紧缓		沉弦1紧缓	
	寸	沉弦涩	沉弦涩	弦	弦沉
	关	弦	弦	弦	弦
	尺	弦2缓紧	弦	弦缓	弦
人迎		实2革2		沉	
跌阳		浮弦1紧		浮紧宽缓	
五脏脉	心	紧		常脉	
	肾	紧		虚1紧	
	肝	缺失		细涩	
	肠	沉紧		沉弦紧	
	脾	紧缓		涩	

这是一例服药多年的糖尿病病例，常年咳嗽、头皮痒。

脉诊结果分析：

◎左寸口总脉沉紧，诊断有太阳伤寒。

◎无阳明经病。

针对上述病机，可选用麻黄汤治疗。

病例总-1：林某，女，36 岁。

主证、主诉及其他：
2021 年 7 月的一天凌晨 4~6 时受惊，之后每天凌晨 4~6 时出现心悸、上腭干，不能接受热饮食，大便调，月经血块多，舌淡红，苔薄白。2022 年 11 月首诊时通过诊断寸口脉发现心律失常，为房颤心律。

此脉表脉诊时间：2023 年 2 月 4 日
刻下症见：面部寻常痤疮，梦多，舌淡红，苔薄白。

脉诊结果		左		右	
		左外	左内	右内	右外
寸口脉	整手脉	沉弦细紧		沉弦紧滑	
	寸	沉弦	沉弦	沉弦	沉弦
	关	弦	弦	弦	弦
	尺	弦	弦	弦	弱
人迎		革 1		实 1	
跌阳		弦沉紧		沉弦紧	
五脏脉	心	沉弦紧		沉弦紧滑	
	肾	常脉		常脉	
	肝	浮弦		弦	
	肠	沉弦紧		浮弦	
	脾	常脉		沉缓	

这是一例心悸病例。

脉诊结果分析：

◎ 左寸口总脉沉紧，诊断为太阳伤寒。

◎ 右寸口总脉滑，诊断为阳明经病。

针对上述病机，可选用越婢汤治疗。

病例 1-4：郑某，女，44 岁。

主证、主诉及其他：
腹胀，纳少，短期内体重减轻 7kg，腹泻，心下痛，泛酸，焦虑，眠差入睡慢，畏寒，经前乳房胀痛，舌淡红，苔薄白。
血压：160/90mmHg。

此脉表脉诊时间：2022 年 2 月 28 日
刻下症见：入睡困难，夜尿多，腰痛，舌淡红胖大，苔薄白。

脉诊结果		左		右	
		左外	左内	右内	右外
寸口脉	整手脉	实 2 滑弦 2 紧数		弦 2 实 2 滑紧数	
	寸	弦滑实 2	弦 2 实滑	弦实	沉弦紧
	关	弦 2	弦 2 滑实	弦 3 实	弦实 3
	尺	弦 2	弦实 1	弦 2	弦
人迎		革 2 实 2		实 2	
跌阳		沉弦 2 紧缓		浮弦 2 紧	
五脏脉	心	缓滑		弦滑实 2	
	肾	弦		常脉	
	肝	细		常脉	
	肠	弦紧实 1		紧弦洪 1	
	脾	常脉		常脉	

这是一例患高血压多年的病例，并未行常规西医治疗。

脉诊结果分析：

◎左寸口总脉紧，诊断有太阳伤寒。

◎寸口总脉滑，诊断有阳明经病。

◎脾、肾不虚。

针对上述病机，可选用越婢汤治疗。

病例1-14：袁某，女，79岁。

主证、主诉及其他：
面黑，哮喘，走路气喘，双膝痛，夜尿3~4次，舌淡红稍胖大，苔薄白。
胸部CT示左肺肿瘤2cm×1cm，病理检查确诊为非小细胞肺癌，先服易瑞沙，之后改服奥希替尼。

此脉表脉诊时间：2021年10月21日

脉诊结果		左		右	
		左外	左内	右内	右外
寸口脉	整手脉	弦3革2紧		缓革1紧	
	寸	弦紧	弦紧	革紧	洪
	关	革	实1	革紧	虚
	尺	革1	革紧	虚2	虚2
人迎		实1		实2	
跌阳		浮紧宽缓		沉弦紧	
五脏脉	心	沉紧		常脉	
	肾	常脉		虚3	
	肝	虚2		弱	
	肠	沉弦紧		实2革1	
	脾	紧缓		紧缓	

这是一例肺癌病例。

脉诊结果分析：

◎左寸口总脉紧，诊断有太阳伤寒；咳喘、膝痛是太阳伤寒的症状。

◎寸口的肺脉洪，诊断有阳明经病。

◎五脏脉的右肾专脉虚3，肾阳虚明显。

针对上述病机，可选用越婢汤加附子治疗。

病例 1-1：罗某，男，83 岁。

主证、主诉及其他：
2020 年 4 月中风，双下肢无力，左上肢麻木，舌左斜，苔白，饮水呛咳，血压升高，病发时测血压 195/80mmHg。
脑血管造影：右大脑中动脉闭塞。
既往病史：高血压。
手术史：冠脉支架植入术，胆囊切除术。

此脉表脉诊时间：2021 年 3 月 11 日
刻下症见：血压 155/70mmHg，夜尿 3 次，大便通畅，舌淡红胖大，苔白减少。

脉诊结果		左		右	
		左外	左内	右内	右外
寸口脉	整手脉	浮弦 2 紧		浮弦紧	
	寸	紧弦	浮弦紧	浮弦紧	弦紧
	关	弦	弦	弦	洪
	尺	弦	涩	弦紧	弦
人迎		革 3 紧实 2 洪 2		实 1 革 1	
跌阳		浮紧		浮紧	
五脏脉	心	缓紧		紧缓	
	肾	弦		虚 2	
	肝	革 1		弦	
	肠	弦紧		实 1	
	脾	弦紧		弦紧	

这是一例患高血压多年、中风后遗症的病例。

脉诊结果分析：

◎ 左寸口总脉浮紧，诊断有太阳伤寒。

◎ 寸口的胃脉洪，左人迎脉洪，诊断有阳明经病。

◎ 五脏脉的脾专脉弦紧，代表脾虚明显。

◎ 五脏脉的右肾专脉虚 2，代表肾阳不足。

针对上述病机，可选用小青龙加石膏汤加附子治疗。

病例 1-12：程某，男，39 岁。

主证、主诉及其他：
2021 年因左脑出血昏迷 11 天，右侧肢体活动不利，失眠，大便调，舌淡红胖大，苔薄白。
血压：120/80mmHg。
既往病史：8 月龄时确诊小儿肾病。有高血压病史 7~8 年，服用抗高血压药、降血脂药。

此脉表脉诊时间：2023 年 1 月 8 日

脉诊结果		左		右	
		左外	左内	右内	右外
寸口脉	整手脉	沉弦 2 紧缓		革 2 紧	
	寸	沉弦紧	沉弦紧	革紧	沉紧
	关	弦	弦紧	革	常脉
	尺	弦紧	弦	缓	虚 2
人迎		沉紧		紧弱	
跌阳		弦缓		浮紧宽	
五脏脉	心	常脉		常脉	
	肾	弦		虚 2	
	肝	弦		沉弦涩	
	肠	实 2 紧		实 2 紧	
	脾	沉		弱	

这是一例左脑出血后右侧肢体活动不利的病例。

脉诊结果分析：

◎左寸口总脉沉紧，诊断有太阳伤寒。

◎五脏脉的脾专脉左沉右弱，诊断有脾虚。

◎五脏脉的右肾专脉虚 2，诊断有肾阳虚。

针对上述病机，可选用小青龙汤加附子治疗。

通过以上病例可见，"太阳伤寒"这一病机临床非常常见，涉及各种疾病。如果单纯地认为只有在流感发热时才能诊断为太阳伤寒而进行治疗，就太过局限了。在临床诊断中，熟悉太阳伤寒的主证非常必要，而确诊的关键是脉诊：**只要在左寸口总脉出现"紧脉"，即可诊断有太阳伤寒病机。**治疗的处方是麻黄类方，具体方药则需要根据临床实际情况及诊断结果加以选择。

麻黄剂治疗"太阳伤寒"这一病机疗效卓著，但在使用时一定要注意固护患者的肾根，切忌因使用麻黄剂治疗太阳伤寒而伤及患者的肾气。

◎首先，在使用麻黄剂时，务必护住肾气。如果患者有肾阳不足的情况，则需要在遣方用药时加入附子来固护肾阳，否则不但不能取效，反而会引起疾病直中少阴，发生少阴病的变证。《伤寒论》第82条记录了这种变证："太阳病发汗，汗出不解，其人仍发热，心下悸，头眩，身瞤动，振振欲擗地者，真武汤主之。"关于麻黄的使用注意事项，我在《脉解伤寒》一书里已有详细的阐述，这里就不再赘述了。

◎其次，一定要护住患者的胃气。《伤寒论》第89条云："病人有寒，复发汗，胃中冷，必吐蛔。"固护胃气的主方是吴茱萸汤（该方的用法，请参考第三章及《脉解伤寒》相关内容）。患者胃气弱，若在治疗太阳伤寒时没有加入固护胃气的吴茱萸汤，则服药后会发生胃胀、呕逆、腹泻等不良反应，甚至会出现《伤寒论》第309条所记载的情况："少阴病，吐利，手足逆冷，烦躁欲死者，吴茱萸汤主之。"

◎除此以外，如果左寸口总脉无紧脉，虽然其他脉位出现了紧脉，也不能作为太阳伤寒的诊断依据，在这种情况下，患者不能被诊断有太阳伤寒的病机。

以上即为本书第四章太阳病的内容，关于太阳病，仲师的《伤寒论》写得非常详细，我在《脉解伤寒》一书里，也有比较详细的相关论述。本书的此章再从传统脉诊3.0版诊断体系的角度出发，列举了十数例医案，进一步补充完善了我在临床实践中总结的太阳伤寒的传统脉诊诊断指标和应用规则，以供大家参考。

第五章

阳明病

在《伤寒论》中：

阳明之为病，胃家实是也。[180]

这一条是**阳明病的提纲证**，仲师认为，凡是**胃家的实热证**就是**阳明病**。

问曰：阳明病外证云何？答曰：身热，汗自出，不恶寒，反恶热也。[182]

这一条说明了阳明病的**主证**。

在《脉解伤寒》中，我重点讨论了什么是"胃家"，胃家并不仅仅是足阳明胃和手阳明大肠，而是整个胃家系统。

脾胃大肠小肠三焦膀胱者，仓廪之本，营之居也，名曰器，能化糟粕，转味而入出者也；其华在唇四白，其充在肌，其味甘，其色黄，此至阴之类，通于土气。（《素问·六节藏象论》）

夫胃大肠小肠三焦膀胱，此五者，天气之所生也，其气象天，故泻而不藏，此受五藏浊气，名曰传化之府，此不能久留，输泻者也。（《素问·五藏别论》）

参考以上文献，**胃家是包括脾、胃、大肠、小肠、三焦、膀胱的大家庭。发生在胃家系统的实热病就是阳明病。阳明病分为在经的阳明经证和在腑的阳明腑实证，治疗阳明经证用白虎汤或白虎加人参汤，治疗阳明腑实证用承气汤类方，即调胃承气汤、大承气汤、小承气汤。**

伤寒，若吐、若下后，七八日不解，热结在里，表里俱热，时时恶风，大渴，舌上干燥而烦，欲饮水数升者，白虎加人参汤主之。[168]

伤寒，无大热，口燥渴，心烦，背微恶寒者，白虎加人参汤主之。[169]

伤寒，脉浮，发热无汗，其表不解，不可与白虎汤；渴欲饮水无表证者，白虎加人参汤主之。[170]

三阳合病，腹满身重，难以转侧，口不仁，面垢，谵语，遗尿。发汗则谵语；下之则额上生汗，手足逆冷。若自汗出者，白虎汤主之。[219]

以上是白虎汤和白虎加人参汤的主证。

白虎汤方：

知母六两　　石膏一斤，碎　　甘草二两，炙　　粳米六合白虎加人参汤方：

知母六两　石膏一斤，碎　甘草二两，炙　人参三两　粳米六合

服桂枝汤，大汗出后，大烦渴不解，脉洪大者，白虎加人参汤主之。[26]

伤寒，脉浮滑，此以表有热、里有寒，白虎汤主之。[176]

伤寒，脉滑而厥者，里有热，白虎汤主之。[350]

以上是白虎汤的主脉，即洪、滑脉。

阳明病，不吐不下，心烦者，可与调胃承气汤。[207]

阳明病，脉迟，虽汗出不恶寒者，其身必重，短气，腹满而喘；有潮热者，此外欲解，可攻里也；手足濈然汗出者，此大便已硬也，大承气汤主之。若汗多，微发热恶寒者，外未解也，其热不潮，未可与承气汤；若腹大满不通者，可与小承气汤，微和胃气，勿令至大泄下。[208]

在《伤寒论》中，阳明病篇的第 207~209 条、第 212~215 条、第 217~218 条、第 220 条、第 238~242 条、第 248~256 条，分别论述了大承气汤、小承气汤和调胃承气汤三个承气汤的诸证及应用。

调胃承气汤方：

甘草二两，炙　芒硝半升　大黄四两，清酒洗

大承气汤方：

大黄四两，酒洗　厚朴半斤，炙，去皮　枳实五枚，炙　芒硝三合

小承气汤方：

大黄四两，酒洗　厚朴二两，炙，去皮　枳实三枚，大者，炙

伤寒三日，阳明脉大。[186]

以上是传统的阳明病脉、证诊断。大脉即实脉，是阳明腑实证的主脉。

传统脉诊 3.0 版诊断体系，是综合了寸口脉诊断体系、人迎寸口趺阳脉诊断体系和五脏脉诊断体系三套体系的整体传统脉诊诊断体系，对于阳明病的诊断更加精确和快捷。它对于阳明病的诊断要点是：

以寸口脉洪、滑、实为主，辅以人迎脉洪、滑、实，以及趺阳脉和五脏脉的大肠专脉洪、滑、实来判断。一般实脉可以诊断阳明腑实证，洪、滑脉

可以诊断阳明经证。除寸口总脉出现洪、滑、实脉外，分脉出现洪、滑、实脉也可诊断阳明病。

在《伤寒论》中：

太阳病不解，热结膀胱，其人如狂，血自下，下者愈。其外不解者，尚未可攻，当先解其外。外解已，但少腹急结者，乃可攻之，宜桃核承气汤。[106]

太阳病六七日，表证仍在，脉微而沉，反不结胸，其人发狂者，以热在下焦，少腹当硬满，小便自利者，下血乃愈。所以然者，以太阳随经，瘀热在里故也，抵当汤主之。[124]

太阳蓄血证是热与血结，这里的热是阳明实热，也应属于阳明病的范畴。在传统脉诊 3.0 版诊断体系中，**最常见的脉诊指标是寸口的膀胱和三焦脉位出现实涩脉。**

问曰：病有结胸，有脏结，其状何如？答曰：按之痛，寸脉浮，关脉沉，名曰结胸也。[128]

太阳病，脉浮而动数，浮则为风，数则为热，动则为痛，数则为虚。头痛发热，微盗汗出，而反恶寒者，表未解也。医反下之，动数变迟，膈内拒痛，胃中空虚，客气动膈，短气躁烦，心中懊憹，阳气内陷，心下因硬，则为结胸，大陷胸汤主之。若不结胸，但头汗出，余处无汗，剂颈而还，小便不利，身必发黄。[134]

伤寒六七日，结胸热实，脉沉而紧，心下痛，按之石硬者，大陷胸汤主之。[135]

结胸证是实热和饮邪互结，也应属于阳明病的范畴。《伤寒论》中描述结胸证的脉诊特点是寸口脉的寸脉浮、关脉沉，或寸口总脉沉紧。这样的脉诊描述并不清晰，临床应用较困难。在传统脉诊 3.0 版诊断体系中，**结胸证最常见的脉诊指标是以大肠专脉实脉为主，辅以寸口脉的小肠和大肠脉位出现实脉。**以此诊断结胸证，准确而简洁。

下面通过列举病例进一步说明传统脉诊 3.0 版诊断体系在阳明病诊断中的应用。

病例 1-1：罗某，男，83 岁。

主证、主诉及其他：
2020 年 4 月中风，双下肢无力，左上肢麻木，舌左斜，苔白，饮水呛咳，血压升高，病发时测血压 195/80mmHg。
脑血管造影：右大脑中动脉闭塞。
既往病史：高血压。
手术史：冠脉支架植入术，胆囊切除术。

此脉表脉诊时间：2021 年 3 月 11 日
刻下症见：血压 155/70mmHg，夜尿 3 次，大便通畅，舌淡红胖大，苔白减少。

脉诊结果		左		右	
		左外	左内	右内	右外
寸口脉	整手脉	浮弦 2 紧		浮弦紧	
	寸	紧弦	浮弦紧	浮弦紧	弦紧
	关	弦	弦	弦	洪
	尺	弦	涩	弦紧	弦
人迎		革 3 紧实 2 洪 2		实 1 革 1	
跌阳		浮紧		浮紧	
五脏脉	心	缓紧		紧缓	
	肾	弦		虚 2	
	肝	革 1		弦	
	肠	弦紧		实 1	
	脾	弦紧		弦紧	

脉诊结果分析：

◎寸口脉的胃脉洪，左人迎脉洪，诊断有阳明经病。

◎左、右人迎脉实，诊断有阳明腑实病。阳明腑实证是患者高血压、中风的主要病机。

◎五脏脉的右大肠专脉实，诊断有结胸证。

病例 1-2：梁某，女，63 岁。

主证、主诉及其他：
头晕，左半身麻木，双下肢沉重，左侧肢体活动不利，失眠，眠浅易醒，畏寒，鼻涕倒流，白痰多，便秘多年，舌深红，苔薄白。
既往病史：2018 年 9 月蛛网膜下腔出血，2021 年左眼底血管堵塞。

此脉表脉诊时间：2022 年 1 月 15 日
刻下症见：左半身痛，大便调，白痰多，眠佳，舌淡红，苔薄白。

脉诊结果		左		右	
		左外	左内	右内	右外
寸口脉	整手脉	沉细涩弦 2 滑数		沉涩弦 1 细数	
	寸	沉涩弦	沉弦涩	沉弦涩	沉
	关	弦	弦	沉弦	弦
	尺	弦 1	弦涩	涩	弦
人迎		革 2 紧		革 1 紧实 1	
跌阳		缓		缓	
五脏脉	心	滑		数紧滑	
	肾	革 2		弦	
	肝	涩细		涩	
	肠	沉滑		沉紧	
	脾	缓		弦缓	

脉诊结果分析：

◎ 左寸口总脉滑，诊断有阳明经病；右人迎脉实，诊断有阳明腑实病。

◎ 寸口总脉涩，诊断有瘀血，既有瘀血又有阳明腑实证，病机是太阳蓄血证。太阳蓄血证是患者中风的病机之一。

病例 1-4：郑某，女，44 岁。

主证、主诉及其他：
腹胀，纳少，短期内体重减轻 7kg，腹泻，心下痛，泛酸，焦虑，眠差入睡慢，畏寒，经前乳房胀痛，舌淡红，苔薄白。
血压：160/90mmHg。

此脉表脉诊时间：2022 年 2 月 28 日
刻下症见：入睡困难，夜尿多，腰痛，舌淡红胖大，苔薄白。

脉诊结果		左		右	
		左外	左内	右内	右外
寸口脉	整手脉	实 2 滑弦 2 紧数		弦 2 实 2 滑紧数	
	寸	弦滑实 2	弦 2 实滑	弦实	沉弦紧
	关	弦 2	弦 2 滑实	弦 3 实	弦实 3
	尺	弦 2	弦实 1	弦 2	弦
人迎		革 2 实 2		实 2	
跌阳		沉弦 2 紧缓		浮弦 2 紧	
五脏脉	心	缓滑		弦滑实 2	
	肾	弦		常脉	
	肝	细		常脉	
	肠	弦紧实 1		紧弦洪 1	
	脾	常脉		常脉	

脉诊结果分析：

◎寸口总脉和分脉滑、实脉多见，人迎脉实，是典型的阳明经、腑同病，尤以实脉明显，是患者高血压的主要病机，治疗时一定要用承气汤才能立效。

◎五脏脉的右大肠专脉洪，诊断有阳明经病；左大肠专脉实，诊断有结胸证。

病例 1-6：韩某，女，48 岁。

主证、主诉及其他：
偏头痛，经前明显，腰酸背痛，后背僵硬，腹胀便秘，乳腺增生，健忘，舌红胖大，苔薄白。
血压：130/90mmHg；糖化血红蛋白 A_1c：6.5%。
既往病史：糖尿病，服药 10 年。

此脉表脉诊时间：2022 年 2 月 2 日
刻下症见：右小腿痉挛，大便调，舌红胖大，苔薄白。血糖 5.8~8mmol/L。

脉诊结果		左		右	
		左外	左内	右内	右外
寸口脉	整手脉	沉细弦 1 紧		弦紧实 1	
	寸	沉弦紧	沉弦	弦实 1	沉弦
	关	弦	弦	弦实 2	弦实 2
	尺	弦	弦	弦	弦
人迎		革 2 紧		紧弦实 1	
跌阳		弦 2 紧		弦 1 紧	
五脏脉	心	沉弦		沉紧	
	肾	弦		常脉	
	肝	弦		细弦涩	
	肠	实 1 弦		弦紧实 1	
	脾	弦缓		紧缓	

脉诊结果分析：

◎右寸口总脉实，右寸口的脾胃脉实，右人迎脉实，诊断有阳明腑实病。阳明腑实病是患者糖尿病的主要病机。

◎五脏脉的左、右大肠专脉实，寸口的大肠脉实，诊断有结胸证。

病例 1-7：唐某，女，67 岁。

主证、主诉及其他：

2020 年 11 月胸部 CT 示左胸膜肿瘤 37mm×35mm×33mm 伴左胸腔积液，病理诊断为非小细胞肺癌。气短，失眠，舌红胖大，苔薄白。服用泰格莎（Osimertinib）80mg/d。

血压：150/100mmHg。

既往病史：糖尿病，高血压。

此脉表脉诊时间：2022 年 12 月 20 日

刻下症见：舌红胖大，苔薄白。

脉诊结果		左		右	
		左外	左内	右内	右外
寸口脉	整手脉	沉弦 2 紧滑数		弦 2 紧数	
	寸	沉弦滑紧	滑弦沉	弦	沉弦
	关	弦	弦	弦	弦
	尺	弦	弦	弦浮	虚 1
人迎		紧弦 2 革 1		紧弦沉	
跌阳		浮弦 2 滑紧宽缓		弦 2 紧	
五脏脉	心	常脉		滑紧	
	肾	紧		虚 2	
	肝	细弦		细	
	肠	弦紧实 1		紧弦实 1	
	脾	沉		常脉	

脉诊结果分析：

◎左寸口总脉滑，寸口的心和小肠脉滑，左跌阳脉滑，诊断有阳明经病。

◎五脏脉的左、右大肠专脉实，诊断有结胸证。结胸证是患者胸腔积液的主要病机。

◎五脏脉的右心专脉滑，诊断有心火。

病例 1-9：于某，女，69 岁。

主证、主诉及其他：
干燥综合征，症见眼干、口干、咽干、皮肤干，食后嗳气，大便干燥结球、有未消化食物，
颈及腹股沟淋巴结肿大，手指发绀，受冷明显，鼻涕倒流，舌红胖大，舌中少苔边苔白厚。
既往病史：甲状腺功能亢进。
手术史：子宫肌瘤切除术。

此脉表脉诊时间：2022 年 3 月 3 日
刻下症见：目痒，咳嗽，左肩痛，纳呆，左脚第四趾痛，舌红胖大，边苔白减少。

脉诊结果		左		右	
		左外	左内	右内	右外
寸口脉	整手脉	沉细弦 1 紧数		弦 2 沉细紧	
	寸	弦	沉弦	弦实 1	弦紧实 1
	关	弦	弦	弦	弦
	尺	弦	弦	弦	弦
人迎		紧革 1		革 2 实 1 紧	
跌阳		弦 1 紧		弦 2 紧	
五脏脉	心	弱沉弦		沉弦涩	
	肾	弦		常脉	
	肝	缺失		缺失	
	肠	滑弦紧		紧弦	
	脾	紧弦		弦紧	

脉诊结果分析：

◎寸口的大肠脉实，右人迎脉实，诊断有阳明腑实病。

◎五脏脉的左、右大肠专脉无实脉，虽然寸口的大肠脉实，但是并不
能据此诊断有结胸证。

◎寸口的肺脉实，诊断有肺实热。

病例 1-11：萧某，男，73 岁。

主证、主诉及其他：
2019 年昏迷 20 分钟，2021 年 11 月昏迷伴癫痫发作 15 分钟，入睡慢，大便溏，左上肢麻木，舌深红，苔白厚。
既往病史：2012 年行二尖瓣修补术。

此脉表脉诊时间：2022 年 2 月 6 日

脉诊结果		左		右	
		左外	左内	右内	右外
寸口脉	整手脉	沉弦 1 紧		弦紧实 3	
	寸	沉弦紧	沉弦紧	弦紧实 3	弦实 2
	关	弦	弦紧	弦滑缓实 3	缓滑
	尺	弦	弦紧	弦	弦
人迎		革 1 紧		沉紧缓	
趺阳		实 2 弦紧滑		浮弦滑	
五脏脉	心	沉缓实 2		沉滑	
	肾	常脉		虚 2	
	肝	弦滑		弦滑	
	肠	沉弦紧		弦紧实 2	
	脾	缓滑		缓滑	

脉诊结果分析：

◎寸口的脾、胃脉滑，左、右趺阳脉滑，诊断有阳明经病。

◎右寸口总脉实，寸口的脾脉实，左趺阳脉实，诊断有阳明腑实病。

◎寸口的大肠脉实，五脏脉的右大肠专脉实，诊断有结胸证。

◎寸口的肺脉实，诊断有肺实热。

◎五脏脉的左心专脉实，诊断有心实热。

阳明实热是患者癫痫的主要病机。

病例 1-14：袁某，女，79 岁。

主证、主诉及其他：

面黑，哮喘，走路气喘，双膝痛，夜尿 3~4 次，舌淡红稍胖大，苔薄白。

胸部 CT 示左肺肿瘤 2cm×1cm，病理检查确诊为非小细胞肺癌，先服易瑞沙，之后改服奥希替尼。

此脉表脉诊时间：2021 年 10 月 21 日

脉诊结果		左		右	
		左外	左内	右内	右外
寸口脉	整手脉	弦3革2紧		缓革1紧	
	寸	弦紧	弦紧	革紧	洪
	关	革	实1	革紧	虚
	尺	革1	革紧	虚2	虚2
人迎		实1		实2	
跌阳		浮紧宽缓		沉弦紧	
五脏脉	心	沉紧		常脉	
	肾	常脉		虚3	
	肝	虚2		弱	
	肠	沉弦紧		实2革1	
	脾	紧缓		紧缓	

脉诊结果分析：

◎寸口的肺脉洪，诊断有阳明经病。

◎左、右人迎脉实，诊断有阳明腑实病。

◎五脏脉的右大肠专脉实，诊断有结胸证。

病例1-17：傅某，女，22岁。

主证、主诉及其他：
咳嗽，前额、胸、背部牛皮癣，小便调，大便溏，无头痛，易汗出，无胃痛，舌淡红，苔白。

月经史：$10\frac{4\sim5}{30}$。

既往病史：先天性鸟氨酸氨甲酰基转移酶（OTC）缺乏症。

此脉表脉诊时间：2021年5月27日

脉诊结果		左		右	
		左外	左内	右内	右外
寸口脉	整手脉	弦2紧缓滑		缓紧革1	
	寸	沉弦2	弦缓实1	紧实1	沉弦
	关	缓弦	浮弦滑	弦缓	缓
	尺	弦	弦	缓紧	缓
人迎		弱		弱	
跌阳		沉紧缓		沉紧缓	
五脏脉	心	弱		沉	
	肾	弱		虚3	
	肝	缺失		弦	
	肠	弦紧		实1	
	脾	紧缓		紧缓	

脉诊结果分析：

◎左寸口总脉滑，寸口的胆脉滑，诊断有阳明经病。

◎五脏脉的右大肠专脉实，寸口的大肠、小肠脉实，诊断有结胸证，是患者咳嗽的主要病机。

病例 1-20：彭某，女，73 岁。

主证、主诉及其他：
2018 年 8 月、2012 年 2 月、2012 年 5 月 3 次短暂性脑缺血发作（TIA），双下肢不利 20 分钟，伴有语言不清，其他症见声音沙哑、胃胀、气喘、失眠、便溏，舌红边有瘀络，苔白干，小鱼际红。
既往病史：高血压，右三叉神经痛。

此脉表脉诊时间：2022 年 2 月 22 日

脉诊结果		左		右	
		左外	左内	右内	右外
寸口脉	整手脉	弦 2 紧实 2		革 1 紧缓	
	寸	弦紧实 2	弦紧实 1.5	革 1 紧	紧
	关	革 1	弦	弦	革 1
	尺	缓	弦紧实 2	弦缓	常脉
人迎		革 1 紧		革 1 实 1	
跌阳		浮紧宽		浮紧宽	
五脏脉	心	沉弦缓		紧缓	
	肾	弱		虚 1	
	肝	革 1		浮弦	
	肠	弦紧实 1.5		革 1 紧	
	脾	弦缓		弱	

脉诊结果分析：

◎ 左寸口总脉实，寸口的膀胱脉实，右人迎脉实，诊断有阳明腑实病。

◎ 五脏脉的左大肠专脉实，寸口的小肠脉实，诊断有结胸证。

◎ 五脏脉的心专脉无实热脉，寸口的心脉实，诊断有阳明腑实病。

病例 1-23：蒋某，女，56 岁。

主证、主诉及其他：

眉间红，鼻旁红，晨起口苦，夜晚盗汗，潮热，心悸，关节冷痛，肩、颈、膝冷痛，大便硬，舌淡红胖大，苔薄白。

既往病史： 右乳腺囊肿，子宫肌瘤直径 3cm，停经 2 年。

此脉表脉诊时间：2022 年 2 月 6 日

刻下症见：盗汗减少，手脚冷痛，膝冷，面红。血压 155/90mmHg。

脉诊结果		左		右	
		左外	左内	右内	右外
寸口脉	整手脉	弦 2 滑紧实 1 数		革 1 弦 2 紧数实 2	
	寸	弦涩紧实 1	弦滑	弦	弦实 2
	关	弦浮	滑弦	弦	弦实 3
	尺	弦	弦	革	弦
人迎		革 1 实 1 紧		沉紧	
跌阳		弦 2 浮实 3		浮弦 2 实 2	
五脏脉	心	滑弦实 2		紧缓滑	
	肾	弦		虚 1	
	肝	细		弦	
	肠	实 1 弦紧		弦紧实 1	
	脾	弦紧缓		弦	

脉诊结果分析：

◎左寸口总脉、寸口的小肠和胆脉滑，诊断有阳明经病。

◎左、右寸口总脉，寸口的胃脉，左、右跌阳脉，左人迎脉均为实脉，诊断有阳明腑实病。

◎五脏脉的左、右大肠专脉实，诊断有结胸证。

◎五脏脉的左心专脉实，寸口的心脉实，诊断有心实热。

◎寸口的肺脉实，诊断有肺实热。

患者的主观感受是关节冷痛，但其主要病机却是阳明实证，以往的常规治疗方法与脉诊指导下的治疗方法截然相反，患者以往反复治疗不效的原因就找到了。

病例1-25：丁某，女，77岁。

主证、主诉及其他：
5年前发现胃肿瘤直径6mm，3年前增大到直径2cm，病理诊断为胃间质瘤，胃胀，前头痛，自汗，出汗多，纳可，下肢冷，口干，入睡难，咽中痰多，小便频数，大便调，舌淡红胖大，苔白厚。
血压：140/60mmHg。
既往病史：心肌缺血，血糖高，胆囊结石，甲状腺功能减退，肺结核。

此脉表脉诊时间：2022年3月12日
刻下症见：流泪，胃胀，汗出减少，入睡改善，舌淡红胖大，苔白。

脉诊结果		左		右	
		左外	左内	右内	右外
寸口脉	整手脉	弦2紧缓滑数		革2弦2紧数缓	
	寸	浮弦紧	弦浮紧	弦紧实2	弦紧实1
	关	弦	弦滑	实2	滑实2
	尺	弦2紧	弦2紧	弦	弦
人迎		紧革3实3		实3紧	
跌阳		缓弦紧浮		弦2紧	
五脏脉	心	缓		缓滑	
	肾	弱		虚2	
	肝	浮弦		弦浮	
	肠	实2		实2	
	脾	弦紧缓		缓紧	

脉诊结果分析：

◎左寸口总脉、寸口的胆脉及胃脉滑，诊断有阳明经病。

◎寸口的脾、胃脉实，左、右人迎脉实，诊断有阳明腑实病。

◎寸口的大肠脉实，五脏脉的左、右大肠专脉实，诊断有结胸证。

◎寸口的肺脉实，诊断有肺实热。

患者阳明证明显，**阳明病是其肿瘤的主要病机。**

病例 1-28：杜某，女，44 岁。

主证、主诉及其他：

患者于 2015 年经检查发现子宫肌瘤，直径为 4cm，2021 年肌瘤直径 10cm，月经 $13\frac{7}{28}$，月经量大、色红，颈、膝湿疹，眠佳，大便调，舌淡红胖大，苔薄白，肝斑明显。

此脉表脉诊时间：2021 年 8 月 19 日

刻下症见：咽痛，流涕，鼻塞，有痰，舌深红胖大，苔薄白水滑。

脉诊结果		左		右	
		左外	左内	右内	右外
寸口脉	整手脉	浮弦 1 紧		弦 2 革 1 实 1	
	寸	弦紧	弦	弦	沉弦
	关	浮弦	浮弦	弦	弦
	尺	弦	弦实 1 涩	弦 2 浮	弦 2
人迎		革 1		实 2 革 1	
跌阳		浮弦 2 紧		弦 2 紧	
五脏脉	心	常脉		常脉	
	肾	弦		革 1	
	肝	革 1		浮 1	
	肠	实 1 弦 1		革 1 实 1	
	脾	弦紧缓		缓	

脉诊结果分析：

◎右寸口总脉实，右人迎脉实，诊断有阳明腑实病。

◎五脏脉的左、右大肠专脉实，诊断有结胸证。

◎寸口的膀胱脉实涩，诊断有太阳蓄血证。太阳蓄血证与患者的子宫肌瘤有关。

病例 4-4：姚某，女，23 岁。

主证、主诉及其他：
痛经，畏寒，腹胀，手足冷，皮肤干，舌淡红，苔薄白偏干。

此脉表脉诊时间：2021 年 3 月 2 日
刻下症见：腹胀，舌淡红胖大，苔薄白。

脉诊结果		左		右	
		左外	左内	右内	右外
寸口脉	整手脉	弦紧沉		弦 2 紧洪	
	寸	弦紧	弦沉	实	弦
	关	虚 1 弦	弦	洪	弦
	尺	弦 2	实涩	洪	弦 2
人迎		革 2		革 1 实 1	
跌阳		弦		弦 1	
五脏脉	心	沉弦紧		沉紧	
	肾	弦		常脉	
	肝	弱		缺失	
	肠	沉弦 2 紧		弦紧	
	脾	紧弦		弦紧缓	

脉诊结果分析：

◎右寸口总脉洪，寸口的脾、三焦脉洪，诊断有阳明经病。

◎寸口的大肠脉实，右人迎脉实，诊断有阳明腑实病。

◎寸口的膀胱脉实涩，诊断有太阳蓄血证，与患者痛经有关。

病例 4-5：谭某，女，63 岁。

主证、主诉及其他：
偏头痛，头晕，汗出多，胸闷，头震颤，舌深红胖大，苔薄白。
既往病史：胆固醇高，甲状腺结节，胆囊多发息肉。

此脉表脉诊时间：2022 年 2 月 20 日

刻下症见：右肩痛 2 个月，上举受限，大便调，舌红胖大，苔薄白。

脉诊结果		左		右	
		左外	左内	右内	右外
寸口脉	整手脉	浮弦 2 紧		浮弦 3 实 2	
	寸	弦	弦	弦实 2	革 1
	关	革 1	弦	弦实 1	弦
	尺	革 1	实 1 弦涩	革 1	革 1
人迎		革 2 洪 2		弦紧实 1	
跌阳		弦紧		弦紧	
五脏脉	心	沉弦涩		沉涩	
	肾	弦		革 1	
	肝	弱		细	
	肠	实 1 弦紧		沉紧弦实 1	
	脾	弦紧		弦紧	

脉诊结果分析：

◎左人迎脉洪，诊断有阳明经病。

◎右寸口总脉实，寸口的脾脉实，右人迎脉实，诊断有阳明腑实病。

◎五脏脉的左、右大肠专脉实，寸口的大肠脉实，诊断有结胸证。患者的右肩痛与结胸证关系密切。

◎寸口的膀胱脉实涩，诊断有太阳蓄血证。

病例 5-1：邹某，女，48 岁。

主证、主诉及其他：
左腰痛 1 年半，放射至脚，左颈痛，左肩背痛，偏头痛，失眠，无头晕，无气喘，大便调，舌淡红，苔薄白。停经 3 个月。
血压：95/65mmHg。

此脉表脉诊时间：2022 年 3 月 3 日

脉诊结果		左		右	
		左外	左内	右内	右外
寸口脉	整手脉	弦 1.5 紧缓实		弦 2 紧	
	寸	弦紧	弦细紧	弦紧	弦 2 紧
	关	弦缓	弦紧实 1	弦 2	革 1
	尺	浮弦	弦紧实 2 涩	弦 2	弦
人迎		革 2 紧		弦紧	
跌阳		浮弦紧		弦 2 紧	
五脏脉	心	缓涩		弦紧	
	肾	弦		沉	
	肝	缺失		缺失	
	肠	弦紧		弦紧	
	脾	紧缓		紧缓	

脉诊结果分析：

◎ 左寸口总脉实，寸口的胆脉实，诊断有阳明腑实病。

◎ 寸口的膀胱脉实涩，诊断有太阳蓄血证。

阳明病是患者腰痛的主要病机。

从上述病例中可以得知：阳明病是临床中最为常见的病机，究其原因，与阳明病本身的特性有关。《伤寒论》第 184 条云："阳明居中，主土也，万物所归，无所复传。始虽恶寒，二日自止，此为阳明病也。"病邪传入阳明，便停留于此，并不断累积，久而久之，越积越重。临床常见的肿瘤、高血压、中风、糖尿病等疾病都与阳明病密切相关。对于阳明病的诊断越是精确到位，对这些疾病的治疗就越是效果显著。

阳明病性属实热，热邪伤阴，尤其阳明腑实证，伤阴尤甚，所以治疗上首重**清热泄火，泄热存阴**，刻不容缓。阳明病多伴有阴虚，但治疗时若只滋阴而不泄火，则会发生"阴伤难复"的结局。只有**泄热之后再论养阴**，才能取得满意的疗效。在临床治疗中，**泄热与滋阴的主次一定要分明**。

后世医家发展出温病体系，代表著作是《温病条辨》。自温病学派诞生以来，温病与伤寒的学术之争从未停止过。根据我在传统脉诊指导临床应用下的认识，根本不存在伤寒与温病的派别之争。《温病条辨》上篇的主方是白虎汤，中篇的主方是承气汤，下篇的主方是加减复脉汤。而加减复脉汤又是从炙甘草汤演变而来，是温病养阴的主方。而一、二、三甲复脉汤，大、小定风珠，这些方剂又都是从加减复脉汤演变而来的。现将加减复脉汤和炙甘草汤方列于下，便于对比查看：

加减复脉汤方：

炙甘草六钱　生地六钱　白芍六钱　麦冬五钱　阿胶三钱　麻仁三钱

炙甘草汤方：

炙甘草四两　生姜三两　桂枝三两　人参二两　生地黄一斤　阿胶二两　麦门冬半升　麻子仁半升　大枣三十枚

加减复脉汤是炙甘草汤去生姜、桂枝、大枣、人参加白芍而成方，即去除了热药，只保留了养阴药。《温病条辨》上篇的白虎汤和中篇的承气汤都是泄热的作用，下篇的复脉汤功效是养阴，可以看出，**这种泄热存阴的治疗方法与《伤寒论》中对于阳明病的治疗方法是完全一致的**。因此，可以说《温病条辨》实际上是《伤寒论》阳明病这一分支的发展，严格来说，温病学派并不能算作一个独立的学派。在《伤寒论》中，仲师只是着重讨论了泄热的治疗，对于养阴的治疗所论不多。而《温病条辨》下篇重点讨论了养阴的治疗，并在炙甘草汤的基础上发展出加减复脉汤等多个方剂，是对阳明病治疗的一个重要补充。《温病条辨》中虽然有银翘散、桑菊饮等以辛凉解表法治疗太阳病的方剂，但是如果遇到真正的太阳伤寒病，就会束手无策，这部分内容我在《脉解伤寒》中有详细讲解。此时唯有仲师的麻黄类方才能救患者于生死之间。《温病条辨》最大的不足，是完全没有太阳伤寒的治疗。一个学说要称为一派，必定要在治疗上有突出的特色、有完整的体系，从这两个角度出发，我认为《温病条辨》只是更加深入探讨《伤寒论》中阳明病的一个分支，并不是一个独立的体系。当然，这只是我的个人认识，提出来以供参考。

既有内泄阳明，又有外散表寒作用的**表里双解**剂，首推**防风通圣散**。它是金代著名医家刘完素创立的名方，广为流传至今。其表里双解的治法与《伤寒论》仲师所论述的**先表后里**的治疗原则是不同的。那么在临床治疗中，究竟应该如何抉择呢？是先表后里还是先里后表？抑或是表里双解同时进行？

请看上文所举病例，除病例 1-2 外，其他病例左寸口总脉都有紧脉，代表患者都存在太阳伤寒的病机。综合起来，即上文中除病例 1-2 外的病例都**存在太阳伤寒和阳明病同病的病机**。我在传统脉诊 1.0 版诊断体系指导下明确了表里同病的病机，治疗时很自然地会想到防风通圣散，因此曾经尝试用表里双解的方法治疗有太阳伤寒与阳明病合病病机的患者。但结果却是有的患者出现了邪气内陷，病情加重。当时我并不知道导致治疗失败的原因，所以不得不放弃这种表里双解的治疗方式。在传统脉诊 3.0 版诊断体系逐渐成熟的过程中，吸取之前的失败教训，我还是谨守先表后里的治疗原则，直到出现了以下的代表病例才改变了我的治疗想法：

病例 5-2：康某，女，58 岁。

主证、主诉及其他：
面部暗疮，腰酸痛，便秘，脚肿，心悸，腋下淋巴结肿大，舌黯红胖大，苔白。
既往病史：子宫肌瘤，卵巢囊肿。
此脉表脉诊时间：2021 年 9 月 30 日
刻下症见：右胸痛，便秘，腹胀，头痛，舌淡红胖大，苔薄白。

脉诊结果		左		右	
		左外	左内	右内	右外
寸口脉	整手脉	弦 2 紧		弦 2 紧实 2	
	寸	弦	弦	弦实 2	弦
	关	弦	弦	弦	弦
	尺	弦	弦实 1 涩	涩弦实 1	弦
人迎		革 1		弦	
趺阳		沉弦		沉弦	
五脏脉	心	沉缓涩		沉缓涩	
	肾	沉		沉	
	肝	常脉		细弦	
	肠	沉弦紧		弦紧实 1	
	脾	弦紧		弦紧	

脉诊结果分析：

◎右寸口总脉实，诊断有阳明腑实病。

◎寸口的大肠脉实，五脏脉的右大肠专脉实，诊断有结胸证。

◎寸口的膀胱、三焦脉实涩，诊断有太阳蓄血证。

◎左寸口总脉紧，诊断有太阳伤寒。

该患者尽管有典型的阳明病脉象，但是由于太阳伤寒久久未解，我在治疗时一直都谨守先表后里的原则，尽量避免同时使用麻黄和大黄，主要用生石膏来清里。治疗 2 个月以后，患者的伤寒仍然未解，并突然出现心悸，心率达 130 次 /min，同时伴有比较严重的便秘、牙痛等，便秘和牙痛是阳明实热证的典型表现。此时我不得不在药方里加入了大黄，也就是针对这位患者，麻黄和大黄同用了。经过治疗，患者的心悸和其他诸症均得以明显缓解。经此一例，我又重新思考究竟在什么情况下可以使用表里双解的治疗方法。请看下面的病例：

病例 1-6：韩某，女，48 岁。

主证、主诉及其他：
偏头痛，经前明显，腰酸背痛，后背僵硬，腹胀便秘，乳腺增生，健忘，舌红胖大，苔薄白。
血压：130/90mmHg；糖化血红蛋白 A_1c：6.5%。
既往病史：糖尿病，服药 10 年。

此脉表脉诊时间：2022 年 2 月 2 日
刻下症见：右小腿痉挛，大便调，舌红胖大，苔薄白。血糖 5.8~8mmol/L。

脉诊结果		左		右	
		左外	左内	右内	右外
寸口脉	整手脉	沉细弦 1 紧		弦紧实 1	
	寸	沉弦紧	沉弦	弦实 1	沉弦
	关	弦	弦	弦实 2	弦实 2
	尺	弦	弦	弦	弦
人迎		革 2 紧		紧弦实 1	
跌阳		弦 2 紧		弦 1 紧	
五脏脉	心	沉弦		沉紧	
	肾	弦		常脉	
	肝	弦		细弦涩	
	肠	实 1 弦		弦紧实 1	
	脾	弦缓		紧缓	

脉诊结果分析：

◎右寸口总脉实，寸口的脾、胃脉实，右人迎脉实，诊断有阳明腑实病。阳明腑实证是患者糖尿病的主要病机。

◎五脏脉的左、右大肠专脉实，寸口的大肠脉实，诊断有结胸证。

◎左寸口总脉紧，诊断有太阳伤寒。

本例也是太阳伤寒和阳明腑实证同时存在的案例。起初治疗时我没有使用大黄，只是用麻黄剂配伍其他病机用方来先解太阳伤寒，但在治疗过程中患者的血糖一直偏高并伴有便秘、头痛等症状，最后我只好尝试用表里双解法，同时使用麻黄和大黄。经过这样的治疗，患者在诸证缓解的同时，血糖也有了显著的下降。

在经过对上述类似病例的数度治疗尝试后，事实证明，**大黄和麻黄同用的表里双解的治法是有效的**，而且在某些情况下，两者是必须同用的。可是当年我也是因为同时使用大黄和麻黄，产生了很大的副作用，才导致我在治疗时停用表里双解的治法，那么究竟什么情况才能选用表里双解法呢？

经过几年时间的不断探索，我最终找到了答案，从此以后，我在临床治疗中完全摆脱了"表、里、先、后"的限制。由于有了传统脉诊3.0版诊断体系的助力，因为人迎脉、跌阳脉体系及五脏脉体系的补充，使脉诊结果的精确度大大提高，我才找到了之前表里双解治疗失败的原因及解决的办法，那就是——**只要脉诊中出现太阳伤寒和阳明腑实证同时存在的病机，就可以采用大黄和麻黄同用的表里双解治法。这里要强调的是，如果没有清晰的脉诊结果，仅凭症状或经验或不精确的脉诊结果来指导麻黄、大黄合用，仍然会出现很多的副作用和误治。**

以上内容基本集中在对于阳明病的诊断方面，对于阳明病的治疗，反而只需要简单地讲解了。因为一旦诊断明确，仲师的方药就在那里，只需正确选用，效如桴鼓。主要的方剂是白虎汤和承气汤，核心的药物是**生石膏和大黄**。除正确地诊断辨证外，**需要注意的要点是：在使用生石膏和大黄时，由于这两味药的药性过于猛烈，虽然它们祛病力强，但其对于人体正气的损伤也是不容小觑的，故临证处方时一定要注意固护胃气、脾气、肾气和肝气，避免因药物造成损伤。** 在《伤寒论》中，仲师也一再强调这一点，这也充分说明了其在临床治疗中的重要性。请看下列条文：

阳明病，不能食，攻其热必哕。所以然者，胃中虚冷故也。以其人本虚，攻其热必哕。[194]

这一条是强调固护胃气的。

阳明病，潮热，大便微硬者，可与大承气汤；不硬者，不可与之。若不大便六七日，恐有燥屎，欲知之法，少与小承气汤，汤入腹中，转失气者，此有燥屎也，乃可攻之；若不转失气者，此但初头硬，后必溏，不可攻之，攻之必胀满不能食也。欲饮水者，与水则哕。其后发热者，必大便复硬而少也，以小承气汤和之。不转失气者，慎不可攻也。[209]

使用大承气汤前，先以小承气汤小试，转矢气者，再用大承气汤。若不转矢气，即大便初头硬，后必溏，攻之必胀满不能食，**说明使用大承气汤损伤了脾、肾**。其中的"欲饮水者，与水则哕"**说明大承气汤损伤了胃气**。

诸四逆厥者，不可下之，虚家亦然。[330]

这一条说明肝虚者，慎用大黄攻下。

综上所述，治疗阳明病的时候，在攻下前一定要同时判断患者肝、脾、肾、胃的虚实状况，遣方用药需要防护得当。否则，单纯地使用攻伐药物而不固护本体，不但不能祛病，反而会引邪内陷，加重病情。

从本章所列举的一系列病例中可见，阳明病作为一个实热证，是很多大病、重病、疑难杂症的主要病机之一，一旦确诊有阳明病的病机，清热、泄热的治疗都要及时，泄热方能存阴，才不会导致疾病进一步恶化。在清泄的同时，要注意养阴护阴。如果患者同时存在太阳伤寒的病机，则可根据具体诊断，选用表里双解的治法。

第六章

少阳病

在《伤寒论》中，仲师有很多关于少阳病的记述。

少阳之为病，口苦、咽干、目眩也。[263]

这一条是少阳病的提纲证。

少阳中风，两耳无所闻，目赤，胸中满而烦者，不可吐下，吐下则悸而惊。[264]

伤寒，脉弦细，头痛发热者，属少阳。少阳不可发汗，发汗则谵语。此属胃，胃和则愈；胃不和，烦而悸。[265]

本太阳病不解，转入少阳者，胁下硬满，干呕不能食，往来寒热，尚未吐下，脉沉紧者，与小柴胡汤。[266]

这三条进一步叙述了少阳病的其他症状——耳聋，目赤，胸满而烦，胁下硬满，干呕不能食，往来寒热。

少阳病的脉是弦细脉。
少阳病的治法禁忌是发汗、吐下。
少阳病的经典方剂是小柴胡汤。

伤寒五六日，中风，往来寒热，胸胁苦满，嘿嘿不欲饮食，心烦喜呕，或胸中烦而不呕，或渴，或腹中痛，或胁下痞硬，或心下悸，小便不利，或不渴，身有微热，或咳者，小柴胡汤主之。[96]

这一条记录了小柴胡汤的四大证——**往来寒热，胸胁苦满，默默不欲饮食，心烦喜呕。**

小柴胡汤方

柴胡半斤　黄芩三两　人参三两　半夏半升,洗　甘草炙　生姜切,各三两　大枣十二枚,擘

小柴胡汤是少阳病的代表方剂，其他治疗少阳病的处方都是在小柴胡汤的基础上加减变化而来的。

综上所述，少阳病的主证有口苦、咽干、目眩、耳聋、目赤、往来寒热、胸胁苦满、默默不欲饮食、心烦喜呕；主脉是弦细脉；主方是小柴胡汤。

少阳病是一类半表半里的疾病，疾病在此基础上可以进一步传变。主要

的传变有以下几类：

◎少阳病不解，并病阳明。主要有大柴胡汤证、小柴胡加芒硝汤证、柴胡加龙骨牡蛎汤证。

太阳病，过经十余日，反二三下之，后四五日，柴胡证仍在者，先与小柴胡。呕不止，心下急，郁郁微烦者，为未解也，与大柴胡汤，下之则愈。[103]

大柴胡汤方

柴胡半斤　黄芩三两　芍药三两　半夏半升，洗　生姜五两，切　枳实四枚，炙　大枣十二枚，擘　大黄二两

伤寒十三日不解，胸胁满而呕，日晡所发潮热，已而微利。此本柴胡证，下之以不得利，今反利者，知医以丸药下之，此非其治也。潮热者，实也。先宜服小柴胡汤以解外，后以柴胡加芒硝汤主之。[104]

柴胡加芒硝汤方

柴胡二两十六铢　黄芩一两　人参一两　甘草一两，炙　生姜一两，切　半夏二十铢，本云五枚，洗　大枣四枚，擘　芒硝二两

伤寒八九日，下之，胸满烦惊，小便不利，谵语，一身尽重，不可转侧者，柴胡加龙骨牡蛎汤主之。[107]

柴胡加龙骨牡蛎汤方

柴胡四两　龙骨　黄芩　生姜切　铅丹　人参　桂枝去皮　茯苓各一两半　半夏二合半，洗　大黄二两　牡蛎一两半，熬　大枣六枚，擘

◎少阳病不解，并病太阳中风证。

伤寒六七日，发热，微恶寒，支节烦疼，微呕，心下支结，外证未去者，柴胡桂枝汤主之。[146]

柴胡桂枝汤方

桂枝一两半，去皮　黄芩一两半　人参一两半　甘草一两，炙　半夏二合半，洗　芍药一两半　大枣六枚，擘　生姜一两半，切　柴胡四两

◎少阳病不解，并病太阴病。

伤寒五六日，已发汗而复下之，胸胁满微结，小便不利，渴而不呕，但头汗出，往来寒热，心烦者，此为未解也，柴胡桂枝干姜汤主之。[147]

柴胡桂枝干姜汤方

柴胡半斤　桂枝三两，去皮　干姜二两　栝楼根四两　黄芩三两　牡蛎二两，熬　甘草二两，炙

伤寒中风，有柴胡证，但见一证便是，不必悉具。[101]

柴胡证，即少阳证，在临床中非常多见，仲师是以辨"证"为主来进行诊断的。他认为：只要出现少阳病的主证，"但见一证"便可确诊，而不必全部症状都具备。少阳证的主脉是弦细脉。

我在《脉解伤寒》中提到，根据我当时临床使用传统寸口脉法诊断体系（1.0版）的经验，判断少阳病和厥阴病**是以阴弦脉和阳弦脉作为依据的**。

◎厥阴病的传统寸口脉法诊断特点是：

寸口总脉为阴弦脉，寸口的肝脉是革脉或虚脉。

◎少阳病的传统寸口脉法诊断特点是：

寸口总脉是阳弦脉，寸口的肝脉是弦脉或弦洪脉，为柴胡证。

寸口总脉是阴弦脉，而寸口的肝脉弦而不虚的时候，是半夏泻心汤证，也归属于少阳病。

上述脉诊诊断标准是基于传统寸口脉法诊断体系（1.0版）的内容来确定的，以这样的诊断结果来指导治疗，已经能在临床中解决很多问题了，比单纯依靠"证"的辨证诊断方式对于病机的诊断要优越和清晰很多。但是按照传统脉诊1.0版诊断体系的诊断结果，厥阴病和少阳病就是一种非此即彼的关系，两者是不可能同时出现在同一位患者身上的，而我在治疗过程中也遵循这样的诊断指导。即在诊断患者是厥阴病的时候，就在乌梅丸的基础上加减用方；在诊断患者是少阳病的时候，就在柴胡剂或半夏泻心汤的基础上加减用方。

在完善了传统脉诊3.0版诊断体系以后，经临床验证，我才发现厥阴病和少阳病是完全可以同时在同一位患者身上发病的。基于传统脉诊3.0版诊断体系的全面性和完整性，对于厥阴病和少阳病的脉诊辨别得以更加清晰和准确，不再单纯地以阴弦脉和阳弦脉区别厥阴病和少阳病，治疗效果也随之迈上了更高的台阶。**下面是厥阴病和少阳病的脉诊诊断规律：**

◎厥阴病的主要脉诊诊断指标是在寸口脉或人迎脉出现革脉或虚脉。

◎少阳病的脉诊诊断指标是在寸口脉、人迎脉、跌阳脉及五脏脉的多个脉位出现弦脉，尤其是弦细脉。

◎如果是弦脉，但不细，而是粗弦脉，则需要避免使用柴胡剂，可选用半夏泻心汤等。

下面举例说明。

病例 1-1：罗某，男，83 岁。

主证、主诉及其他：
2020 年 4 月中风，双下肢无力，左上肢麻木，舌左斜，苔白，饮水呛咳，血压升高，病发时测血压 195/80mmHg。
脑血管造影：右大脑中动脉闭塞。
既往病史：高血压。
手术史：冠脉支架植入术，胆囊切除术。

此脉表脉诊时间：2021 年 3 月 11 日
刻下症见：血压 155/70mmHg，夜尿 3 次，大便通畅，舌淡红胖大，苔白减少。

脉诊结果		左		右	
		左外	左内	右内	右外
寸口脉	整手脉	浮弦 2 紧		浮弦紧	
	寸	紧弦	浮弦紧	浮弦紧	弦紧
	关	弦	弦	弦	洪
	尺	弦	涩	弦紧	弦
人迎		革 3 紧实 2 洪 2		实 1 革 1	
趺阳		浮紧		浮紧	
五脏脉	心	缓紧		紧缓	
	肾	弦		虚 2	
	肝	革 1		弦	
	肠	弦紧		实 1	
	脾	弦紧		弦紧	

脉诊结果分析：

◎左、右寸口总脉弦，分脉也多见弦脉，可诊断有少阳病。

◎五脏脉的左肾专脉弦，右肝专脉弦，也是少阳病的表现。

◎五脏脉的左、右脾专脉弦紧，诊断有脾虚寒。

根据以上脉诊结果综合分析，针对这部分病机，方选柴胡桂枝干姜汤。

病例 1-2：梁某，女，63 岁。

主证、主诉及其他：
头晕，左半身麻木，双下肢沉重，左侧肢体活动不利，失眠，眠浅易醒，畏寒，鼻涕倒流，白痰多，便秘多年，舌深红，苔薄白。
既往病史：2018 年 9 月蛛网膜下腔出血，2021 年左眼底血管堵塞。

此脉表脉诊时间：2022 年 1 月 15 日
刻下症见：左半身痛，大便调，白痰多，眠佳，舌淡红，苔薄白。

脉诊结果		左		右	
		左外	左内	右内	右外
寸口脉	整手脉	沉细涩弦 2 滑数		沉涩弦 1 细数	
	寸	沉涩弦	沉弦涩	沉弦涩	沉
	关	弦	弦	沉弦	弦
	尺	弦 1	弦涩	涩	弦
人迎		革 2 紧		革 1 紧实 1	
跌阳		缓		缓	
五脏脉	心	滑		数紧滑	
	肾	革 2		弦	
	肝	涩细		涩	
	肠	沉滑		沉紧	
	脾	缓		弦缓	

脉诊结果分析：

◎左、右寸口总脉弦细，诊断有典型的少阳病。

◎五脏脉的脾专脉左缓，右弦缓，说明脾不虚。

◎右人迎脉实，诊断有阳明腑实病。

根据以上脉诊结果综合分析，针对这部分病机，方选大柴胡汤。

病例 1-4：郑某，女，44岁。

主证、主诉及其他：
腹胀，纳少，短期内体重减轻 7kg，腹泻，心下痛，泛酸，焦虑，眠差入睡慢，畏寒，经前乳房胀痛，舌淡红，苔薄白。
血压：160/90mmHg。

此脉表脉诊时间：2022 年 2 月 28 日
刻下症见：入睡困难，夜尿多，腰痛，舌淡红胖大，苔薄白。

脉诊结果		左		右	
		左外	左内	右内	右外
寸口脉	整手脉	实2滑弦2紧数		弦2实2滑紧数	
	寸	弦滑实2	弦2实滑	弦实	沉弦紧
	关	弦2	弦2滑实	弦3实	弦实3
	尺	弦2	弦实1	弦2	弦
人迎		革2实2		实2	
跌阳		沉弦2紧缓		浮弦2紧	
五脏脉	心	缓滑		弦滑实2	
	肾	弦		常脉	
	肝	细		常脉	
	肠	弦紧实1		紧弦洪1	
	脾	常脉		常脉	

脉诊结果分析：

◎左、右寸口总脉弦，左、右跌阳脉弦，诊断有少阳病。

◎五脏脉的左、右脾专脉正常，说明脾不虚。

◎左、右寸口总脉实，左、右人迎脉实，诊断有阳明腑实病。

根据以上脉诊结果综合分析，针对这部分病机，方选大柴胡汤。

病例1-5：谢某，女，72岁。

主证、主诉及其他：

荨麻疹，失眠，入睡困难，手足冷，恶热，双足肿，舌红胖大，苔黄腻。

血压：160/100mmHg。

既往病史：糖尿病多年，伴有糖尿病眼底血管病变。

此脉表脉诊时间：2022年12月8日

刻下症见：大便通畅，咳嗽，舌淡红胖大，苔薄黄白。血压130/80mmHg。

脉诊结果		左		右	
		左外	左内	右内	右外
寸口脉	整手脉	沉弦2紧缓		沉弦1紧缓	
	寸	沉弦涩	沉弦涩	弦	弦沉
	关	弦	弦	弦	弦
	尺	弦2缓紧	弦	弦缓	弦
人迎		实2革2		沉	
跌阳		浮弦1紧		浮紧宽缓	
五脏脉	心	紧		常脉	
	肾	紧		虚1紧	
	肝	缺失		细涩	
	肠	沉紧		沉弦紧	
	脾	紧缓		涩	

脉诊结果分析：

◎左、右寸口总脉弦，左跌阳脉弦，诊断有少阳病。

◎五脏脉的左脾专脉紧缓，右脾专脉涩，诊断有脾虚。

◎左人迎脉实，诊断有阳明腑实病。

根据以上脉诊结果综合分析，针对这部分病机，方选柴胡桂枝干姜汤加大黄。

病例 1-6：韩某，女，48 岁。

主证、主诉及其他：
偏头痛，经前明显，腰酸背痛，后背僵硬，腹胀便秘，乳腺增生，健忘，舌红胖大，苔薄白。
血压：130/90mmHg；糖化血红蛋白 A_1c：6.5%。
既往病史：糖尿病，服药 10 年。

此脉表脉诊时间：2022 年 2 月 2 日
刻下症见：右小腿痉挛，大便调，舌红胖大，苔薄白。血糖 5.8~8mmol/L。

脉诊结果		左		右	
		左外	左内	右内	右外
寸口脉	整手脉	沉细弦 1 紧		弦紧实 1	
	寸	沉弦紧	沉弦	弦实 1	沉弦
	关	弦	弦	弦实 2	弦实 2
	尺	弦	弦	弦	弦
人迎		革 2 紧		紧弦实 1	
跌阳		弦 2 紧		弦 1 紧	
五脏脉	心	沉弦		沉紧	
	肾	弦		常脉	
	肝	弦		细弦涩	
	肠	实 1 弦		弦紧实 1	
	脾	弦缓		紧缓	

脉诊结果分析：

◎左寸口总脉弦细，右寸口总脉弦。

◎左、右跌阳脉弦；右人迎脉弦。

◎五脏脉的左大肠专脉弦，左心专脉弦，左、右肝专脉弦，左肾专脉弦。
上述脉诊结果是少阳病的脉象。

◎五脏脉的左脾专脉弦缓，右脾专脉紧缓，诊断有脾虚。

◎右寸口总脉实，右人迎脉实，诊断有阳明腑实病。

根据以上脉诊结果综合分析，针对这部分病机，方选柴胡桂枝干姜汤加
大黄。

病例1-9：于某，女，69岁。

主证、主诉及其他：
干燥综合征，症见眼干、口干、咽干、皮肤干，食后嗳气，大便干燥结球、有未消化食物，颈及腹股沟淋巴结肿大，手指发绀，受冷明显，鼻涕倒流，舌红胖大，舌中少苔边苔白厚。
既往病史：甲状腺功能亢进。
手术史：子宫肌瘤切除术。

此脉表脉诊时间：2022年3月3日
刻下症见：目痒，咳嗽，左肩痛，纳呆，左脚第四趾痛，舌红胖大，边苔白减少。

<table>
<tr><td rowspan="2">脉诊结果</td><td colspan="2">左</td><td colspan="2">右</td></tr>
<tr><td>左外</td><td>左内</td><td>右内</td><td>右外</td></tr>
<tr><td rowspan="4">寸口脉</td><td>整手脉</td><td colspan="2">沉细弦1紧数</td><td colspan="2">弦2沉细紧</td></tr>
<tr><td>寸</td><td>弦</td><td>沉弦</td><td>弦实1</td><td>弦紧实1</td></tr>
<tr><td>关</td><td>弦</td><td>弦</td><td>弦</td><td>弦</td></tr>
<tr><td>尺</td><td>弦</td><td>弦</td><td>弦</td><td>弦</td></tr>
<tr><td colspan="2">人迎</td><td colspan="2">紧革1</td><td colspan="2">革2实1紧</td></tr>
<tr><td colspan="2">趺阳</td><td colspan="2">弦1紧</td><td colspan="2">弦2紧</td></tr>
<tr><td rowspan="5">五脏脉</td><td>心</td><td colspan="2">弱沉弦</td><td colspan="2">沉弦涩</td></tr>
<tr><td>肾</td><td colspan="2">弦</td><td colspan="2">常脉</td></tr>
<tr><td>肝</td><td colspan="2">缺失</td><td colspan="2">缺失</td></tr>
<tr><td>肠</td><td colspan="2">滑弦紧</td><td colspan="2">紧弦</td></tr>
<tr><td>脾</td><td colspan="2">紧弦</td><td colspan="2">弦紧</td></tr>
</table>

脉诊结果分析：

◎左、右寸口总脉弦细。

◎左、右趺阳脉弦。

◎五脏脉的左、右心专脉弦，左肾专脉弦，左、右大肠专脉弦。

以上脉诊结果可以诊断有少阳病。

◎右人迎脉实，寸口的大肠脉和肺脉实，可以诊断有阳明腑实病。

◎五脏脉的左、右脾专脉弦紧，诊断有脾虚。

根据以上脉诊结果综合分析，针对这部分病机，方选柴胡桂枝干姜汤加大黄。

病例 1-15: 邓某,男,24 岁。

主证、主诉及其他:

右腰痛,2018 年 7 月 CT 检查显示右肾积水,2019 年 2 月 B 超检查发现膀胱右后壁有实性肿瘤,大小为 1.8cm×0.7cm×2cm,2019 年 5 月手术切除膀胱肿瘤,术后病理诊断为乳头状尿路上皮癌 Grade1,术后无明显不适,手足冷,舌深红,苔薄白。

血压: 110/85mmHg。

此脉表脉诊时间: 2021 年 2 月 28 日

脉诊结果		左		右	
		左外	左内	右内	右外
寸口脉	整手脉	沉细弦 1 滑数		弦 2 数革 1	
	寸	沉弦实 1	沉弦滑	滑	实 1
	关	弦滑	弦滑	实 2	弦
	尺	弦	弦实 1	革	革 1
人迎		弱		弱	
跌阳		弦紧		弦紧	
五脏脉	心	沉滑		滑	
	肾	沉		浮 1 弦	
	肝	缺失		缺失	
	肠	弦实 1 滑		弦实 1	
	脾	常脉		弦紧	

脉诊结果分析:

◎左寸口总脉弦细,右寸口总脉弦。

◎左、右跌阳脉弦。

◎五脏脉的左、右大肠专脉弦。

以上脉诊结果可以诊断有少阳病。

◎五脏脉的右脾专脉弦紧,诊断有脾虚。

◎寸口的脾、心、肺、膀胱脉实,诊断有阳明病。

根据以上脉诊结果综合分析,针对这部分病机,方选柴胡桂枝干姜汤加大黄。

病例1-20：彭某，女，73岁。

主证、主诉及其他：
2018年8月、2012年2月、2012年5月3次短暂性脑缺血发作（TIA），双下肢不利20分钟，伴有语言不清，其他症见声音沙哑、胃胀、气喘、失眠、便溏，舌红边有瘀络，苔白干，小鱼际红。
既往病史：高血压，右三叉神经痛。

此脉表脉诊时间：2022年2月22日

脉诊结果		左		右	
		左外	左内	右内	右外
寸口脉	整手脉	弦2紧实2		革1紧缓	
	寸	弦紧实2	弦紧实1.5	革1紧	紧
	关	革1	弦	弦	革1
	尺	缓	弦紧实2	弦缓	常脉
人迎		革1紧		革1实1	
跌阳		浮紧宽		浮紧宽	
五脏脉	心	沉弦缓		紧缓	
	肾	弱		虚1	
	肝	革1		浮弦	
	肠	弦紧实1.5		革1紧	
	脾	弦缓		弱	

脉诊结果分析：

◎左寸口总脉弦。

◎五脏脉的左大肠专脉弦，左心专脉弦，右肝专脉弦。

以上脉诊结果可以诊断有少阳病。

◎五脏脉的左脾专脉弦缓，右脾专脉弱，诊断有脾虚。

根据以上脉诊结果综合分析，针对这部分病机，方选柴胡桂枝干姜汤。

病例 1-24：贾某，女，70 岁。

主证、主诉及其他：
咽痒咳嗽，痰多，每年 12 月加重，小便泡沫多，目干，头晕，腰痛，大便干，舌淡红胖大，苔白腻。
既往病史： 高血压，糖尿病，蛋白尿，12~46 岁哮喘严重。

此脉表脉诊时间：2022 年 4 月 20 日
刻下症见：血压 143/80mmHg，头晕减少，目干，入睡改善，咳嗽，双下肢肿减少，大便通畅，舌深红胖大，苔薄白。

脉诊结果		左		右	
		左外	左内	右内	右外
寸口脉	整手脉	缓粗弦 1 紧滑数革 1		弦 2 革 1 紧缓数	
	寸	紧缓实 2	浮缓紧	缓紧弦	紧实 2
	关	革 2	浮弦	浮弦	缓弦实 2
	尺	缓紧革 2 弦	缓紧实 1	浮弦	缓浮 1 弦
人迎		革 1		沉缓	
跌阳		浮宽紧		浮弦缓紧	
五脏脉	心	紧缓		缓紧滑	
	肾	浮 2		革 1	
	肝	弱		缺失	
	肠	革 2 实 2		洪缓紧革实 2	
	脾	缓紧		紧缓	

脉诊结果分析：

◎ 左寸口总脉粗弦，为半夏泻心汤的脉象。

◎ 右寸口总脉弦，右跌阳脉弦，诊断有少阳病的柴胡证。

◎ 五脏脉的脾专脉紧缓，说明脾虚不显著。

根据以上脉诊结果综合分析，针对这部分病机，方选小柴胡汤。

病例 1-25：丁某，女，77 岁。

主证、主诉及其他：

5 年前发现胃肿瘤直径 6mm，3 年前增大到直径 2cm，病理诊断为胃间质瘤，胃胀，前头痛，自汗，出汗多，纳可，下肢冷，口干，入睡难，咽中痰多，小便频数，大便调，舌淡红胖大，苔白厚。

血压：140/60mmHg。

既往病史：心肌缺血，血糖高，胆囊结石，甲状腺功能减退，肺结核。

此脉表脉诊时间：2022 年 3 月 12 日

刻下症见：流泪，胃胀，汗出减少，入睡改善，舌淡红胖大，苔白。

脉诊结果		左		右	
		左外	左内	右内	右外
寸口脉	整手脉	弦2紧缓滑数		革2弦2紧数缓	
	寸	浮弦紧	弦浮紧	弦紧实2	弦紧实1
	关	弦	弦滑	实2	滑实2
	尺	弦2紧	弦2紧	弦	弦
人迎		紧革3实3		实3紧	
跌阳		缓弦紧浮		弦2紧	
五脏脉	心	缓		缓滑	
	肾	弱		虚2	
	肝	浮弦		弦浮	
	肠	实2		实2	
	脾	弦紧缓		缓紧	

脉诊结果分析：

◎左、右寸口总脉弦。

◎左、右跌阳脉弦。

◎五脏脉的左、右肝专脉弦，诊断有少阳病。

◎五脏脉的左脾专脉弦紧缓，右脾专脉紧缓，诊断有脾虚。

根据以上脉诊结果综合分析，针对这部分病机，方选柴胡桂枝干姜汤。

从以上所举病例可以看出，少阳病柴胡证在临床中非常普遍，所以柴胡剂的应用历来都很广泛，然而以"证"为主的诊断方式较为粗放，渐渐造成柴胡剂的滥用，引发很多不良反应，我在《脉解伤寒》中提到的现代日本的小柴胡汤事件就是典型的例子。其实仲师在《伤寒论》中是强调了少阳病治疗的禁忌证的：

◎少阳证不可发汗。

◎痞证不能用柴胡，要使用半夏泻心汤。

柴胡最大的副作用就是**劫肝阳**（请注意：不是劫肝阴，这一点我在《脉解伤寒》里有详细论述）。**柴胡疏泄肝胆，对肝阳的损伤很大，因此，如果患者本身有厥阴病，治疗时不当地使用柴胡剂，就会加重厥阴病，导致表邪内陷，病情加重。这正是我早期采用"表里双解"的治法效果不理想，甚至导致有些患者治疗失败的根本原因。**在应用传统寸口脉法诊断体系（1.0版）时期，当我诊断患者同时有太阳伤寒、阳明实热及少阳病柴胡证这几个病机时，会同时使用麻黄剂、柴胡剂和大黄剂来祛病，防守的部分主要是固护肾气、脾气和胃气，免于被攻邪的药物所损伤。受当时寸口脉法诊断体系的局限，我认为少阳病和厥阴病是不能同时发生的，因此虽然可以说在用方时攻防是比较全面的了，但是唯独**没有防守肝气**，结果治疗的失败恰恰是从肝脏破防，非但没有祛除人体三阳之邪，反而导致外邪内陷，使病情加重。病情不重的患者这样进行治疗，顶多就是疗效不明显或者有轻微不适；但是对于重症患者，影响就非常大。这些临床上的治疗失误让我对表里双解的治法产生了质疑，进而在治疗时做出了取舍，这些内容在《脉解伤寒》里都详细分析过。现在，仔细分析以上病例可以看出，上述患者都有厥阴病，脉诊结果显示他们都是少阳病和厥阴病同时存在的案例。如果仅治疗了少阳病的部分，而忽视了厥阴病，就会出现顾此失彼的境况，产生不良的治疗结果。

经由传统脉诊3.0版诊断体系的完善和临床验证，使用柴胡剂的前提条件最重要的是判断肝的虚实，如果患者同时罹患厥阴病，则治疗时一定要合用厥阴病的主方乌梅丸。如同太少两感的麻黄细辛附子汤一样，患者在肾阳虚的同时罹患太阳伤寒，如果不用附子固肾，而只用麻黄剂解表，非但不能祛除伤寒，还会导致患者发生脱阳，从而加重病情。乌梅丸与柴胡剂的关系，就如同治疗太少两感的附子和麻黄。**使用柴胡剂成功的关键，不仅仅在于柴胡的使用，而是根据实际情况，在患者同时罹患厥阴病时与乌梅丸相互配合一起使用。**如果没有传统脉诊3.0版诊断体系的帮助，是很难明确诊断厥阴病和少阳病同时发病的。不能发现两者同病的客观事实，在临床上也就无法选用柴胡剂和乌梅丸的合方进行治疗。当我突破了这个限制以后，对于复杂的少阳病的疗效就产生了质的飞跃。**这里有一点需要强调：我在《脉解伤寒》中从历史源流到药物性味及临床应用的反馈，详细阐述过柴胡劫肝阳而不是劫肝阴的原因。如果患者肝气旺而不虚，在治疗少阳病的时候，是不需要采取柴胡剂合用乌梅丸的治法的。**

再看以下病例：

病例 6-1：孔某，女，8 岁。

主证、主诉及其他：
反复感冒，平时易流涕，腹痛，大便偏干，脚气，舌红，苔薄白。

此脉表脉诊时间：2021 年 12 月 11 日

脉诊结果		左		右	
		左外	左内	右内	右外
寸口脉	整手脉	弦2紧		沉细弦2紧	
	寸	弦紧	弦紧	沉弦紧滑	沉弦紧
	关	弦	弦滑	弦	虚1
	尺	弦2紧	弦2紧	弦弱	弦
人迎		浮弦紧		沉弦紧	
跌阳		弱		伏弦2紧	
五脏脉	心	弱紧		沉紧	
	肾	弦紧		弦紧	
	肝	缺失		细弦	
	肠	沉弦2紧		沉弦紧	
	脾	弱		沉弦紧	

脉诊结果分析：

◎左寸口总脉弦，右寸口总脉弦细。

◎左、右人迎脉弦；右跌阳脉弦。

◎五脏脉的左、右大肠专脉弦，左、右肾专脉弦，右肝专脉弦细。

以上脉诊结果可以诊断有少阳病。

◎寸口脉和人迎脉都没有革脉、虚脉。

◎五脏脉的肝专脉不虚。

以上脉诊结果可以诊断没有厥阴病，所以治疗时并不需要合用乌梅丸。

在《伤寒论》里，仲师关于少阳病不可发汗的禁忌是针对单纯的少阳病而言的，如果患者的实际情况是少阳病合病太阳伤寒，则需要同时使用柴胡剂和麻黄剂。如果仅使用柴胡剂而不合用麻黄剂，就会使伤寒的症状加重。同时，使用合用柴胡和麻黄的处方时，由于两者具有极强的杀伐之气，都会影响患者的肾气和胃气，尤其柴胡，其副作用更大，还会劫肝阳，因此，在实际配合使用时，医者如同指挥军队与敌人作战，需要攻防得当，谨防引邪入里而加重病情。

少阳病临床很常见，很多医家以擅用柴胡剂而闻名，柴胡剂的使用，用对了临床效果惊人，用错了副作用也相当惊人，甚至会导致病情迅速加重，严重的还会引发不治的结果。究其原因，是对**柴胡劫肝阳**的不良反应缺乏足够的重视，即使有所认识，也没有相应的对治方法，最多就是避免使用柴胡。我得益于全面的传统脉诊 3.0 版诊断体系的指引，可以说第一次透彻地厘清了该问题，解答了自己心中的疑问，解决了多年的困扰，也给曾经治疗不效及治坏的患者有了一个交代，让后来的患者不再承受这样的痛苦。本章首次从真实的临床病机出发，揭示了少阳病和厥阴病同时发生的临床实际情况，并给出了根据患者的实际病机诊断结果所开具的柴胡剂和乌梅丸一起配合加减使用的有效组合，完善了柴胡的使用规范，极大地提高了临床疗效。在此也借此文为引，希望大家和我一起重新认识少阳病，并在临床中共同验证。

至此，本书以仲师"六经分类"为体例的临床运用分享告一段落，读者可以发现，我是根据内容需要将病例拆解后在各章中分析讲解的。接下来是上篇的最后一章，我会根据各病例的传统脉诊整体结果，综合地分析和讲解患者的完整病机，以及在此指导下的治疗思路，最后给出具体的方药，向大家展现我在临床中以传统脉诊 3.0 版诊断体系为诊断依据，以经方组合为治疗手段，完全选用经方中的药物，最终取得满意疗效的真正的也是最接近传统中医的诊治过程。

第七章

六经同病的治疗

在本书即将完稿时，从 2019 年底一直到 2023 年初持续近 4 年的全球大流行、肆虐各国，带走无数生命的新型冠状病毒导致的疫情已经接近平缓，这场旷日持久的疫情改变了很多人的生命轨迹，也改变了很多国家的发展，再次让我们见识到了疾病的破坏力，也再次警示我们要敬畏自然、敬畏生命，我们与各种疾病的抗争还任重而道远。通常我看诊是以诊脉的诊断方式为主进行的，没有摸过脉的患者不做远程诊疗、不开方，但在疫情初起的 2020 年初，大疫当前，大量患者是没有机会和条件找我面诊的，我就向相信我的医生和患者推荐了临床较少使用的**"麻黄升麻汤"**加减（主要是加入附子），用于疾病初发的治疗。很多患者因此而受益，尤其是老年及患有慢性病的患者，疗效更佳。当然也有些新型冠状病毒感染患者服用后并未起效，这部分患者中能与我取得联系的，我根据具体情况，在此药方的基础上予以适当的加减，基本都能起效。对治这样的大疫，麻黄升麻汤是非常平和有效且可以普治的方剂。由于该方剂在临床中应用较少，以及与当时各方面推荐的用于治疗新型冠状病毒感染的中药方完全不同，我把该方推荐给大家时，遭到了很多同行的质疑和非议，大家都不能理解，这样一个在临床中很少被使用到的冷僻处方，怎么会用于治疗病情复杂、发展迅速的新型冠状病毒感染呢？甚至我推荐使用该方剂治疗新型冠状病毒感染的语音讲座文字整理稿在发表时还遭到了部分网站的封杀。在这一章，我就想从麻黄升麻汤的使用讲解开始。

在《伤寒论》中：

伤寒六七日，大下后，寸脉沉而迟，手足厥逆，下部脉不至，咽喉不利，唾脓血，泄利不止者，为难治，麻黄升麻汤主之。[356]

麻黄升麻汤方：

麻黄二两半，去节　升麻一两一分　当归一两一分　知母十八铢　黄芩十八铢　萎蕤十八铢，一作菖蒲　芍药六铢　天门冬六铢，去心　桂枝六铢，去皮　茯苓六铢　甘草六铢，炙　石膏六铢，碎，绵裹　白术六铢　干姜六铢

麻黄升麻汤收录在《伤寒论》的厥阴病篇里，仲师用其治疗伤寒下后，出现上热唾脓血，下寒而泄利不止的症状，病机属于寒热错杂。麻黄升麻汤需与厥阴病篇治疗上热下寒的乌梅丸鉴别。我之所以推荐用本方治疗新型冠状病毒感染，并不仅仅是根据患者上热下寒的病症选用的。新型冠状病毒感

染常见咽喉疼痛，并不常见唾脓血，很多患者也没有下利的症状。如果严格按照方证对应的原则处方，那么麻黄升麻汤并不是首选。推荐它是因为我在传统脉诊指导下看清了各类疾病的全貌并进行治疗以后，发现该方是《伤寒论》里一个非常特别的方剂。

麻黄升麻汤方中共 14 味药，与其他大多数一般只有 10 个以内药味的经方相比，算是一个大处方，而且药味繁杂。仔细研读，其所治疾病并不归属于一经，而是涉及多经，以至于后世有医家怀疑过本方并不是经方，而是一张后世的处方，因为年代久远被误归入《伤寒论》。但是通过我的解析，大家会知道，它不仅就是属于《伤寒论》的处方，还是仲师留给我们的一张提供了治疗各种疑难杂症的线索和思路的珍贵处方。下面展开麻黄升麻汤的处方分析：

◎麻黄，解太阳伤寒。

◎升麻、石膏、知母，解阳明经热。

◎黄芩，解少阳郁热。

◎白术、干姜、茯苓、甘草，作用是补太阴脾，守住中土。

◎玉竹、天冬，滋养肾阴，与方中的石膏、知母配合运用，起到泄热养阴的功效。

◎当归、桂枝、白芍，补肝。

方中虽然只有 14 味药，但通过以上分析可以看出，全方涉及了六经的治疗，是仲师在《伤寒论》中罕有的一张**六经同调的处方**。方中唯独缺少固守少阴肾阳的药物，因此，我在推荐处方时加入了炮附子，以进一步完善该方六经同调的功效，是非常符合临床实际复杂病况的处方，故而疗效显著，帮助绝大部分患者安然度过疫情。

《伤寒论》中为大家所熟知的经方多次被推荐用于治疗新型冠状病毒感染：

◎麻黄汤、白虎汤、小柴胡汤、承气汤等，是专调一经的一维处方。

◎越婢汤、大柴胡汤、柴胡桂枝干姜汤、麻黄细辛附子汤等，是专调两经的二维处方。

而麻黄升麻汤加附子却是六经同调的三维处方。

在学习传统脉诊之前，我在临床使用经方时都是以"证"为主进行诊断的，即所谓"抓主证"的治疗。这样的治疗方式大多专注于一经或两经。

经过详细的辨证，最终的治疗方案一定是专注于六经病的一经为主，或是太阳病，或是阳明病，或是少阳病，等等，习以为常地认为疾病是从表入里、由浅入深逐渐发展的。这也与"辨证"这种诊断方式有关，毕竟仅凭借辨证是很难确定六经同病的复杂情况的。在掌握了传统寸口脉法诊断体系（1.0 版）以后，我才发现疾病大多表现为多经同病的复合病机，而且很多病机在出生时就已经存在了，并不是由表入里逐渐发展而来的。对于这部分的认识，我在《脉解伤寒》开篇通过分享一则特殊病例提出了厥阴病的传统寸口脉法诊断方法，接着论述了厥阴阳明合病、厥阴太阳合病等复合病机的临床情况。当时由于受到寸口脉诊的局限，我认为厥阴病和少阳病不会同时存在，寸口的肝脉虚，则诊断有厥阴病，寸口的肝脉实，则诊断有少阳病。

随着传统脉诊 3.0 版诊断体系的逐渐成熟和完善，通过临床应用及治疗结果的验证，我才发现厥阴病和少阳病是完全可以同时存在的。这样一来，通过本书前面分享的内容不难发现，临床中绝大多数疾病，无论轻重缓急，都是以六经同病的方式立体地存在的，六经同调的治疗方式才是最符合临床实际的方式。因此，麻黄升麻汤这样六经同调的三维处方才会得到我的高度重视，又因为它用药平和、安全性高，才被我在大疫来临之际，即使不能面诊患者，不能给患者做传统脉诊诊断，也可以很有信心地推荐使用。而这样的认识和使用，有悖于大多数中医师对疾病的惯性认识，也就是疾病是从表入里、逐渐加重，一般以六经中的一经病为主的表现形式出现的，所以遭到了诸多非议。

再来看，除了麻黄升麻汤，历史上还有其他著名的多经同调的方剂吗？其实，久负盛名的**防风通圣散**也是多经同调的方剂。

《方剂学》中记录的防风通圣散，组成为防风、荆芥穗、连翘、麻黄、薄荷、川芎、当归、芍药、白术、栀子、大黄、芒硝各 15g，石膏、黄芩、桔梗各 30g，滑石 90g，生甘草 60g。

处方分析如下：

◎麻黄、防风、荆芥穗，发散太阳风寒。

◎连翘、薄荷，疏散风热。

◎大黄、芒硝，泄热通下，泄阳明腑实。

◎栀子，清胸膈之热，清心火。

◎生石膏，清阳明经热。

◎滑石，清膀胱湿热。

◎黄芩，清胆火。

◎桔梗，利咽止痛。

◎川芎、当归、白芍，养血和血。

◎白术、甘草，健脾。

该方可以看作越婢汤、调胃承气汤、栀子豉汤、白虎汤、猪苓汤、桔梗甘草汤、黄芩汤的合方，也是多经同调的方剂，但是偏重于治疗三阳经病，对于三阴经病的治疗和患者肝脾肾的固护均显不足。该方最大的贡献是遵从临床实际，突破了解表剂和攻下剂不能同用的限制。不足之处在于着重于祛邪，扶正力量不足，因此，其治疗疾病的最终疗效只能缓解症状，难以消除疾病的根本病机。然而这样凭借"证"的诊断方式创立出多经同调的方剂，已经是临床应用中很大的突破和进步了，因此该方至今都广为流传。

本书的前六章，按照《伤寒论》的体例，分别论述了厥阴病、少阴病、太阴病、太阳病、阳明病和少阳病的传统脉诊 3.0 版诊断体系的诊断规律和临床应用方式。下面通过病例的完整解析，展示在临床实际应用中，传统脉诊 3.0 版诊断体系诊断和治疗疾病的完整过程。

需要特别说明的是，在本章病例治疗列举的药方中，部分出现了"十八反"的用药，如附子和半夏同用、附子和瓜蒌同用等。根据我多年的使用经验，这些十八反配伍禁忌涉及的药物，共同使用时并无特别的副作用，不仅如此，如果患者有该药物治疗的相应脉象和症状，却受限于十八反禁忌不配伍使用，反而会影响治疗效果。再则，经过文献查证，在《金匮要略·腹满寒疝宿食病脉证治》中的"附子粳米汤"一方中，就已经记载了附子和半夏同用的内容。因此写作本书时，对我的经验做了如实记录，这只是我个人的用药经验，仅供参考。

病例 1-1：罗某，男，83 岁。

主证、主诉及其他：
2020 年 4 月中风，双下肢无力，左上肢麻木，舌左斜，苔白，饮水呛咳，血压升高，病发时测血压 195/80mmHg。
脑血管造影：右大脑中动脉闭塞。
既往病史：高血压。
手术史：冠脉支架植入术，胆囊切除术。

此脉表脉诊时间：2021 年 3 月 11 日
刻下症见：血压 155/70mmHg，夜尿 3 次，大便通畅，舌淡红胖大，苔白减少。

脉诊结果		左		右	
		左外	左内	右内	右外
寸口脉	整手脉	浮弦 2 紧		浮弦紧	
	寸	紧弦	浮弦紧	浮弦紧	弦紧
	关	弦	弦	弦	洪
	尺	弦	涩	弦紧	弦
人迎		革 3 紧实 2 洪 2		实 1 革 1	
跌阳		浮紧		浮紧	
五脏脉	心	缓紧		紧缓	
	肾	弦		虚 2	
	肝	革 1		弦	
	肠	弦紧		实 1	
	脾	弦紧		弦紧	

这是一例患高血压多年、中风后遗症的病例。

脉诊结果分析：

◎左人迎脉革 3，右人迎脉革 1，诊断有厥阴病；五脏脉的左肝专脉革 1，也支持厥阴病的诊断。治疗选方：乌梅丸。

◎右肾专脉虚 2，诊断有肾阳虚的少阴病。治疗选方：四逆汤。

◎五脏脉的脾专脉弦紧，诊断有脾虚寒的太阴病。治疗选方：理中汤。

◎左寸口总脉紧，诊断有太阳伤寒。同时有脾虚寒，治疗选方：小青龙汤。

◎跌阳脉浮紧，诊断有胃阳虚寒。治疗选方：吴茱萸汤。

◎寸口的胃脉洪，左人迎脉洪，诊断有阳明经病。治疗选方：白虎汤。

◎左、右人迎脉实，诊断有阳明腑实病。治疗选方：调胃承气汤。

◎五脏脉的右大肠专脉实，诊断有结胸证。治疗选方：大陷胸汤。

◎左、右寸口总脉弦，分脉也多见弦脉，可诊断有少阳病；五脏脉的左肾专脉弦，右肝专脉弦，也是少阳病的表现。五脏脉的左、右脾专脉弦紧，诊断有脾虚寒，因此，治疗选方：柴胡桂枝干姜汤。

综上所述，处方如下：

乌梅　细辛　桂枝　当归　党参　生附子　花椒　干姜　白术　吴茱萸　生姜　大枣　麻黄　白芍　法半夏　炙甘草　五味子　柴胡　黄芩　生牡蛎　天花粉　生石膏　知母　大黄　芒硝　白芥子

在古方中，治疗有外感的偏风，最常选用的是小续命汤。

主治：猝中风欲死，身体缓急，口目不正，舌强不能语，奄奄忽忽，神情闷乱。诸风服之皆验，不令人虚方。

麻黄　防己《崔氏》《外台》不用防己　人参　黄芩　桂心　白芍药　甘草　川芎　杏仁各一两　防风一两半　附子一枚　生姜五两

还有就是选用刘完素的防风通圣散治疗。

组成：防风、荆芥穗、连翘、麻黄、薄荷、川芎、当归、芍药、白术、栀子、大黄、芒硝各 15g，石膏、黄芩、桔梗各 30g，滑石 90g，生甘草 60g。

主治：风热壅盛，表里俱实。憎寒壮热，头晕目眩，目赤睛痛，口苦口干，咽喉不利，胸膈痞闷，咳呕喘满，涕唾稠黏，大便秘结，小便赤涩，舌苔黄腻，脉数有力。并治疮疡肿毒，肠风痔漏，丹斑瘾疹。

上述两个方剂都是流传已久的治疗偏风的有效方，这两张效方与根据病例 1-1 患者的传统脉诊诊断结果所量身定制的处方相比，其治疗效果还是有不小差距的。定制方的效果远远优于效验方。

至于后世否定外风理论，而认为中风是由于内风引起的（这部分内容在《脉解伤寒》里有详细论述），并依此创方的天麻钩藤饮、镇肝熄风汤等，就更加难以与之相提并论了，只能部分改善症状，对于中风类疾病，完全不能防治。

天麻钩藤饮

组成：天麻、钩藤、生石决明、山栀、黄芩、川牛膝、杜仲、益母草、桑寄生、夜交藤、朱茯神。

主治：清热平肝，潜阳息风。治肝经有热，肝阳偏亢，头痛头胀，耳鸣目眩，少寐多梦；或半身不遂，口眼㖞斜，舌红，脉弦数。现用于高血压。

镇肝熄风汤

组成：怀牛膝、生赭石、生龙骨、生牡蛎、生龟甲、生杭芍、玄参、天冬、川楝子、生麦芽、茵陈、甘草。

主治：内中风证。肝阳上亢，肝风内动，头目眩晕，或脑中时常作痛发热，或目胀耳鸣，或心中烦热，或时常嗳气，或肢体渐觉不利，或口眼渐行歪斜，或面色如醉，甚或眩晕，至于颠仆，昏不知人，移时始醒，或醒后不能复原，精神短少，或肢体痿废，或成偏枯，其脉弦长有力。

病例 5-1：邹某，女，48 岁。

主证、主诉及其他：
左腰痛 1 年半，放射至脚，左颈痛，左肩背痛，偏头痛，失眠，无头晕，无气喘，大便调，舌淡红，苔薄白。停经 3 个月。
血压：95/65mmHg。

此脉表脉诊时间：2022 年 3 月 3 日

脉诊结果		左		右	
		左外	左内	右内	右外
寸口脉	整手脉	弦 1.5 紧缓实		弦 2 紧	
	寸	弦紧	弦细紧	弦紧	弦 2 紧
	关	弦缓	弦紧实 1	弦 2	革 1
	尺	浮弦	弦紧实 2 涩	弦 2	弦
人迎		革 2 紧		弦紧	
跌阳		浮弦紧		弦 2 紧	
五脏脉	心	缓涩		弦紧	
	肾	弦		沉	
	肝	缺失		缺失	
	肠	弦紧		弦紧	
	脾	紧缓		紧缓	

这是一例腰痛病例。

脉诊结果分析：

◎左人迎脉革2，诊断有厥阴病。治疗选方：乌梅丸。

◎五脏脉的脾专脉紧缓，说明脾虚程度轻；五脏脉的肾专脉不虚。针对这部分，可以不用药。

◎五脏脉的左心专脉缓涩，右心专脉弦紧，诊断有胸痹。治疗选方：枳实薤白桂枝汤。

◎跌阳脉弦紧，诊断有胃虚寒。治疗选方：吴茱萸汤。

◎左寸口总脉紧，诊断有太阳伤寒。同时有颈背腰痛等症，治疗选方：葛根汤。

◎左寸口总脉实，寸口的胆脉实，诊断有阳明腑实病；寸口的膀胱脉实涩，诊断有太阳蓄血证。治疗选方：桃核承气汤。

◎寸口总脉弦，右人迎脉弦，左、右跌阳脉弦，五脏脉的大肠专脉、左肾专脉、右心专脉弦，诊断有少阳病。治疗选方：小柴胡汤。

综上所述，处方如下：

乌梅　细辛　桂枝　当归　党参　炮附子　花椒　干姜　吴茱萸　生姜　大枣　枳实　厚朴　薤白　瓜蒌　葛根　白芍　炙甘草　大黄　芒硝　桃仁　柴胡　黄芩　半夏

患者年近半百，腰痛久治不愈，严重影响生活质量。从辨证诊断角度，通常认为该患者的病机是肾虚同时伴有风寒湿痹，选方一般是独活寄生汤。

组成：独活、桑寄生、杜仲、牛膝、细辛、秦艽、白茯苓、桂心、防风、川芎、人参、炙甘草、当归、白芍、熟地。

功用：祛风湿，止痹痛，益肝肾，补气血。

主治：痹证日久，肝肾两亏，气血不足。腰膝疼痛，肢节屈伸不利，或麻木不仁，畏寒喜温，心悸气短。

但是通过分析传统脉诊结果可知，患者虽有风寒湿邪的病机，但服用独活寄生汤一定是无效的。若使用艾灸疗法，灸肾俞穴、腰俞穴，甚至使用灸整个夹脊穴的火龙灸，不仅无效，反而会加重病情。因为引起患者常年腰痛的两个主要病机是阳明腑实证和太阳蓄血证，治疗时若单纯使用温补法，反而会增加体内的邪火，必然加重腰痛症状。只有通过传统脉诊清晰诊断获得病机的全貌，才能得出正确的治疗处方，获得满意的疗效。

病例 4-4：姚某，女，23 岁。

主证、主诉及其他：
痛经，畏寒，腹胀，手足冷，皮肤干，舌淡红，苔薄白偏干。

此脉表脉诊时间：2021 年 3 月 2 日
刻下症见：腹胀，舌淡红胖大，苔薄白。

脉诊结果		左		右	
		左外	左内	右内	右外
寸口脉	整手脉	弦紧沉		弦2紧洪	
	寸	弦紧	弦沉	实	弦
	关	虚1弦	弦	洪	弦
	尺	弦2	实涩	洪	弦2
人迎		革2		革1实1	
跌阳		弦		弦1	
五脏脉	心	沉弦紧		沉紧	
	肾	弦		常脉	
	肝	弱		缺失	
	肠	沉弦2紧		弦紧	
	脾	紧弦		弦紧缓	

这是一例痛经病例。

脉诊结果分析：

◎ 左、右人迎脉革，诊断有厥阴病。治疗选方：乌梅丸。

◎ 五脏脉的左、右肾专脉不虚，没有少阴病；左、右脾专脉弦紧，诊断有脾虚寒的太阴病。治疗选方：理中汤。

◎ 五脏脉的左心专脉沉弦紧，右心专脉沉紧，诊断有心阳虚的胸痹。

治疗选方：枳实薤白桂枝汤。

◎趺阳脉弦，诊断有胃虚寒。治疗选方：吴茱萸汤。

◎右寸口总脉洪，寸口的脾脉和三焦脉洪，诊断有阳明经病。治疗选方：白虎汤。

◎右人迎脉实，寸口的大肠脉实，诊断有阳明腑实病；寸口的膀胱脉实涩，诊断有太阳蓄血证。治疗选方：抵当汤。

◎左寸口总脉紧，诊断有太阳伤寒。由于同时有脾虚和阳明经病，所以治疗选方：小青龙加石膏汤。

◎左、右寸口总脉弦，左、右趺阳脉弦，五脏脉的左心专脉、左肾专脉弦，诊断有少阳病。同时伴有脾虚，故治疗选方：柴胡桂枝干姜汤。

综上所述，处方如下：

乌梅　细辛　桂枝　当归　党参　炮附子　花椒　干姜　白术　炙甘草　吴茱萸　生姜　大枣　枳实　厚朴　薤白　瓜蒌　麻黄　白芍　半夏　五味子　生石膏　柴胡　黄芩　生牡蛎　天花粉　桃仁　大黄　水蛭　虻虫

痛经是临床中的一类常见病，最常用的处方是少腹逐瘀汤。

组成：小茴香、干姜、延胡索、没药、当归、川芎、官桂、赤芍、蒲黄、五灵脂。

功用：活血祛瘀，温经止痛。

主治：少腹积块，疼痛或不痛，或痛而无积块，或少腹胀满，或经期腰酸、小腹胀，或月经一月见三五次，接连不断，断而又来，其色或紫或黑，或有血块，或崩或漏，兼少腹疼痛，或粉红兼白带者。

本证使用少腹逐瘀汤治疗应该也是有效的，因为少腹逐瘀汤和抵当汤均有活血祛瘀的功效，不同的是，少腹逐瘀汤是温通祛瘀，而抵当汤是寒下祛瘀。分析患者的传统脉诊结果，有阳明腑实证的病机，因此使用抵当汤寒下祛瘀更为恰当。太阳伤寒也是引起本案患者痛经的主要原因，但少腹逐瘀汤完全没有解表的功效，若仅用少腹逐瘀汤治疗，则没有兼顾到太阳伤寒的病机。妇女月经不调主要与肝经失调有关，脉诊结果也证实了这个病机的存在，乌梅丸可以温肝养肝，柴胡桂枝干姜汤可以疏泄肝胆，在脉诊指导下，针对患者的具体病机综合运用这些方药并调整剂量配比，治疗的效果都远胜于单纯使用少腹逐瘀汤。

病例总-3：郭某，男，39岁。

主证、主诉及其他：
频繁遗精2年，西医予抗抑郁药治疗后遗精改善，由于出现心率加快的副作用，停服抗抑郁药，寻求中医帮助，舌淡红稍胖大，苔白。
既往病史：2013—2014年有哮喘发作，眉毛脱落5年。

此脉表脉诊时间：2021年5月20日
刻下症见：遗精，易怒，舌红，苔薄白。

脉诊结果		左		右	
		左外	左内	右内	右外
寸口脉	整手脉	沉弦紧		沉弦紧	
	寸	沉弦紧	弦沉紧	沉弦	沉弦
	关	弦缓	浮弦	浮弦	洪
	尺	缓	弦滑	弦	浮弦
人迎		弱		弱	
跌阳		沉紧弦		沉紧弦	
五脏脉	心	缓		缓	
	肾	革2		革2	
	肝	弦浮1		弦细	
	肠	实1弦紧		弦实1	
	脾	弦缓		紧缓	

这是一例遗精病例。

脉诊结果分析：

◎寸口脉和人迎脉都无革、虚脉，无厥阴病的主脉，可以不用乌梅丸。但五脏脉的左肝专脉出现了浮脉，已经有早期肝虚的表现，即使一开始不用乌梅丸，也应该密切关注治疗后寸口脉和人迎脉的变化，一旦出现革脉、虚脉，就要尽早使用乌梅丸。

◎五脏脉的左、右肾专脉革2，诊断有肾阴、阳两虚。治疗选方：金匮肾气丸合四逆汤。

◎五脏脉的左脾专脉弦缓，右脾专脉紧缓，诊断有太阴虚寒。治疗选方：理中汤。

◎左、右趺阳脉沉紧弦，诊断有胃虚寒。治疗选方：吴茱萸汤。

◎寸口的膀胱脉滑、胃脉洪，诊断有阳明经病。治疗选方：白虎汤。

◎五脏脉的左、右大肠专脉实，诊断有结胸证。治疗选方：大陷胸汤。

◎左寸口总脉紧，诊断有太阳伤寒。同时有脾虚，故治疗选方：小青龙汤。

◎寸口总脉弦，左、右趺阳脉弦，五脏脉的大肠专脉、肝专脉弦，诊断有少阳病。同时伴有脾虚，故治疗选方：柴胡桂枝干姜汤。

综上所述，处方如下：

乌梅　细辛　桂枝　黄连　黄柏　当归　党参　炮附子　花椒　干姜　生附子　熟地黄　山茱萸　山药　牡丹皮　茯苓　泽泻　白术　炙甘草　吴茱萸　生姜　大枣　麻黄　白芍　法半夏　五味子　柴胡　黄芩　生牡蛎　天花粉　生石膏　知母　大黄　芒硝　白芥子

患者遗精频繁，身心俱疲，生活受到严重影响，一直以来不停寻医问药。大多数医生采用补肾壮阳的治法，结果反而越补越遗，只好求助于西医。西医予抗抑郁药治疗，病情有所改善，但症状缠绵反复，生活起居稍有不慎病情即刻加重，且抗抑郁药产生了严重的副作用，只好再次求助于中医，最终有位中医师给他处方黄连阿胶汤，服用后自觉是看诊以来效果最好的药方。后来该医生转用柴胡桂枝干姜汤，患者病情再次加重。最后辗转经人介绍，来到我处看诊，经过上述方案治疗一段时间后，病情稳定，基本治愈。

分析传统脉诊结果，患者频繁遗精的核心病机是少阴病，肾阴、阳两虚。肾阳虚，精关不固，遗精频繁；肾阴亏损，形成了阴阳两虚的结果，但主因是肾阳虚。大多数医生已经发现了该病的主要矛盾，也给予了补肾治疗，为什么反而越补越遗呢？这就与患者除肾阳虚外，还同时存在三阳经的病邪有关。三阳经的邪气，由于肾阳亏虚而长驱直入，此时如果仅单纯温补肾阳，阳药非但不能归肾，反而会助阳邪增长，扰乱心神，因此才会越补越遗。之前一位医生转方选取的柴胡桂枝干姜汤也是对证处方，为什么反而使病情加重了呢？这就与本病的核心病机——肾阳虚有关了。柴胡剂虽然能够舒畅少阳经，但同时具有强大的泄肾作用，患者本有肾阳虚，治疗时只通不补，就会加重肾阳受损的程度，导致遗精加剧。因此，我根据脉诊结果，以温补肾阳为主，同时祛除三阳经的邪气，扶正祛邪兼顾，才能让患者虚能受补，病邪不至内陷，随药从三阳经而解。至于抗抑郁药和黄连阿胶汤，都只是对证治疗的处方，能缓解症状于一时，不能从根本上解决问题。

病例 7-1：邱某，男，10 岁。

主证、主诉及其他：
左眼近视，左视网膜出血，诊断为外层渗出性视网膜病变（Coats disease），2021 年 10 月激光手术后复发。双侧面部胃经循行处红筋，睡眠可，大便次数多，头汗多，手足汗多，无头痛，经常腹痛，舌淡红，苔白。
既往病史：晕倒数次，哮喘。

此脉表脉诊时间：2022 年 1 月 22 日

脉诊结果		左		右	
		左外	左内	右内	右外
寸口脉	整手脉	浮弦 2 紧数		浮弦 2 紧数	
	寸	弦紧	弦紧	弦紧滑	弦滑
	关	弦	浮弦	弦	弦
	尺	弦	实涩弦紧	浮弦	弦
人迎		紧实 1 革 1		紧	
趺阳		缓滑		缓滑弦	
五脏脉	心	滑		滑	
	肾	弦		革 1	
	肝	缺失		缺失	
	肠	沉细滑		沉紧	
	脾	常脉		紧缓	

这是一例少见眼病病例。

脉诊结果分析：

◎ 左人迎脉革，诊断有厥阴病。治疗选方：乌梅丸。

◎ 五脏脉的右肾专脉革 1，诊断有肾阳虚的少阴病。治疗选方：四逆汤。

◎ 五脏脉的左、右心专脉滑，诊断有心火。治疗选方：栀子豉汤。

◎寸口的肺脉和大肠脉滑，左、右跌阳脉滑，五脏脉的左大肠专脉滑，诊断有阳明经热。治疗选方：白虎汤。

◎左人迎脉实，诊断有阳明腑实病；寸口的膀胱脉实涩，诊断有太阳蓄血证。治疗选方：桃核承气汤。

◎左寸口总脉紧，诊断有太阳伤寒。同时有阳明经热，脾虚不重，治疗选方：越婢汤。

◎左、右寸口总脉弦，右跌阳脉弦，五脏脉的左肾专脉弦，诊断有少阳病。治疗选方：小柴胡汤。

综上所述，处方如下：

乌梅　细辛　桂枝　黄连　黄柏　当归　党参　生附子　花椒　黄芩　干姜　柴胡　半夏　生姜　大枣　炙甘草　生麻黄　生石膏　知母　栀子　桃仁　大黄　芒硝

外层渗出性视网膜病变西医激光治疗有一定的效果，但本案患者经过1次激光治疗后，视网膜再次出血，效果不理想，遂来尝试中医治疗。根据传统脉诊结果分析病机后，给予合方治疗，经治3个月后再次行眼科检查，视网膜病变恢复达95%以上。外层渗出性视网膜病变属于少见的难治性眼病之一，病机复杂，但是中医治疗时，只要诊断清楚、用方得当，也可以迅速取得满意疗效。

病例1-30：钟某，女，8岁。

主证、主诉及其他：
面、颈、四肢、手皮肤湿疹，恶热，汗多，腹痛，舌红，苔白。
其他病史：目斜视，散光，近视。

此脉表脉诊时间：2022年4月29日
刻下症见：手背皮肤红痒，腹痛，舌淡红，苔薄白，舌尖红。

脉诊结果		左		右	
		左外	左内	右内	右外
寸口脉	整手脉	细弦1滑数浮紧		浮弦2细紧数革1	
	寸	弦实1紧	浮弦滑	弦	紧弦
	关	弦1	浮弦	弦	革
	尺	弦1	弦	革1	弦

脉诊结果		左		右	
		左外	左内	右内	右外
人迎		浮弦		革1	
跌阳		浮紧弦1		弦1紧	
五脏脉	心	浮紧滑		滑	
	肾	革1弦		革2	
	肝	细		缺失	
	肠	浮弦紧		滑实1	
	脾	弦紧缓		弦紧缓	

这是一例小儿湿疹病例。

脉诊结果分析：

◎右寸口总脉革1，右人迎脉革1，诊断有厥阴病。治疗选方：乌梅丸。

◎五脏脉的左肾专脉革1，右肾专脉革2，诊断有肾阴、阳两虚。治疗选方：金匮肾气丸合四逆汤。

◎五脏脉的左、右脾专脉弦紧，诊断有脾虚寒的太阴病。治疗选方：理中汤。

◎左、右跌阳脉弦紧，诊断有胃虚寒。治疗选方：吴茱萸汤。

◎左寸口总脉滑，五脏脉的右大肠专脉滑，诊断有阳明经病。治疗选方：白虎汤。

◎寸口的心脉实，诊断有阳明实证；五脏脉的右大肠专脉实，诊断有结胸证。治疗选方：大陷胸汤。

◎左寸口总脉紧，诊断有太阳伤寒。同时伴有脾虚，故治疗选方：小青龙汤。

◎五脏脉的心专脉滑，诊断有心火。患者表证明显，故治疗选方：麻黄连翘赤小豆汤。

◎左、右寸口总脉弦，左、右跌阳脉弦，五脏脉的左大肠专脉弦，诊断有少阳病。同时伴有脾虚，故治疗选方：柴胡桂枝干姜汤。

综上所述，处方如下：

乌梅　细辛　桂枝　黄连　黄柏　当归　党参　生附子　花椒　干

姜　白术　炙甘草　熟地黄　山茱萸　山药　牡丹皮　茯苓　泽泻　吴茱萸　生姜　大枣　生麻黄　连翘　杏仁　赤小豆　桑白皮　白芍　半夏　五味子　柴胡　黄芩　生牡蛎　天花粉　大黄　芒硝　白芥子

　　小儿湿疹在临床中非常常见，其发病率居高不下，且缠绵难愈，给患儿及其家长都带来了很多困扰，有的人甚至从儿童时期开始发病，一生都被湿疹所困扰。该病看似只是一种小儿多发的皮肤病，实则病机非常复杂。如果只着眼于针对皮肤本身的治疗，无论西医还是中医，都只能一时改善症状。根据我的经验，若想治愈该病，唯一的出路只有在传统脉诊的指导下，兼顾所有的病机进行整体中医调理，同时调整饮食习惯，避免过度食用损伤脾胃的食物，才能取得满意的疗效，不再留有后患。

病例1-9：于某，女，69岁。

主证、主诉及其他：
干燥综合征，症见眼干、口干、咽干、皮肤干，食后嗳气，大便干燥结球、有未消化食物，颈及腹股沟淋巴结肿大，手指发绀，受冷明显，鼻涕倒流，舌红胖大，舌中少苔边苔白厚。
既往病史：甲状腺功能亢进。
手术史：子宫肌瘤切除术。

此脉表脉诊时间：2022年3月3日
刻下症见：目痒，咳嗽，左肩痛，纳呆，左脚第四趾痛，舌红胖大，边苔白减少。

脉诊结果		左		右	
		左外	左内	右内	右外
寸口脉	整手脉	沉细弦1紧数		弦2沉细紧	
	寸	弦	沉弦	弦实1	弦紧实1
	关	弦	弦	弦	弦
	尺	弦	弦	弦	弦
人迎		紧革1		革2实1紧	
跌阳		弦1紧		弦2紧	
五脏脉	心	弱沉弦		沉弦涩	
	肾	弦		常脉	
	肝	缺失		缺失	
	肠	滑弦紧		紧弦	
	脾	紧弦		弦紧	

这是一例干燥综合征病例。

脉诊结果分析：

◎左、右人迎脉革，诊断有厥阴病。治疗选方：乌梅丸。

◎五脏脉的左、右脾专脉弦紧，诊断有脾虚寒的太阴病。治疗选方：理中汤。

◎左、右趺阳脉弦紧，诊断有胃虚寒。治疗选方：吴茱萸汤。

◎五脏脉的左心专脉弱沉弦，右心专脉沉弦涩，诊断有心阳虚的胸痹。治疗选方：枳实薤白桂枝汤。

◎五脏脉的左大肠专脉滑，诊断有阳明经病。治疗选方：白虎汤。

◎右人迎脉实，寸口的大肠脉和肺脉实，诊断有阳明实证。治疗选方：泻肺汤。

◎左寸口总脉紧，诊断有太阳伤寒。患者兼有脾虚，故治疗选方：小青龙汤。

◎左、右寸口总脉弦细，左、右趺阳脉弦，五脏脉的大肠专脉、心专脉弦，诊断有少阳病。患者兼有脾虚，故治疗选方：柴胡桂枝干姜汤。

综上所述，处方如下：

乌梅　细辛　桂枝　当归　党参　炮附子　花椒　干姜　白术　炙甘草　吴茱萸　生姜　大枣　枳实　厚朴　薤白　瓜蒌　生麻黄　白芍　半夏　五味子　柴胡　黄芩　生牡蛎　天花粉　大黄　葶苈子　生石膏　知母

干燥综合征属于临床难治的自身免疫病，本案患者的主要症状有眼干、口干、皮肤干，主要病机是少阳病和阳明病。如果只用柴胡剂和大黄剂针对主要病机进行治疗，反而会加重病情。原因在于，这类患者一般同时伴有肝阳虚，而柴胡劫肝阳，若不配合乌梅丸一起使用，势必会因柴胡而伤肝，造成病邪内陷。而大黄剂里的大黄是很伤脾胃的，患者脾胃虚寒，若没有配合健脾温胃的方药，也会因药物损伤中土而造成病情加重。

病例 1-5：谢某，女，72 岁。

主证、主诉及其他：
荨麻疹，失眠，入睡困难，手足冷，恶热，双足肿，舌红胖大，苔黄腻。
血压：160/100mmHg。
既往病史：糖尿病多年，伴有糖尿病眼底血管病变。

此脉表脉诊时间：2022 年 12 月 8 日
刻下症见：大便通畅，咳嗽，舌淡红胖大，苔薄黄白。血压 130/80mmHg。

脉诊结果		左		右	
		左外	左内	右内	右外
寸口脉	整手脉	沉弦 2 紧缓		沉弦 1 紧缓	
	寸	沉弦涩	沉弦涩	弦	弦沉
	关	弦	弦	弦	弦
	尺	弦 2 缓紧	弦	弦缓	弦
人迎		实 2 革 2		沉	
跌阳		浮弦 1 紧		浮紧宽缓	
五脏脉	心	紧		常脉	
	肾	紧		虚 1 紧	
	肝	缺失		细涩	
	肠	沉紧		沉弦紧	
	脾	紧缓		涩	

这是一例患糖尿病多年，伴有眼底血管病变的病例。

脉诊结果分析：

◎ 左人迎脉革 2，诊断有厥阴病。治疗选方：乌梅丸。

◎ 五脏脉的右肾专脉虚 1，诊断有肾阳虚的少阴病。治疗选方：四逆汤。

◎ 五脏脉的左脾专脉紧，诊断有脾虚寒；右脾专脉涩，诊断有右脾脉阻滞。治疗选方：理中汤。

◎ 左跌阳脉浮弦紧，诊断有胃虚寒。治疗选方：吴茱萸汤。

◎ 寸口总脉缓，诊断有脾湿热。治疗选方：茵陈蒿汤。

◎ 左寸口总脉紧，诊断有太阳伤寒。同时有脾虚，故治疗选方：小青龙汤。

◎左人迎脉实 2，诊断有阳明腑实病。治疗选药：大黄。

◎左、右寸口总脉弦，左跗阳脉弦，五脏脉的右大肠专脉弦，诊断有少阳病。患者兼有脾虚寒，故治疗选方：柴胡桂枝干姜汤。

综上所述，处方如下：

乌梅　细辛　桂枝　当归　党参　生附子　花椒　干姜　白术　炙甘草　吴茱萸　生姜　大枣　麻黄　白芍　法半夏　五味子　柴胡　黄芩　生牡蛎　天花粉　大黄　茵陈

糖尿病目前属于临床多发病，患者数量巨大。疾病发展到后期，患者多有血管病变，进而引发失明、中风、心肌梗死、下肢动脉硬化闭塞而导致脚趾脱落等，给患者带来巨大痛苦。西医治疗可以有效控制血糖水平，但早期的西医控糖治疗属于对症治疗，并不能终止疾病的进展。该病例患者已经发生了糖尿病眼底血管病变，通过在传统脉诊指导下针对多重病机的全方位治疗后，经西医检查证实眼底病变得到了很大改善，逆转了疾病的发展。针对本案患者，引起其血管病变的主要病机是少阳病和脾湿热。

病例 1-6：韩某，女，48 岁。

主证、主诉及其他：
偏头痛，经前明显，腰酸背痛，后背僵硬，腹胀便秘，乳腺增生，健忘，舌红胖大，苔薄白。 血压：130/90mmHg；糖化血红蛋白 A_1c：6.5%。 既往病史：糖尿病，服药 10 年。
此脉表脉诊时间：2022 年 2 月 2 日 刻下症见：右小腿痉挛，大便调，舌红胖大，苔薄白。血糖 5.8~8mmol/L。

脉诊结果		左		右	
		左外	左内	右内	右外
寸口脉	整手脉	沉细弦 1 紧		弦紧实 1	
	寸	沉弦紧	沉弦	弦实 1	沉弦
	关	弦	弦	弦实 2	弦实 2
	尺	弦	弦	弦	弦
	人迎	革 2 紧		紧弦实 1	
	跗阳	弦 2 紧		弦 1 紧	

脉诊结果		左		右	
		左外	左内	右内	右外
五脏脉	心	沉弦		沉紧	
	肾	弦		常脉	
	肝	弦		细弦涩	
	肠	实 1 弦		弦紧实 1	
	脾	弦缓		紧缓	

这是一例服西药降糖药多年的糖尿病病例。

脉诊结果分析：

◎左人迎脉革 2，诊断有厥阴病。治疗选方：乌梅丸。

◎五脏脉的左脾专脉弦缓，右脾专脉紧缓，诊断有脾虚寒，但程度不重。治疗选方：理中汤。

◎趺阳脉弦紧，诊断有胃虚寒。治疗选方：吴茱萸汤。

◎五脏脉的左心专脉沉弦，右心专脉沉紧，诊断有心阳虚的胸痹。治疗选方：枳实薤白桂枝汤。

◎右寸口总脉实，寸口的脾脉、胃脉实，右人迎脉实，诊断有阳明腑实病。阳明腑实证是患者糖尿病的主要病机。治疗选方：调胃承气汤。

◎五脏脉的左、右大肠专脉实，寸口的大肠脉实，诊断有结胸证。治疗选方：大陷胸汤。

◎左寸口总脉紧，诊断有太阳伤寒。患者有腰酸背痛、后背僵硬症状，故治疗选方：葛根汤。

◎左寸口总脉弦细，右寸口总脉弦，左、右趺阳脉弦，右人迎脉弦，五脏脉的左大肠专脉、左心专脉、肝专脉、左肾专脉弦，诊断有少阳病。同时兼有脾虚，故治疗选方：柴胡桂枝干姜汤。

综上所述，处方如下：

乌梅　细辛　桂枝　当归　党参　炮附子　花椒　干姜　白术

炙甘草　吴茱萸　生姜　大枣　葛根　生麻黄　生白芍　柴胡　黄芩

生牡蛎　天花粉　大黄　芒硝　白芥子

这位患者罹患糖尿病多年，虽然长期服用西药降糖药控制血糖，但是动脉血管明显变细，已经发生了糖尿病血管病变。患者糖尿病的主要病机是少阳病和阳明病，中医治疗后，脉诊检查动脉血管明显变粗，自体症状减轻，逆转了糖尿病血管病变的进程，阻断了病情的进一步恶化。

病例 1-11：萧某，男，73 岁。

主证、主诉及其他：
2019 年昏迷 20 分钟，2021 年 11 月昏迷伴癫痫发作 15 分钟，入睡慢，大便溏，左上肢麻木，舌深红，苔白厚。
既往病史：2012 年行二尖瓣修补术。

此脉表脉诊时间：2022 年 2 月 6 日

脉诊结果		左		右	
		左外	左内	右内	右外
寸口脉	整手脉	沉弦 1 紧		弦紧实 3	
	寸	沉弦紧	沉弦紧	弦紧实 3	弦实 2
	关	弦	弦紧	弦滑缓实 3	缓滑
	尺	弦	弦紧	弦	弦
人迎		革 1 紧		沉紧缓	
跌阳		实 2 弦紧滑		浮弦滑	
五脏脉	心	沉缓实 2		沉滑	
	肾	常脉		虚 2	
	肝	弦滑		弦滑	
	肠	沉弦紧		弦紧实 2	
	脾	缓滑		缓滑	

这是一例自发性癫痫病例，由于是偶发，并没有服用西药控制癫痫发作。

脉诊结果分析：

◎ 左人迎脉革，诊断有厥阴病。治疗选方：乌梅丸。

◎五脏脉的左肾专脉正常，说明肾阴不虚；右肾专脉虚2，诊断有肾阳虚的少阴病。治疗选方：四逆汤。

◎寸口的脾脉、胃脉滑，左、右跌阳脉滑，诊断有阳明经病。治疗选方：白虎汤。

◎右寸口总脉实，寸口的脾脉实，左跌阳脉实，诊断有阳明腑实病。治疗选方：大承气汤。

◎寸口的大肠脉实，五脏脉的右大肠专脉实，诊断有结胸证。治疗选方：大陷胸汤。

◎寸口的肺脉实，诊断有肺实热。治疗选方：泻肺汤。

◎五脏脉的左心专脉实，诊断有心实热。治疗选方：小泻心汤。

◎左寸口总脉紧，诊断有太阳伤寒；五脏脉的脾专脉缓滑，诊断有脾热。同时有阳明经病，故治疗选方：越婢汤。

◎左、右寸口总脉弦，左、右跌阳脉弦，五脏脉的肝专脉、大肠专脉弦，诊断有少阳病。由于患者阳明内热明显，故治疗选方：大柴胡汤。

综上所述，处方如下：

乌梅　细辛　桂枝　当归　党参　生附子　花椒　干姜　生麻黄
生石膏　知母　生姜　大枣　炙甘草　柴胡　黄芩　生白芍　枳实
厚朴　大黄　芒硝　白芥子　葶苈子　栀子　龙胆草

临床治疗癫痫的常用方剂是定痫丸，由明天麻、川贝母、半夏、茯苓、茯神、胆南星、石菖蒲、全蝎、甘草、僵蚕、真琥珀、陈皮、远志、丹参、麦冬、辰砂组成。此方的主要作用是息风化痰、开窍安神。虽然对于癫痫有一定的治疗效果，但依然属于对症治疗，效果非常有限。

本案患者癫痫的核心病机是阳明实热，而定痫丸中完全没有清泄阳明实热的药物，治疗效果自然无法令人满意。在这里我再次感叹，一味根据前人经验选择验方治病，犹如刻舟求剑，没有确实可信的诊断工具，仅凭经验和猜测，或者疾病有限的"证"来进行诊断治疗，总属于押宝似的碰运气治疗，碰对了有一些效果，碰不对便南辕北辙。此外，由于无法掌握全面的病机而不能面面俱到，难以治愈疾病，久而久之，中医自然慢慢势微，被诊断日益精确的西医所取代。

本章这样的病例，从诊断到治疗处方，再到理论基础的分析，如果要写，可以一直写下去，我在这里只作抛砖引玉。**至于如何根据脉诊结果调整各方中药物的剂量及加减、特殊病种有何种特殊的指征性脉象、如何协调平衡各个处方、如何根据患者体质的阴阳属性调整处方药物加减等临床实际应用中的细节问题，由于涉及范围太过庞大，就只能希望今后有更多的机会与大家分享了。**

疾病的世界是如此千变万化，世界卫生组织编写的"国际疾病分类第十一版"中收录的病名已多达一万余种。人类有历史以来就一直与疾病抗争，却从未取得全面的胜利。即使在科技高速发展的今天，人类也只是能诊断出越来越多的疾病，而对于致病原因及疾病治疗的认识都远远落在后面。近几年流行的新型冠状病毒引起的疫情，只是流行性感冒的一个分支，甚至不能算作一个新的病种，就在短时间内夺走了数百万人的生命。在两千多年前，中医就已经建立了具备理论、诊断、治疗、用药的完整的医学体系，尤其是《伤寒论》，首次详细记录了六经辨证系统，将临床各种复杂的疾病归纳于其中治疗，真正做到了"执简驭繁"。任疾病变化万千，医者只要谨守六经归类的原则，以六经辨证的各种组合进行治疗，应对疾病的变化，就能够从容不迫。实际上，根据我的认识，传统中医体系才是最接近能与所有疾病抗争的医学体系。

我在《脉解伤寒》中提到过，传统中医诊断技术中最重要的部分——脉诊，需要手把手地传承，但是由于各派之间秘而不宣、外族入侵、战乱损毁、天灾人祸等因素的影响，几乎失传。《伤寒论》一书记述的主要是以"证"为主的辨证诊断方式，最大程度地减少了医生由于无缘学得传统脉诊来为患者进行诊断，不能获取详尽、全面、客观的诊断信息，从而不能很好地遣方用药进行治疗所引起的缺憾，但是仅依靠辨证和简单的脉诊，想要驾驭六经同治的方法，去挑战治愈高难度的疾病，几乎是不可能的。只有极少数如"麻黄升麻汤"这样的方剂，体现出真正六经同治的思路和影子，为后人留下了宝贵的线索。

后世医家，一直延用方证对应的体系，虽然也用六经辨证，但停留在一维、二维的状态，不能充分发挥六经系统的非凡治疗作用。我有幸机缘巧合，得蒙汉默医生领进脉诊之门，学得脉诊的基础技巧，犹如学会走路的方法，才能够在之后自己摸索和实践，在经典著作的帮助下慢慢跑起来，回归到传统脉诊的世界。又蒙杨师完人启发思路，建立了治疗疾病的大局观及对厥阴病临床常见形式的初步认识，更有大量患者多年来不离不弃的信任配合，经过不懈的努力探索，反复临床验证，终于完善了传统脉诊3.0版诊断体系，在它的引导下，看清了临床各种疾病的真实全貌，那就是：疾病的发生，无论轻重、大小、缓急，都是一个立体、多面、全方位的综合过程。几乎所有疾病都是六经或五经同病，连四经、三经同病都很少出现，更遑论二经、一经疾病的发生概率了。因此，需要在传统脉诊指导下对这些复合病机进行逐一精确的诊断和有针对性的综合治疗，才有治愈各种疾病的可能，也才能真正迈进六经体系的三维境界，最大程度地发挥它的价值。

虽然西医借助科技的发展一直在飞速进步，但在临床中还是有大量疾病无法治愈。暂且不论越来越多的癌症、免疫系统疾病、肌萎缩侧索硬化（渐冻症）等疑难杂症，即使已经被认定为常见病的高血压、中风、糖尿病、心脏病等，西医也只能对症治疗，对于其根本发病原因不甚了了，更不要提根治的希望了。当年我以一腔热忱初学《伤寒论》之时，执着地相信只要熟练掌握《伤寒论》，就可以治疗所有的疾病，结果在治疗大病、重病、难病的时候，却屡屡失败，眼睁睁地看着我的患者和亲人失去宝贵的生命却无能为力。我甚至开始怀疑仲师的六经治疗体系。如今，凭借完善的传统脉诊3.0版诊断体系的诊断指导，我终于回归了六经体系三维境界的高度，临床中90%以上的内科病都可以借助这个诊断体系明确疾病的复合病机，进而找到解决方案，挽救患者于生死之间。

通过前文的病例分享可以看出，无论疾病的治疗难度多大，我的诊断不离六经，治疗不离六经，而最终的治疗方案、药味的选取、剂量的加减都是经方的组合，没有加入一个后世的药方和药味，便足以在治疗复杂疾病时取得惊人的疗效。经由此途径，我得以窥见古中医的诊疗风采，亦衷心希望对传统医学抱有坚定信心、立志救死扶伤的有缘医师们能够加入到这个体系中来，让充满大智慧的传统中医学重新振兴，再现辉煌，拯救苍生。而于热爱中医的医师本人，若能在传统脉诊3.0版诊断体系的诊断指导下，辨清千变万化的疾病的内在病机而施治，实在是非常有趣和有意义的一件事情，绝不枉费热爱中医的一生。

至此，这本《〈脉解伤寒〉临证指南》的上篇即将结束。在《脉解伤寒》撰写结束的时候，我分享了近三十年中医临床的深刻体会："观其脉证，知犯何逆，随脉治之"。在本书上篇结束之际，同样要跟大家分享我中医生涯一路走来的指路法宝，那就是《伤寒论》的序言：

观今之医，不念思求经旨，以演其所知，各承家技，始终顺旧。省疾问病，务在口给，相对斯须，便处汤药；按寸不及尺，握手不及足，人迎、趺阳，三部不参，动数发息，不满五十，短期未知决诊，九候曾无仿佛；明堂阙庭，尽不见察，所谓窥管而已。夫欲视死别生，实为难矣。

对于诵读数千遍的这段序言，历来已经有很多人做过翻译解读，我的理解翻译如下：

看看如今天下的医生，不花心思去研读经典中的要旨，仔细推演背后的深意，却只是各自继承家传的有限经验，不知灵活运用，只知刻舟求剑。看诊患者时，只是询问症状，相对而坐不过片刻功夫，便处方用药。诊脉时，探查了寸口脉，却没有仔细探查尺肤；诊了手腕部的寸口脉，却不摸足部的趺阳脉。**寸口、人迎、趺阳**，三部脉互相不参考、不校对、不验证，即使摸脉也不过须臾，连五十下脉动都没有候满就草草结束，这样短时间而不全面的诊断，如何能够指导医生做出正确的判断？更不要提**三部九候脉法**了，这套脉法的应用就仿佛根本不存在一样；面诊也不仔细地观察，只是随便打量一下，得窥一二便作罢。以这样的方式诊断，想要判断疾病的轻重缓急、辨别生死，获知疾病深层的病因来进行治疗，实在是太困难了。

如今我回归全套的传统脉法诊断体系，在它的指引下治疗各类疾病，如鱼得水，才再次领悟仲师的深意，如本书序言所述：

◎"寸口脉法"，就是《脉解伤寒》及本书介绍的传统脉诊 1.0 版诊断体系。

◎"寸口、人迎、趺阳脉三部合参脉法"，就是本书介绍的传统脉诊 2.0 版诊断体系。

◎"三部九候"脉法，在本书中，我称之为"五脏脉法"，是可以精确探查五脏虚实寒热状态的高级脉法诊断体系。

以上三套脉诊诊断体系综合在一起，用于脉诊诊断，即为本书介绍的

"传统脉诊 3.0 版诊断体系"，也正是仲师在《伤寒论》序言中强调的脉诊体系，这才是能够指导《伤寒论》六经理论深入全面临证的诊断体系。如今分享给大家，希望大家和我一样，成为仲师所期望的真正的中医师，走入古中医曾经达到的巅峰之境。

下·篇

　　本书的下篇由数篇独立的文章集结而成。由我的助手、大学同学，也是我的夫人夏一天撰写的纪实文学《老公学脉记》，记录了我作为一名普通中医人曲折的中医生涯成长经历，以鼓励后学。其余为历年来我在不同场合及《脉解伤寒》微信读书群与各位医生一起学习探讨专业知识的部分语音讲座文字整理稿，所收录的内容均是对于中医学习非常必要的基础知识及在临床应用中特别重要和实用的知识点，与上篇内容相互配合，提供一种思路和参考。部分节选内容曾经发表在公众号上，但收录于本书时做了增补和删改。所有语音讲座的记录及文字转换工作均由参加学习的高源医生完成，在此特别表示感谢。

　　关于下篇需要说明的是，与专业内容相关的部分所提及的医案，从病史的收集、脉表的记录到讲解分析都是基于传统脉诊 1.0 版诊断体系，所以和上篇医案格式不太一样，并没有保持一致。

老公学脉记

夏一天

写在前面的话：

2014 年，我与中医朋友微信聊天，一时有感而发写成此文。后经修改增补内容，在网络上转载，引起了不小的反响，很多朋友经由此文认识了我和唐医生。如今距这篇网络文章发表已经过去了 10 年，其后又发生了很多事情，令我感慨万千，唐医生和我一时仿佛消失在人群中。在唐医生的第二本著作成书之际，将这篇《老公学脉记》补全，与其他专业语音讲座文字整理稿一并放在下篇，讲述我们与飞龙脉法、与传统脉法的比较完整的故事。

上

微信聊天，我"大放厥词"：我们的中医是那么珍贵、那么华丽的瑰宝，拿它来换取名利？岂不是太可惜了！诸多密友嗤之以鼻，感慨之余，与大家分享我们——唐绍华和夏一天——两个普普通通的中医人 20 多年来学习中医的传奇故事。

当然，主要是介绍我老公（唐绍华），他自始至终都是我故事里的主角。获得高中奥林匹克数学七省联赛冠军，以保送清华大学的成绩迷上中医，并报考了北京中医药大学，是我老公所在的重点高中最大的新闻和遗憾，那时候，对于年轻人而言，学中医似乎是没理想、没前途的选择。不像现在，中医专业越来越受到大家的重视。我想这也是他能几十年如一日痴迷中医，初心不改、激情不退、享受寂寞的原因，因为，最好的工作学习动力就是他喜欢，是他的兴趣爱好，而且一直喜欢。

进入大学，对于将大量的时间和课时投入西医基础课的学习，而中医四大经典都变成选修课的这种教学方式，他非常不满意。虽然不乏遇到好老师，但大部分时间他都在图书馆自学，嫌老师教得太慢、太浅，不过瘾。他的专业课学得很好，但那些非专业课程的成绩就很一般，因此毕业时并不是班上拔尖的毕业生。后来得以分配在中国中医研究院西苑医院工作，缘于他曾经获得全国高等学院武术比赛太极拳冠军，加分不少。

西苑医院算是中医界里的一所好医院，分配到单位，错过了国家分配住房的黄金年代，我们两个外地人，结婚四年，都还在各住各的集体宿舍，这种状况一直持续到离开中国。这是直接导致我们出国的原因之一。刚参加工作时，科室轮转，他立刻觉得大事不妙，因为虽然这是一所中西医结合医院，但那时已经西化得很严重了，在大医院里工作，西医不好简直是举步维艰，他一门心思学了五年中医，西医学得差强人意，只好临时恶补西医，临阵磨枪，不快也光。我想很多中医院校的毕业生也面临过同样的问题。不过还是有令人鼓舞的事情发生。他在外科轮转时，有位单纯性肝硬化腹水患者因为内科床位满员，被分配到外科住院，由他管床医治，他便给予患者纯中医治疗。另一位同样情况的患者，由另一位医生管床医治，采用纯西医治疗。他给患者处方十枣汤，并以补脾胃的中药护胃气，让家属在病房里给患者艾灸。最让人惊讶的是，他在请示了外科主任后，把在无菌操作下抽出来的腹水给患者输了回去。这个想法从来没人提出过，所以科里的医生和护士都非常好奇并积极参与。结果没几天，患者就躺着进来，溜达着出院了，送来了医院外科建科以来的第一面锦旗。而另一位腹水患者只单纯采用西医抽腹水治疗，没几天就去世了。这件事让他又一次坚定了学习中医的信心。（需要特别补充说明的是，只有单纯性肝硬化腹水的患者才能尝试腹水回输的方法，如果是癌性腹水，是不能考虑这个方法的。）

轮转结束，他终于定在了肿瘤科，作为医院肿瘤科的建科元老，他还是很安心的。不过那时候我已经一门心思地想出国了。他当时是完全不同意的，说中医的根在中国，中医是他的命根子，他哪也不要去。除了居无定所，无法安居乐业外，还有一个促使我出国的原因，那就是我觉得以他的低情商和不谙人情世故的性格，继续坚守现在的工作会永无出头之日。他在科室的会诊会议上，多次反驳主任和比他资深的医生，指出他们的中医治疗方案错误。我每每提醒他不要这样，要注意沟通的方式方法，况且他的想法也不一定就是对的，但他那时候初出茅庐，傲得很，不知深浅，不听劝说。他的理由是，如果不当面提，按照错误的方案治下去，受苦的是患者。他如此恣意妄为，我想他再这样下去，就别想晋升职称、别想在医院立足了。

不得不佩服的是他的主任，非常大度和果敢，有大格局，很能容忍他的放肆，当然对于我老公在中医上的牛劲她也是很赞赏的。后来他跟主任说，化疗后用的升高白细胞的西药太贵了，有些患者用不起，能不能试试穴位注射。主任很支持，之后就做了对比试验，发现足三里穴位注射以后，化疗后患者的白细胞升高结果与 800 元一针的西药治疗结果几乎相同。用穴位注射的方法，为负担不起昂贵西药的患者省了不少钱，那可是在 1998 年，钱还是很值钱的。

我一直张罗出国，他一点也不管，我让他学习英语准备一下，他却有一搭没一搭的。我就说："我负责把你带出国，你负责出国后养活我，我能干活吃得又少，还不挑穿、不挑住。"他很被动，因为他根本不想出国。最后，他终于行动起来学习英语的原因是，工资少，实在无力负担在北京的房租，他无意中抢到了医院病房楼的一间全地下室，和医院的民工们住在一起。有一天他下夜班睡觉时，一窝一尺长的大老鼠在他的上铺跑来跑去，露头看着他，还冲他吱吱叫，他觉得人前他是受人尊敬的医生，人后却和老鼠一窝，不能再这样下去了，需要改变。今天回想起来，我真的很感谢那窝老鼠。

终于要走了，开欢送会时他的主任对他说："小唐，位置我给你留着，如果你出去不满意，半年以内回来我还要你，到时候你考我的研究生。"

一到加拿大，立刻傻眼，没人认识他，没有现成的医院或诊所的职位等着他，没有西医执照，使用西医治疗就是违法行为。西医生、西医院彻底排斥中医。加拿大的西医诊疗全免费，看中医、针灸治疗却都要患者自费。那时候他治病也不能保证每个患者都有立竿见影的效果，三帖药下去，两次没效患者就走了。在加拿大，用中医诊病靠的是疗效，不是背景和头衔。回看过往，我觉得这正是他取得中医诊疗水平长足进步的契机。因为来到了一个完全模拟古代中医行医环境的地方，对于中医师的水平和治疗效果有很高的要求，于是我们走上了漫漫求学之路。

书是一箱一箱地往这边运，学习班是一个一个地参加。好老师们在国外倒是很肯教的，只要肯出钱，老师就教。我一想，只要老师肯教，能用钱解决的，就不是问题。那些年，我们赚的钱几乎全用在学习上了，甚至上过每小时800美元的专业课。我粗略算了算，这些年花费在学习上的费用，几十万加拿大元总是有的。那时候真是穷啊，好在我们都不介意吃穿，生活消费非常低，尚能度日。我老公吃、穿、住、行什么都不讲究，就爱学中医、看医书，这点热爱我得满足他，所以，那时候已知的与中医、针灸有关的知识他都学过了。看专业书更是夜以继日，从不间断，堪比高考前的日日夜夜。可是诸如《伤寒论》一类的经典，从大学一年级就开始看，文字都能看懂，实际应用效果却不理想、不稳定。倒是后世医家的一些方药，在临床中尚能发挥些作用。

他呢，有个优点，就是学什么都要刨根问底，要学透机理，而不是单纯地学用法。他恨不得比教课老师还要学得透彻，完全不吝惜花费精力和时间，这样学下来，在临床治疗的时候，效果自然就很好。眼看着认可他的患者越来越多，我也很高兴。可他总是在学透了一门技艺后对我说，他要找的不是这个，这个不"究竟"。他每次学了治疗新手段，都需要在临床上实践，总要有个从生疏到熟练的过程，所以我们诊所的患者数量就一次次几乎归零，再重新来过，可是他为了追求更全面、更完善的治疗结果，一点也不在乎。我常常想，这个世界上可能只有同样热爱中医的我才能和他一起如此甘之若饴地煎熬了。

他也有想不开的时候。有的患者没钱治病，我就减少收费，他便跟我生气。他说看似他只扎了几针、开了个小方，可背后下了多少功夫只有他自己最清楚，收费已经很便宜了，为什么还要减少，难道医生不用生活吗？并且学习的费用还那么贵。我说："你好好想想，一个医生，只有有了医德，有了同情心，医术才能进步。"他不认可，愤愤不平，想不通，说自己医德挺好的，一心为患者着想，努力提高专业水平，医德只与医术的高低有关系，与金钱有什么关系？我说："你那是一心为治病着想，少了个'人'字。"他嫌我滥好人。这件事情挺困扰我俩的，一方面，他日夜的辛苦我都看在眼里，心疼他；另一方面，又觉得我也没错，因为我自己生病求医的经历，看见患者我就觉得可怜，常常心软。

过了几年，这件事一直横梗在我们之间，偶尔为此争执。有一天他很高兴，突然说把这个问题想通了。我很好奇，我以三寸不烂之舌反复劝说都没有说通他，他怎么就自己想通了呢？他说，纠结收费的原因是认为医术是他辛苦学来的，现在才想通，学到的医术都不单是自己学来的，是老天爷看他适合，送给他保管的治病的钥匙，患者生病了，就像某个地方被锁住了，来向他借钥匙开锁而已，他只是钥匙保管员，不是什么高明的医生，收多少钱也就不需要再纠结了。我听了很感动，这是他自己想通的，所以从此以后他就解放了自己的思想，医术也更上了一层楼。

另一个困扰他的问题是，在治疗非常富有或有名望或关系很好的患者时，即使普通的疾病，效果也不理想。后来他发现，是因为自己将自己限制住了，就像给帝王看病，心有挂碍，想用的方法便使不出来了。后来索性不看任何新闻报道，也不深交朋友，加之加拿大的特殊环境，我们谁也不认识，不论是谁，来到我们诊所都一视同仁，谁紧急，谁优先。

其实对我们影响最大的是韩国电视剧《神医许俊》（又译为《医道》），讲述了与我国医家李时珍同时代的高丽名医"许俊"的故事。我和老公为了这部电视剧，破天荒地歇业一周，这也是我老公从小到大第一次看电视剧（以前因为不感兴趣，从来不看电视剧和电影）。这部电视剧编写得非常好，比任何医德教育课都实际、客观、深入，教给我们很多怎样做才能成为一个真正的医生的道理，帮助我们正确面对和解决每位医生都会遇到的难题，包括前文讲到的如何收费，如何对待有权势的患者，如何对待到手的名利，如何与同行打交道，如何分享经验，如何对待患者的误解和刁难，如何对待生活中的取舍，等等。这些需要得到的教育，看似与医术没有关系实则关系重大的方方面面，我们都从这部电视剧里学会了。我在此特别提出来的原因是，自从看了这部电视剧并学习它教导的为人处世的方法以后，我们生活、命运和求学的道路完全改变了。学习了"医道"，从此开始走向一条学习治疗"人"，而不是治"病"的真正的医道之路。

我老公原来很看重学到的经验技术，不轻易分享出来，自从看了那部电视剧思想改变以后，不仅解放了自己，好事情还一桩接着一桩，他最渴望遇到的好老师也一个个接踵而至，学得十分过瘾。随之而来的，治病的疗效得到了长足的提高。中医生活虽然很开心，但那时候他依然没有找到他所谓的"中医里面很究竟"的东西。那部电视剧里特意提到："其实对于一位医生来说，最好的老师就是病人。"患者把病症详尽地呈现出来，只要肯用心总结和观察，医生能从患者身上学会很多东西。他的很多临床经验，正是通过这种方式获得的，也正是通过这个途径，他体悟到不能迷信权威，不论这个权威是人还是经典著作，疗效是检验一切的唯一标准。当把每位患者都看作自己的老师时，还有什么理由不尊重他们、不竭尽全力医治他们呢？

生活在静静地流淌，我老公治疗的本事学了一大箩筐，可他还是总说没有找到"究竟"的东西。我问他："到底什么才是你要找的'究竟'的东西呢？"他说，在治疗时，很多患者有立竿见影的效果，但他知道这只是解决了一时之痛，看似好了，但病根没有祛除，不管过了多久，总还是要病回来的。还有，有时候对于患者，寒治也对，热治也对，这其中的道理究竟是什么呢？他搞不清楚。如果仅凭经验治疗，犹如刻舟求剑，总是不放心，也不能次次重现。他不要做那种仅凭经验去撞大运的医生，他要找到能把病机病因看得清清楚楚、然后祛除病根的方法。我听完就开玩笑地说："不是有一种说法是人的病都是由心而有、由心而生的吗？世法中哪有什么可以真正根治疾病的妙法呢？"他说，如果将来他得了和患者一样的病，却治不好，比如癌症，治了那么多，却不是每个人都能起效，如果恰巧他就是那个治不好的患者怎么办？我说："就你这要求？也太高了吧，去哪里找啊！"他说："一定有的，只是还没有找到。"我就拍拍他的脑袋说："醒醒吧，唐医生，你迷得太深了。"

有一天他说，"究竟"没找到，但是他找到了为什么找不到"究竟"的原因，我就冲他一拱手，说："愿闻其详"。他说，现在不论用什么方法，治疗时对于疾病的中医病因和病机都把握得不是很精准，就像武器库里有很多得力的武器，但是目标不精准，便无法判断哪一件才是最合适的武器，要靠一点点积攒的临床经验来判断治疗的方向、决定治疗的思路，实在太慢太不全面了。就像以管窥豹，总是不能看清疾病的全局。造成这个状况的原因，不是治疗水平不够，而是诊断水平跟不上。我说："经过那几年在医院的历练，西医诊断也有一定的水平，你不是能读懂各种西医理化检查指标吗？CT、心电图都读得很熟练。还有就是，你不是也会摸脉吗？望、闻、问、切，中医四诊都没落下，还有什么不够？难道你现在看病就不摸脉吗？"他告诉我，他看病的时候是要摸脉的，也能摸到东西，但是自己不满意。脉诊，摸到什么程度，能获得多少信息，是有很多层次的。他觉得他摸脉所能达到的程度根本不够用，在学校学到的不多，自己在临床上摸索也是雾里看花，"心中易了，指下难明"。实际上呢，是因为"心中不了"才"指下难明"的。他还高谈阔论道："今天的中医之所以没落，不是因为治疗方法不够用，而是因为诊断方法，也就是脉诊的失传和湮没，使得中医师们无法正确做出全面的诊断，缺少一双明亮的眼睛来看清疾病的本质和原因，不能选择早就存在了的具有良好效果的治疗方法，在起步时便输掉了。现在更是发展到用西医的各种病名和诊断来指导中医的治疗思路，放弃了我们中医最高明的理论指导部分，才会导致中医没落的。为什么现在西医在临床上居于主导地位？不是它的治疗水平有多高，而是因为科技的发展使它的诊断水平越来越高，才会让大家觉得它很发达。实际上，虽然现代西医的治疗方法在从起步到现在近五百年的时间里一直在发展，但是大部分发展局限于外科手术和侵入性治疗，在内科病的治疗方面，与中医比较，也就是从幼儿园成长到小学生而已，对于疾病真正原因的认识和治疗的水平远远赶不上身为博导的中医。"

对于他这些"离经叛道"的论调，这么多年来也就只有我这么一位听众。我说："那你多看书啊，什么《脉经》《濒湖脉学》，有的是关于脉学的经典著作。"他却嗤之以鼻："给你十本奥运游泳冠军写的关于游泳的书你看看，你就会游泳了吗？得下水游、有人教才行。"我一听就觉得他又开始挑战"Impossible Mission"（不可能任务）了。学中医的人都知道，脉诊这个东西是不是真实存在，有没有经典著作中记载的那么神奇，至今还在被不停地质疑和争论，就算确有其事，可能也是家族内部的秘法，我们既无背景又没有多少钱，要去哪里才能学到呢？我说出对脉诊的怀疑，他便反驳我："不要因为自己的浅薄和无缘识得庐山真面目，就随便否定经典和古人的记载。如果是谎言，怎么可能流传两千多年呢？"他坚定地认为中医能够治疗各种疾病，而且效果很好，治不好病的唯一原因是自己学得不够深入。根据我们过往学习其他技能的经验，我想想他说的也对，关于脉诊，我们甚至没有学过，为什么要质疑它的真实性呢？

可是，谁会教他脉诊呢？去哪里学呢？这好像是难于登天的事情。我便告诉他："你又在发梦了。"他摆出那副我常见的模样，瞪大眼睛天真地对我说："错，不是在发梦，是有梦想！梦想嘛，总是要有的，万一实现了呢？"

我就嘲笑他说："你没看过《红楼梦》，总看过《三国演义》吧，你现在特别像里面的一个人物，知道是谁吗？"他立刻高兴地问："是不是吕布？玉树临风？"我说："错，是那个仰着脖子，顶着一片方巾，领着小童过江的蒋干，自以为是。"他立刻不搭理我了，嫌我取笑他的梦想。不过说笑归说笑，这个"Impossible Mission"要怎么来实现呢？

自从我们看了电视剧《神医许俊》，并尽量按照剧中教导的医道来做人做事后，好事接连不断，求学也不像以前那么艰难了。他一边研读各种关于脉诊的书籍，了解公开教授的脉法体系，一边找老师，虽然心得体会很多，但总觉得没有一个符合他对中医脉诊的要求。找了一阵子，毫无头绪，我俩一合计，不如来祈愿，许个愿。我说："这次许愿学习的脉诊不同以往，是中医这个王冠上最大的宝石，要许个大愿才能换回来（当然后来学会了我才知道，它不是宝石，而是通往宝库的钥匙）。干脆你就发愿，不论以什么途径、花多少钱，不管多么困难，都要学到脉诊。如果能学会想要的脉诊，都毫无保留地教给想学习的人，不要让像你一样热爱中医的人再走你这样艰辛的道路。"他听了深以为然，就郑重立下誓愿。

2008年11月，立下誓愿尚不足1个月，有一天，他在自己近千本中医藏书前检阅，抽出了一本在书架上尘封了四年砖头厚的英文原版书，作者是 Dr.Leon Hammer，书名是 *Chinese Pulse Diagnosis*，是一位资深的美国心理医生撰写的关于脉诊的书籍。就是这么一抽，开启了我们中医生命的新纪元，展现给我们另一段传奇。

这本在书架上搁置了近四年的书，是温哥华的一位医生朋友推荐给我们的。多年前，在一次聊天中提到脉诊，他就顺手拿给我们看这本书，是几年前在一个学术交流会上，这位美国作者讲学时他买的。因为我老公一直对脉诊感兴趣，所以粗略一翻，立刻就从亚马逊订购回来。我之所以对这本书印象深刻，第一，它对当时的我们来说很贵，要144美元；第二，它很厚。买回来后，我老公一翻，繁复无比，主要还是当时对脉诊的认识不够深、水平不够高，心存骄傲，先入为主地认为外国人写不好脉诊，所以一翻之下看不明白，就束之高阁了。因为书很贵，我当时还觉得挺可惜的。现在时隔几年，我老公又重新打开了它。他以当时对脉诊的认识水平一看，居然所有他需要的关于脉诊的细节都记录在这本书里，与他对传统脉法的认识完全一致。他大吃一惊，这是何方神圣，写得这么翔实、到位，这绝不是一个外国人可以写得出来的，一定有高人在背后指点，是有传承的。他激动得满地乱转，连连对我说："赶紧，关门，歇业，我要好好看这本书。"毕竟是英文专业著作，而且厚达800多页，不像中文书看起来那么容易，那一年的年底，我们关诊了近1个月，他从早到晚夜以继日地看，终于把这本书读透了。读完后他斩钉截铁地说："我要去找他，跟他学脉诊。"这，就是飞龙脉法，它让我们找到了开启中医宝库的金钥匙。

飞龙脉法（沈-汉默现代脉法）最早可以追溯到《濒湖脉学》，传承于"孟河医派"。孟河为现江苏省内的孟河镇，曾经云集了中医近代历史上有名的"费""马""丁""巢"四大医家，医术高明，因出过几代御医而闻名。其中的丁甘仁（1866—1926），是孟河医派的代表人物之一，他突破了以家传和师带徒培养后学的中医教学模式，联合当时的名医，于1917年创办了中国近代第一所中医学校——上海中医专门学校（今上海中医药大学的前身），并亲自编写教材。他所著述的《脉学辑要》《医经辑要》《药性辑要》等讲义均为早年上海中医专门学校的教材。更邀请当时的名医谢观担任校长，曹颖甫任教务长。中华人民共和国成立后曾担任上海中医学院院长的程门雪、黄文东，以及中华人民共和国成立前后的著名中医丁济万、曹仲衡、刘佐彤、王一仁、盛梦仙、张伯臾、秦伯未、许半龙、陈耀堂、章次公、王慎轩、陈存仁等，均为早期毕业于上海中医专门学校的高材生。飞龙脉法的传承人沈鹤峰（John Shen）医师（1914—2000）就毕业于早期的上海中医专门学校，并进一步成为丁甘仁的衣钵继承人、其孙丁济万的入室弟子。沈医师于1971年移居美国，开始在美国的行医授徒生涯。到美国之初，即与美国心理医师汉默结识，开始了长达近30年的亦师亦友的合作关系。在汉默医师的大力帮助下，沈医师在纽约开设了自己的诊所，对中医在北美的发展做出了很多贡献，成为北美中医学的泰斗，现在北美很多著名的中医师，如Giovanni Maciocia、Jane Lyttleton、Lonny Jarrett、Peter Deadman，都曾经是他的学生。后期沈医师更成为好莱坞众多明星的专属中医师，为他们所爱戴和追捧。

汉默医师（Dr.Leon Hammer）毕业于康奈尔大学医学系，是一位成功的西医心理医生，在其工作的领域颇有名气，尤其擅长心理疾病的治疗。和很多优秀的西医生一样，经过多年的西医临床，他发现西医对疾病的治疗存在很大的局限性，单纯的西医治疗往往很难真正帮助患者脱离病痛，尤其是一些复杂病例。于是他尝试合用中药针灸治疗，并取得了很好的疗效，这促使他花费更多的时间和精力学习中医，他曾跟随西方著名的中医师麦加嘉和凡布仑学习。随着对中医的不断了解，汉默医生越来越着迷于博大精深的中医学。1973 年，汉默医生在纽约第一次和沈医生相遇，立刻为沈医生高超的脉诊技艺所折服，从此跟随沈医生开始长达 27 年的学习。在最初的 8 年时间里，像所有学习脉法的中国学生一样，汉默医生每周有 3 个下午跟随沈医生出门诊，沈医生也像所有教授脉法的传统老师一样，一点点地指导他学习。之后近 20 年的时间里，汉默医生继续跟随沈医生学习，不断提高脉诊技术，直到 2000 年沈医生去世。在此期间，汉默医生除跟随沈医生学习脉诊外，还将所学到的脉诊体系和脉诊经验坚持不断地整理和总结，并对其中的疑问向沈医生寻求答案。最终在征得沈医生的同意后，于 2002 年出版了沈医生和汉默医生共同的创作结晶——《中医脉诊学》（*Chinese Pulse Diagnosis*），将他几十年学到的脉诊精髓公之于众，从此开创了中医脉诊学习的一片新天地。

《中医脉诊学》（*Chinese Pulse Diagnosis*）不同于以往历代有关脉诊的书籍，该书的独特之处在于：

第一，作者之一的沈医生具有深厚、全面的脉诊和中医功底，由于他无私的传授，将保存于孟河医派和亚洲（包括中国和东南亚一带）民间的其他秘密脉法，这些有着长达六百多年历史的绝技公之于众。

第二，主要著者汉默医生的身份和经历特殊——他是一位受过严谨的西医学教育的高级精神科医生，是跟随沈医生学习脉诊长达近 30 年的中医师，是对中医怀有无比热诚和坚持的好医生，他以外国人的思维方式，从一个中医学历史上从未有过的角度和认知，跳出了中医脉诊传统的学习和教授方式，创立了一套独特的教学体系，使不可言传、只能身教的脉诊知识第一次以逻辑严谨的文字和形象的图谱详细具体地被表述了出来。

写到这里，大家一定和当初的我们一样激动和高兴，以为我们就此能走上中医学习的康庄大道。事实上我们想错了，从来都是好事多磨的，离美好的结局还差得太远，我们在不知不觉中走入了黎明前的黑暗。

我上网查来查去，通过电话、电子邮件联络汉默医生，自然是杳无音讯。最后终于联络到汉默医生的助手，通过电子邮件回复我们："想要学习飞龙脉法，必须从初级班开始，汉默医生现在只教高级班了。"于是又转去联系初级班。飞龙脉法的初级班和中级班都是由汉默医生认证的老师来教授的，当时共有11位老师，分布在世界各地。我一查，学费出乎意料的便宜，为期三天的学习班，当时只要400加拿大元左右，相较于我们学过的其他课程，简直太划算了。恰逢有一个学习班即将在我们附近的维多利亚市开课，坐渡轮过去只需要两小时。于是我赶紧联系，被告知已经满员了，我便交钱上了候补名单。这种学习班是有名额限制的，通常12~16人，需要老师手把手地教学，对脉模逐一摸脉体会，因为这套脉法的教授体系较为完善和系统，才能使学习者花最少的时间学会脉诊。我老公从第一次上课到学会这套脉法共用时27天（上课9次，每次3天），脉诊诊断81例脉模。

看到这里，你一定摩拳擦掌了，"什么？只要27天？我也能学出来！"不要激动，我也学了同样的时间，但我就没有学出来。为什么呢？听我慢慢道来。

第一个学习班满员了，老公在家里满眼放光地说："我还是要去，我交钱，不让我进去听，站在教室外面听还不成吗？"我一口答应："成！"说得信心满满，我们就兴冲冲地去了。一路上，我们不厚道地期盼有人缺席，这样我们就能顶上去。世上无难事，只怕有心人，竟然真的有人缺席，老公顺理成章顶了进去。说实话，那三天什么也没有学到，因为美国来的老师的助手在边境被拒签，只能由老师自己教18个学生，完全应付不来。不过我们因为参加了初级班，获得了毕业证（我虽然没有办法进教室，但因为交了钱、做了脉诊模特，也获得了毕业证），得以马上取得了在旧金山中级班上课的资格。

中级班的老师是Dr.Brian La Forgia，此后我们跟随他学习了5次中级班课程。在我们的中医生涯中，第一次真正跟随一位老师手把手地学习脉诊，每一个脉位的确定，指下力道的使用，不同体型人群气层、血层、脏层所需要使用的取脉力道，老师都逐一教授，老师甚至把他的手放在我们的手上一起往下使力，然后交换位置，让我们把手放在他的手上，带着我们找诊脉的感觉。然后逐一摸模特的脉象，老师摸完马上让学生上手摸，每个脉位是什么脉象，讲解得清清楚楚。这才是真正的脉诊学习！这就是我们想要的学习方式！而这个毫无保留地教授我们中医脉诊的老师，却是个外国人！！！

我和老公在课堂上激动得四目相对眼泪直流，把老师和外国同学们都吓了一跳。飞龙脉法的认证老师们，每一位都是这么教授的，而且如果在同一个时段请11位认证老师摸同一个病例的脉，他们获得的脉诊结果是完全一致的，给中医师之间通过异地脉诊沟通病情提供了可能性，突破了中医界"十个医生号出十种脉诊结果"的"常态"。

中级班学习回来后生活、工作全乱套了，因为学了这种脉法，诊脉时指下一下子多了无数感觉，但由于是初学，还无法一一辨清，只能不断练习。那段时间什么时候看见我老公，他都是双手交握摸着自己的脉，睡觉前、醒来时、睡着时、等红灯时、吃饭时、炒菜等出锅时，只要不需要使用双手，他就立刻开始练习。每次我半夜醒来，我的手一定是被睡着的他抓在手里的，比谈恋爱时还要亲切，他总是摸着脉就睡着了。原来他看诊一位患者也就用10~15分钟，现在摸脉就将近1小时，诊所的日程大乱，我只能忙不迭地调整。感恩的是，我们的患者都极有耐心，相当配合。他们知道，唐医生满心满意考虑的都是患者，总能给大家带来治愈的希望。我老公就像刚刚有了眼睛能看清世界的人，在脉诊的天地里，这看看，那看看，徜徉在脉诊带给他的巨大信息和喜悦中。

虽然只参加了一个初级班和一个中级班，我们还是非常想面见泰斗汉默医生，如果能够直接跟他学习，那该会有怎样巨大的进步啊！为了我老公，我继续写电子邮件给他的助手，一封接着一封，都是长长的恳求之信。我当时想，就算没有办法跟他学习，也想见上一面向他道谢，感谢他以一个外国人之力，传承下来中医里这么宝贵的东西，并且无私地教授出来。

功夫不负有心人，汉默医生终于给我们回信了，不过一再强调，由于没有参加足够的中级班学习，虽然他欢迎我们去和他私下见面，但是我们没有资格参加高级班。当时看了这封回信的喜悦激动之情，虽然到我写这篇文章的时候，已经过去了整整5年，但是仍然记忆犹新。我去买机票，旅行社的人都说没听过那个小地方，不知道在哪里，没有人从温哥华去过美国小城 Gainesville。我又找了一位我们的患者，他是加拿大非常著名的书法家和国画家，我们曾经一再婉拒他要给我们题字的美意，这次恳请他写了一幅大字和对联，装裱成框。我们扛着这份礼物，换了3趟飞机，花了30多小时，一路东飞，终于在2009年3月底见到了汉默医生。我俩一厢情愿地觉得，我们不是自己去的，而是代表所有热爱中医的中国人去的。

这个在我们人生中意义非凡的见面时刻实际上非常的普通，没有任何戏剧性的事情发生。没有背景音乐，也没有电闪雷鸣，在佛罗里达州懒洋洋的太阳下，两个穿着不入流风尘仆仆的学子，在一座矮矮的灰色平房外，见到了另一个穿着土里土气、身高不到1米6的小老头儿。

看见汉默医生，很难从外表上联想到他曾经是第二次世界大战时期的美国飞行员，他曾经是专业级别的小提琴演奏家，有一双极为敏锐灵巧的手，他曾经是美国著名的心理医生，放弃优越的生活，投身中医。他45岁才开始学习脉诊，为了推广脉诊，在72岁本应颐养天年的时候接手了倒闭的中医学校，按照自己的理念办学，让学生从一年级就开始学习脉诊。他能够用中医的脉诊断人生死，在远离中医故乡的角落里默默地传授和保存着中医最珍贵的打开宝库的钥匙——脉诊。

我们心里满满都是难以言喻的感叹。我觉得，汉默医生虽然不像我们这样激动，但他一定也很高兴，因为他说，他等了很多年，一直在等，想把学到的这套脉诊再还回给中国人，我们，是第一个如此急迫热情地来学习的中医师。他这样说有夸大赞誉之词，中国台湾的张文淮医师早于我们慧眼识宝，开始学习飞龙脉法，尽得其真传，并且是目前唯一取得飞龙脉法老师资格认证的中国人，也是目前16位认证老师中唯一用中文授课的老师，并经过多年的努力，于2015年5月，成功地将汉默医生所著飞龙脉法书籍精准完善地翻译为中文并出版（《当代中医脉诊精华手册》）。

原来，每年只开一次的高级班是为回炉深造的各位飞龙脉法认证老师，为有潜力即将成为脉诊老师的医生，以及汉默医生开办的学校的应届毕业生中的佼佼者而开办的，一般从中级班按部就班升上来的学员等很多年也不一定报得上名。而在此之前我们只参加过初级班和中级班，难怪他们坚拒我们的上课申请。好运又一次降临，有个学生的孩子生病住急诊，不能来参加学习，我老公又一次幸运地补位成功，我也赶紧申请加入脉诊模特行列。

泰斗，毕竟是泰斗，只三天的教授，我老公就找到了学脉诊的感觉，好像汉默医生不仅传授了技能，还将脉诊的灵魂传授给了他一样，擦亮了他的眼睛。临别在即，依依不舍，汉默医生对我们说："你们还是要回去学中级班，继续练习，明年，我等你们来。"从 Gainesville 回来以后，我们就追随着 Dr.Brian La Forgia，将他开的中级班一个一个地学起来，用我们不熟悉的外语，学着我们熟悉和喜爱的中医。是的，"一万年太长，只争朝夕"！我们在北美的各大城市穿梭，所有的城市在我们心里的印象就是公路、机场、旅馆、教室，没有一次顺路去游玩一番，因为时间紧迫啊。我们遇到的同学全是外国人，全部都是中医的热爱者，我们才知道，原来他们也和我们一样，很清贫，很孤独，很执着，深深热爱着中医。同学们有各种行业背景，可是当我们一次次和他们一起学习时，看着他们摸脉甚至比大部分中国的中医都好，那个时候，诸位同道，你们能体会我们的心情吗？是的，我们觉得很惭愧，我们凭什么骄傲，就因为我们是中国人吗？就因为中医是我们的瑰宝吗？这样下去，50 年，100 年，中医会在哪里兴旺？他们在干什么？在踏踏实实地学习，在务实啊！星星之火，可以燎原，我们又一次不仅收获了中医的知识技能，还学会了如何做人，深深体会到了"谦虚使人进步，骄傲使人落后"的道理。谁说不可以跟随外国人学习中医？还有很多在职的西医师，也在学习的队伍中，当然都是金发碧眼的外国人，他们都是在临床中感到了西医的缺陷，希望为患者寻求更好治疗方法的好医生。有一次下课聚餐，有一位医生跟我们说，他们像那种白皮黄心的番薯，皮肤是白的，心是黄的，虽然是外国人，却喜爱中医，学习中医。我还没来得及感动，我老公就马上接口说："我是 tangerine（橘子），皮是黄的，心也是黄的，我永远要做中医人。"引得大家哈哈大笑。

　　玩笑归玩笑，经过短期、密集、辛苦的学习，我们的脉诊技术有了长足的提高，但生活和事业却并没有因此顺利地进入灿烂的春天，反而进入了黎明前的黑暗，混乱不堪。首先，这套脉诊的指导意义与原来掌握的脉诊有很大的出入，在临床运用中就有了冲突，这样一来，难免在即时疗效上有的时候甚至不如以前，要如何取舍治疗的方案呢？是固守原有的成功治疗方案，还是大胆尝试，跟随这套脉诊的指导制订新的治疗方案，常常使我老公在用药、施针前踌躇不决。其次，这套脉诊具有准确的预见性，他使用后发现很多患者有可能罹患癌症等大病，以他一贯的性格，便直言相告，患者闻之无不大惊失色，但并不是每位患者都领情的。更重要的是，由于他尚未学到位，也并不是对每位患者的预测都能准确无误。再加上这套脉诊的前瞻性，有的患者脉诊显示有罹患大病的可能，但是马上做西医检查也检查不出异常，于是便发生了患者家属来诊所闹场的事情，指责我们"危言耸听，吓唬病人"。搞得我焦头烂额，四处救火。我一再跟他说："你不能再这么跟病人说了，就算真的有大病，又有几个人愿意听真话呢？癌症是什么？咱们中医根本没有这个病名，只有西医影像、病理检查结果确切的，才能称为癌症。你以一己之力，摸个脉就下结论，是不负责任的。你与其预断，不如治疗。我知道你是为病人着急，想给病人抢时间，但你不是生活在真空中，还是要面对现实的。"他听后长久地沉默。

最让我失望的是，因为学会了这套脉法欢欣雀跃，我一心想着还愿，迫切地想请老师来温哥华开班授课。老公不同意，让我别急，他想再等等。我的想法却是，脉诊是需要长时间积累磨练的技术，如果等到我们学成以后大家才开始学，那就要晚好久了，如果大家一起学习，一起切磋，岂不是会进步得更快。老公拗不过我，2010 年开始请 Dr.Brian 来温哥华开办了学习班，我们又搭时间又搭精力，分文未取，却以失败收场，三个学习班下来，没有一位医生愿意继续学下去。很难有人为了一个不确定的东西，推倒自己已经建起的高楼，从基础重新来过。

这到底是为什么呢？难道这次我们看走眼了吗？这套脉法并不是我们期待的那么好的技术吗？可是我们明明觉得它真的是块宝啊！问题究竟出在哪里呢？是的，这套脉法确实有问题，在经过了 6 年的学习运用以后，我们将初学者会面临的容易引起放弃的两大问题归纳总结如下，以供后学者参考：

第一，这套脉法是如此的精妙和细微，可是它精妙到有 88 种脉质，与传统脉学的 27 种脉质比较，对于中国人喜欢将事物大而化小、繁而化简的文化来说，实在是太多了。在中国，医生临床在有限时间内面对大量患者的情况下，要怎么使用它？——所以它不实用！

第二，由于汉默医生一点中文都不会，受到语言的限制，掌握中医基础理论知识的深度有局限，尽管脉诊诊断出神入化，可是用它来指导中医治疗的水平却很有限。取而代之的是，他运用擅长的心理学知识，创新了这些脉质用于诊断各种心理和精神疾病的意义，独创了中医脉诊与现代心理学及精神病学的联系，在这个方面发展得非常全面和深入透彻。然而，对于想靠飞龙脉法寻找中医病因病机和中医治疗方法的广大中医人来说——它不好用！

现在大家知道飞龙脉法的传授如此廉价、传播如此缓慢、我们的推广如此艰难的原因了吧。

那么，飞龙脉法究竟值不值得学下去、值不值得下工夫呢？是不是我老公要找的"究竟"的钥匙呢？在这条学习的道路上又只剩下了我们两个人。我和他多次长谈、反复分析，探讨飞龙脉法在临床运用中的方方面面。它真的有着非凡的蕴涵，它确实来源于古中医的传承，在实践中断续展现出的实力是那么惊艳、那么精准，在它的指导下，一旦准确判断中医病机，再难治的病都能有所撼动。我老公坚信，也许这套脉诊系统存在缺陷和不完善之处，但是他没有看走眼，飞龙脉法就是一块藏在石壳子里的美玉，缺少的就是有深厚中医功底的人花时间来打磨它、完善它，而他，就是具备这两项条件的那个人，而且是最不吝惜下工夫的那个人。

孤独的跋涉又一次开始了，这次，他没有老师，有的只是自己，还有一本本经典中名医们流传了几千年的"暗语"，待他一点点地解码，一点点地对应。当然了，还有更直接的因素激励着他。经过 4 年的磨练和探寻，他终于发现了飞龙脉法的上述两个"缺陷"，在它的基础上成功地还原了中医的传统脉法和用法，也用它打开了正式进入中医殿堂的大门，其中的艰辛，不足为外人道也。

飞龙脉法的第一个"缺点"，其实根本不算缺点。临床中的脉象，如果一种一种地算起来，何止 88 种，这 88 种只是最基本的脉象，而《濒湖脉学》中的 27 部脉，其实每一个都是复合脉，有时甚至是飞龙脉法中四五种脉的复合。不先学会分解，怎么可能将复合的脉质抽丝剥茧地摸清楚再指导临床运用呢？学习的时候只有由简入繁，才能学得透、学得清；运用的时候却要由繁入简，才能用得快、用得准。所以，不是飞龙脉法有缺陷，而是它所包含的内容是我们传统中医脉诊的基本要素。要如何将这些分离的要素组合还原出我们中医经典中记载的各种脉象，继而用以指导临床治疗，现在这条整合的道路我老公走过去了，也走通了，剩下的是什么呢？就是按脉查找前人总结了两千多年的治疗方法，遵照使用就可以了，从此以后，不用再寻找秘方秘法，所有的方法用对了都是秘方秘法。

第二个"缺点"，说这套脉法不好用，那是因为没能解码它与传统中医的链接，没有从学习用的基础脉法回归到实战用的临床脉法，无法用诊断结果指导复杂疾病的临床治疗。取而代之的，又走了脉诊与西医结合的路，当然还是走不远。可是即便这样，汉默医生也以他非凡的毅力和激情为中医脉诊的学习开创了一片新的天地，是将这套脉法传承下来的伟大医生。现在，这条回归传统脉法的路被走通了，我老公在借助它得以看懂和使用各部经典的时候，又一次惊叹古人的智慧和对于疾病治疗认识的高度。

那么"飞龙脉法"要不要学呢？如果有机会，我们建议想要掌握中医脉诊的同仁们能够参加学习，因为它是开启中医脉诊诊断应用的第一步，是脉诊入门最实用、最快捷的学习方法。只有学会了分解动作，才能做出组合动作。只有达到"心里了、手下了"能清楚辨别《濒湖脉学》记载的27部脉象的程度，且每个脉中的兼脉也能摸得一清二楚，才能称得上会摸脉！可是，如果以为学会它以后就一步登天，成为临床治疗的高手，也是不可能的，飞龙脉法只是提供了一个脉诊入门的最快捷的方法。更进一步，即使掌握了能指导临床治疗的传统脉法，脉诊也只是一项诊断方法，只是学习、理解、应用各种中医经典的一个客观诊断工具，要以此为诊断依据，分析出各脉象所代表的病因病机，再选择正确的治疗方法，才能有希望治愈疾病。中医是个工夫活，学中医的人想要达到多高的境界，完全取决于自己想下多少工夫。

千帆历尽，归于平淡，学会这套脉法最大的受益人就是我们自己。我第一次给高级班当脉诊模特时，汉默医生诊断我在一两年内会罹患大病，危及生命。通常被他这样下结论的患者，如果没有有效的治疗干预，预言往往不幸成真。对于这个诊断结果，我不感意外。我备受病痛的折磨，几度生死，从小到大，大小手术一个接一个，鬼门关一趟趟出入，中、西医看了又看，从会吃饭起，就吃药到如今了。我母亲的好朋友多年不见我，见到我时悲喜交集，感叹我竟然能活到这么大。汉默医生能诊断出我病入膏肓，对于有效的治疗却无能为力。我老公为了我和像我一样面临大病重病、时不我待的患者，拼命地学习，探索前进。现在，在我写这篇文章的此时此刻，离汉默医生的诊断已经过去了 5 年，我不仅活着，而且活得很好，我的脉在一点点改善，身体也在一点点变好，脉诊指导下的纯中医治疗在大病来临之前好几年，阻断了我走向死亡的脚步。而我老公，也终于借助脉诊这把钥匙，在《伤寒论》中找到了他在中医里走遍千山万水所要寻觅的"究竟"。在治病的时候，他不仅能治好患者的表面症状，更能在脉诊的帮助下，彻底干预和改变疾病的发展趋势。现在虽然还在继续努力中，不过终于走在了康庄大道上，迎来了我们中医生涯的春天。

看到这里，大家不会再当我是"大放厥词"了吧。中医是那么珍贵、那么华丽的瑰宝，拿它来换名利，岂不是太可惜了！还有什么比健康更重要、比实现一生追求的梦想更幸福的事情呢？我们还有什么理由不倾囊相出、不与大家分享学习经验呢？我常常惋惜，那些曾经学习飞龙脉法的同道们，如果当初不轻言放弃，现在也能和我们一样体会"会当凌绝顶，一览众山小"的喜悦了。随着自己的进步，不断推倒已建起的大楼，再不断地在正确的基础上重建，终有一天，能建起一座完美的大楼。而我们的恩师汉默医生，今年已经 92 岁高龄，仍笔耕不倦，他将健康全权放心地交给我老公打理，是对我们最大的肯定。

我老公常常说，我是他"生命中不能承受之重"——话太多，实干太少。仅以此文献给和我们一样痴迷中医、想要学习传统古中医的同道。

下

2014 年这篇《老公学脉记》在网上流传开来以后，很多中国人也开始对汉默医生以及这套飞龙脉法产生了兴趣，并引起重视，开启了上一次我们给温哥华同道介绍飞龙脉法失败以后，新一轮的学习热潮。对于这样意料之外的收获，能向更多热爱中医的人介绍这套入门脉法，我们非常开心，也投入了很多时间和精力来推广飞龙脉法。唐医生更是抽出他宝贵的时间，只要在温哥华开班，就去给老师做无偿的助手，辅助教学。于我俩而言，内心是坦坦荡荡的，因为从始至终，在飞龙脉法多年的推广和教学中，我们一分钱都没有收过。唐医生因为汉默医生及其认证老师的无私教授得入脉诊之门，得益于这套脉法的帮助回归传统脉法并指导经典的应用，且挽救了我的性命，出于对汉默恩师的感谢，出于对挽救更多像我一样的患者的愿望，我们这么做简直就是心甘情愿。可我万万没有想到，我们还是太天真了，江湖远不是只有美丽的象牙塔，事情之后的发展简直可以写成一部剧情曲折的电视剧。

花开两朵，各表一枝。唐医生专注学习，短短的两三年内，就参加了9次学习班，飞龙脉法临诊实践超过两万次，还是那样一丝不苟、给每一位患者都做全套诊断的方式。在完全掌握和娴熟应用了飞龙脉法以后，他很快就发现了本文上半部分所述的不足之处，尤其明显的短板是对于中医临床治疗的指导性不能满足唐医生的需要。客观地说，飞龙脉法在一定程度上还是能够指导临床处方治疗的，比起单纯的辨"证"论治，还是有其优势的。只是一旦遇到病情复杂、难治的疾病，便捉襟见肘，诊断和治疗就陷入了一团迷雾。唐医生这个人，最大的优点就是目标非常明确，他自始至终都非常清楚自己学习脉诊的目的——经由脉诊的诊断来认清疾病的全面病机，并进一步指导最有效的经典中医治疗。他的另一个优点是，他从不迷信权威，对于一门技术或者经典记载，抑或名师传授的经验，于他而言，唯一的检验标准只有一个，就是临床实际治疗效果，这才是检验一切所学所用的金标准。正因为飞龙脉法存在局限性，导致了第一次推广的失败，也让他走上了一个人继续探索进步的道路。这是我在上半部分提到的他的第一次艰难而孤独的前行，于他本人而言，却丝毫不以为苦，脉诊已经入了门，只是继续探索前行罢了，比以前无门而入、治疗疾病屡屡受挫不知好了多少倍。

在这个从飞龙脉法向传统脉法转换的过程中，他已经不再需要参加飞龙脉法的学习班，但他还是在几年里两次转机开车十数小时专门到汉默医生位于纽约州立公园深山里的家中探访他和太太。汉默医生的太太是一位几十年如一日，像我支持唐医生一样支持汉默医生中医梦想的慈祥的老太太。两个都对中医一往情深、充满激情的同道中人，每次见面总有聊不完的话题，唐医生跟汉默医生讲他对飞龙脉法的认识，讲他对传统脉法的探索回归，讲脉法指导经方治疗的前景和他已经摸索到的一些方向及取得的收获。每到这种时刻，汉默医生完全不像一位年逾90岁的老人，总是充满了好奇和兴趣，听了又听，问了又问，然后亲自上手与唐医生切磋交流。他总是感慨地说："Terry，如果还有时间和精力，我一定要好好学习《伤寒论》，一定要让脉诊真正指导我治疗大病难病。"唐医生也每每深深地为汉默医生对中医的热爱所感动。那是两个对中医有着最纯粹的热爱的知音之间最幸福的时光。唐医生也暗自下决心，一定要加快步伐，希望能够让汉默医生在有生之年看到脉诊完全回归于传统中医。当年我们都以为这个故事会有一个美好的结局，没想到，后来事情的发展却是那两次探访以后，唐医生就再也没有和汉默医生见面，并在有心人的离间下，横亘了巨大的误会。

那是 2014 年，鉴于唐医生对飞龙脉法掌握的优秀程度及对脉诊继续发展的探索精神，汉默医生两次提出想授予他飞龙脉法认证老师的资格证书，邀请他加入到飞龙脉法的教学中来，但都被唐医生婉拒了。一开始汉默医生是很意外的，众多学习飞龙脉法的人积极争取做认证老师，而唐医生是唯一一个汉默医生本人主动提出邀请的，他却拒绝了。唐医生在感谢了汉默医生对他的赏识和信任之后，解释了拒绝的原因：他从学习中医的第一天起，想要做的，就是成为一名对疾病病机明明白白、清清楚楚的医生，治病救命。他十分清楚，如果加入飞龙脉法的老师队伍，以他对飞龙脉法掌握的深度及对传统中医的造诣，对飞龙脉法体系在中国的推广会有很大的助力，同时，这也可能给教授飞龙脉法的老师带来巨大的名利，但这些从来都不是唐医生追求的东西，他希望把时间和精力投入继续前行的探索中去。倘若飞龙脉法已经是一套很完善的脉诊诊断体系，经过他的临床验证非常好用和实用，那么他一定会不遗余力地投入到它的推广中去的，但是现在，这套脉法在临床实践中还有太多需要补充和提高的地方，而他本人也还在前进的道路上。他不愿意被这种基础脉学的教学工作占用太多时间，也不想接受了认证老师资格却又无所作为、徒有虚名，故两度拒绝了汉默医生的好意。对此解释，汉默医生也表示了理解和支持。没想到，这样纯粹的理由，却在日后被有心人用作离间汉默医生和唐医生的借口。

2014 年，这篇《老公学脉记》在网上发表以后，引来众多同样在中医诊断和治疗中寻找出路的医生和爱好者的关注，纷纷投身到学习中来。虽然没有接受飞龙脉法认证老师资格证书，但唐医生还是力所能及地抽出时间来支持飞龙脉法在温哥华的开班和推广，加入到助手的工作中去。我更是兴高采烈、不遗余力地投入时间和精力。我后来想想，大概没有人会想到这两个人傻到分文不取，主动向陌生人献宝，花费时间和精力去做一件看上去对自己完全没有好处的事情。一直以来，大家约定俗成的认识是"无事献殷勤，非奸即盗"，大概在很多人眼里我俩都是"别有用心"的人，这也才会为之后的流言蜚语奠定了基础。而当时的我，看到中医师们积极的学习态度，满心欢喜，也为即将受益于学有所成的医生们的那些和我一样的患者感到由衷的高兴。天下的病人，真的是苦疾病久已啊！俨然不知道，险恶的江湖正在前面虎视眈眈地等着我们。

因为很多中医基础比较好的中医师的加入，以他们所具备的专业知识和经验，使脉诊应用有了很大的讨论空间，不再只是唐医生一人独行。他也应邀在不同的时间和场合做过一些关于他对飞龙脉法的认识及脉诊进一步发展应用可行性的公益讲座。到了2016年，虽然唐医生因为摸索到的传统脉法回归体系尚未十分成熟和完备，本人并不是很愿意教授，但是在我的极力鼓动下，还是向其中的两位中医师专门讲授了他在探索传统脉诊方面的收获和应用体会。两位医生在学习和应用以后，也为极好的治疗效果所激动。看到他们有所收获，传统脉诊的使用不再是唐医生孤独一人，我非常高兴，却不曾想到，我以为脉法的推广即将迎来新阶段的时候，意外就发生了。

2017年，国内同道邀请认证老师前往中国教授飞龙脉法，因为它是由我这篇文章为广大中国中医人所认识的，大家便通过微信积极与我联系，我也很热情地无偿加入了它回归中国教授的开班工作。那时候我完全没有想到，这样不求回报的鼎力支持，在别人眼里竟是有所图谋。在我的一力推动和参与筹划下，飞龙脉法在昆明开办了第一个学习班，配备了精力充沛的认证老师，配备了在国外参加过多期飞龙脉法学习班、实践经验很丰富的助手老师和专业翻译，收费也很合理。唐医生和我专门为此回国，无偿担任了助手，和老师一起，再次修正了助手们摸脉不确切的地方。飞龙脉法中国班第一期的学员们都实实在在地学到了东西，非常满意。紧接着，澳洲的飞龙脉法认证老师也被邀请到中国教学。但是，分歧很快就出现了。由于想参加学习的中国学员太多，外国老师们就想扩大招生，计划一个班招收50名甚至更多学生，对此我们坚决反对。汉默医生虽然创建了一套完善的学习方式，但还是需要手把手、一对一教授的，通常一个班级配备一位老师、两位助手，学生人数上限是18名，只有这样才能让学生在短时间内快速掌握入门脉法。如果扩大招生，并且一下子增加如此多人，那么老师分配到每位学生身上的精力和时间必然非常有限，便会发生我们第一次参加飞龙脉法学习班时的情况（老师的助手因被拒签无法入境加拿大，导致一位老师教了18位学生，最后参加学习的我们什么也没学到）。虽然增加有资质和经验的助手可以改善这个问题，但当时第一期学习班的助手主要是从外国回国的医生，并不都能担任第二期学习班的助教工作，而主办者找到的新助手是刚刚参加完第一期学习的学员，自己摸脉尚不是很清楚的情况下担任助手，教学效果可想而知。脉诊不同其他，是一门技艺，一定要经过足够时间的练习，有足够的实践数量基础，才能培养出手感。这样以盲引盲地扩大教学，最终只会毁了这套宝贵的脉法。因此，我们极力反对，我以为大家会齐心协力想办法解决这个问题。我甚至提出，一开始的时候不要着急，慢慢等待符合助手资格的中国医生越来越多时再扩大招生不迟。

这么大的一块利益蛋糕，被我们这样格格不入的人阻挡，而我们竟然与它没有任何经济关联，所作所为都只是为了素未谋面的同道能够学到真技术，天底下哪有这样的人？要让事情继续进行下去的唯一办法当然就是把我们踢开。因为我和唐医生确实未从飞龙脉法中获取过分毫，用"贪得无厌""独揽大权"这样的借口实属勉强。所以除掉我们最快的方法就是造谣中伤。于是突然之间，谣言漫天，以至于多位摩拳擦掌想来中国大陆教授飞龙脉法的外国老师从一开始对我们推广的感激之情发展到对我们充满了敌意，认为我们在阻碍飞龙脉法的发展，想要独霸市场，全然忘记了是谁把飞龙脉法无偿地介绍回给中国人。当然了，因为唐医生低调和从不张扬的个性，他们也不知道唐医生竟然会拒绝于他们而言至关重要的认证老师资格。哪有人会无偿做各种公益讲座介绍飞龙脉法而不是为了自己教课呢？就连汉默医生也从最初的坚决支持我们到后来的半信半疑，最后伤心地认为唐医生在欺骗他，相信了搬弄是非的中国医生的说辞："怎么会有人不要送到手边的证书呢？何况还是这样一个没有背景的小医生，他一定有不可告人的目的，实际上是要用汉默医生付出一生心血的飞龙脉法来包装自己，自己出名。"年迈的汉默医生也忘记了曾经与唐医生一起交流脉诊发展前景，以及他在唐医生的讲解下第一次摸到真正的传统中医心脉的美好时刻，甚至与了解个中详情、试图劝说他的太太发生了争执。

最让我痛心疾首的打击不是这些谣言，而是这些谣言的发起人，竟然是唐医生最初手把手教授飞龙脉法及向传统脉法回归和指导经典应用的一名中国学生。因为欣赏她的刻苦和资质，我们曾经极力向汉默医生推荐，希望时机成熟时能授予她飞龙脉法认证老师资格。虽然唐医生对飞龙脉法教学不感兴趣，但并不妨碍我们向汉默医生推荐喜欢教学且有能力教学的中国医生为它的推广出力。这位医生，在学会了部分唐医生教授的内容后，没有像我们一样因为能够挽救更多患者而高兴，而是立刻看到了潜在的巨大名利前景，为了抓住机会更好地发展，借着教学安排的分歧，毫不犹豫地发起了对唐医生的诋毁和造谣。

这样淡泊名利的唐医生，这样为了理想心无旁骛、几十年如一日沉浸在中医世界里的唐医生，因为我识人不清，不会审时度势，因为我没有智慧只有热心的盲干，不仅浪费了他宝贵的时间和精力，还给他带来了这么大的伤害，让他被恩师汉默医生误解，让他被不明真相的同道轻视和唾骂，让我们曾经的好友听信谣言选择远离我们。我为此深深地后悔和自责，我实在是太过天真了，自认为比不谙世事的唐医生好很多，但其实还是低估了人心的险恶。

最后，当我得知那位医生不仅各种诋毁、造谣唐医生，还用唐医生教授她的知识在各专业群讲解，告诉大家是她多年的自悟所得，一鸣惊人，受到热烈追捧。但是因为这毕竟不是她自己钻研的心得，加入了很多自己的理解，有极好的部分，也有滥竽充数的部分，使她讲授的整个知识体系鱼龙混杂，误导后学，让那些渴求医术进步的医生被引入歧途，学有所成遥遥无期，我更是被气得旧病复发。事情发展至此，已经远远偏离了我们美好的预期，向着最坏的方向一去不复返。

大家一定想知道此时唐医生是什么态度，是的，他完全没有受到一丁点儿影响，依旧每天开开心心地沉浸在他的中医世界里，探索着飞龙脉法向传统脉法回归的道路。每次有进展时就和以往一样，愉快地跟我分享；每次遇到瓶颈时，就捧着被磨烂了书脊的四部经典反复阅读。我因为自责、想不开导致旧病复发，伤心地跟唐医生说："唉，实在是对不起，给你带来那么多麻烦。当初你不赞成急于推广飞龙脉法，说这套脉法体系还不成熟，只是入门脉法，还需要继续完善才能发挥它的最大价值，我没有听你的话，现在不仅可惜了这么好的入门脉法，还给你造成这么大的伤害。如今我旧病复发，看来这次要死了，不能继续陪着你走下去，是我对不起你，希望你能够原谅我。"结果唐医生却说："有我在，给你治疗，当初我水平不好时你都没死，现在我已经开始实践传统脉法指导经方应用了，你更死不了，而且这些谣言并没有伤害到我，你就不要放在心上生气了。"过了一阵子，看我始终耿耿于怀，疾病好转得也很缓慢，他便专门跟我仔细地聊了一次，终于帮我打开了心结。

我问他："你真的一点儿都不介意这些谣言吗？你为飞龙脉法的推广实实在在地做了那么多事，谣言却说你是为了自己的利益做的。"唐医生说："我真的不介意，我做这些事情，是为了感恩汉默医生，把这套脉法再传回给中国人是他的心愿。我当时答应他，我会尽全力推动这件事情。我做到了，其他都不重要。那些说我要自立为王、从中谋取巨大经济利益的谣言，我根本就不会理会，怎么会影响到我呢？至于说我教给少数医生的传统脉法是挂羊头卖狗肉，用新的名字包装飞龙脉法来为自己谋取名利，更是无稽之谈，叫什么名字根本不重要，是不是一样的体系、哪一套脉法才能指导临床全方位的治疗，用过的医生自会一清二楚，治疗结果才有唯一的发言权。

我说："可是现在连汉默医生都在误会你，谣言竟然给你扣上'背叛师门，欺师灭祖'的帽子，你不难过吗？"唐医生说："不难过，从始至终我都没有任何东西隐瞒过汉默医生，我不想做飞龙脉法认证老师的原因、我走的传统脉法回归之路，汉默医生是除你以外第二个真正了解我内心想法和看到我点滴进步的知音。我不赞成扩大招生、胡乱过度消费飞龙脉法，这才是真正为飞龙脉法体系能够长远发展下去着想，汉默医生年纪大了，被有心人离间蒙蔽了双眼，产生了怀疑，但谁才是真正对不起老师的人，真相总有大白的一天。我对老师诚于己、诚于心，问心无愧，这就够了，怎么会难过呢？"

最后我又问他："对于造谣的医生你不生气吗？你那样手把手地教她，那样毫无保留地传授，她完全知道个中的曲直，到头来却这样对待你。"唐医生叹了口气说："这个还是生气的，但气一下也就过去了，不至于像你这样为此气到生病的地步。这件事我也确实有责任，我也识人不清，只看到了她学习中医的灵性，没有看清她的人品。其实严格说起来这也无可厚非，她从我这里学到一点真东西，感觉能借着飞龙脉法名利双收，看重这个机会，这本来就是世间常法，本身没有什么对错，知识本来就是属于全人类的，我从来都没有想过要据为己有，就算是传统脉法将来发展完善了，我也一定会都分享给大家的。她若能学成以后分享给其他医生，我也一样的随喜赞叹。只是她太心急了，还没有学到精髓，基础不扎实，经典也没有读透，就采用这样极端的方式来抹杀我而抬高她自己。如果我真的是她谣言里那样的人，怎么会不要汉默医生的认证老师资格呢？我可以获得认证老师资格的时候，她连飞龙脉法的名字都还没听说过呢。我要真是她说的那样包藏险恶用心的人，怎么会一次次地做公益讲座，怎么会无偿为老师们做助手，怎么会极力推荐她做飞龙脉法的认证老师呢？真正的明白人，是不会被她的谣言蒙骗的。于她而言，飞龙脉法是一个宝贵的名利双收、不可多得的机会，对我而言，只是追寻'究竟'道路上的一个台阶而已。她'以己之心，度我之腹'，为了达到自己的目的造谣中伤我，实在是'燕雀安知鸿鹄之志'。任何领域，想要走得远，一定是需要沉淀下来精研的。我的中医世界是如此的精彩和广阔，是她根本无法企及的境界。现在，既然我们从来没有想过、实际上也从来没有做过从飞龙脉法推广中获取任何利益的事情，那么最容易的办法就是远离它，让大浪淘沙，各自精彩好了。唯一让我有点自责的是她对后学的误导，毕竟从某种程度上来说，也是因我而起的。但是她对外教授时说这些心得是自己领悟而来的，并没有什么老师，而后续那些想当然未经临床反复验证的用法，自然有临床医生去实践检验，严格说起来也与我并没有关系，你大可不必为后学担心。你的《老公学脉记》写得明明白白，对于飞龙脉法体系的认识、它的局限性、它需要的进一步完善，我们从一开始就没有任何隐瞒。这样一来，我们反而能节省很多时间和精力。既然我因为飞龙脉法入了脉诊之门，而且认定脉诊是唯一能够指导我使用经方治疗各种疾病的最好的诊断工具，就不会白白地入门，绝不会让任何事情干扰我继续走下去。"最后他还语重心长地说："Summer，你回头看看我们的病人，这么多重病人，还在为了每天能够正常地吃喝拉撒睡而辛苦挣扎，你自己也是从死亡线上走回来的人，怎么还会为了这些无聊的事情花费精力？居然还为此而生病！我们的时间是如此的宝贵，真是太不值得了呀，快快放下吧！"

我听着他的这些话，心里五味杂陈，听得出来，这些都是他的肺腑之言，他是真的没有受到这些流言蜚语的影响。原来，于人情世故，他并不是什么都不知道，反而什么都清楚，只是不想把自己的生命浪费在这些无聊的事情上而已。我一直以为我是他为人处世的老师，现在才知道，真正有智慧的人是他。我觉得，他在中医的世界里做了一位"孤勇者"，只不过是一位愉快的"孤勇者"。

我的心结从此打开，很快恢复了健康。2018年开始，我们彻底远离了飞龙脉法系统，一心一意投入到传统脉法的回归中去。我们与2011年就认识的杨完人老师一直保持着联系（杨老师是唐医生回归传统中医的另一位重要指导老师），并定期前往中国香港与他学习交流，不断完善从杨老师那里学到的整体思路（此部分内容在《脉解伤寒》中有专门章节加以介绍），生活重新恢复了往日的宁静和快乐。2020年，唐医生的第一本专业著作《脉解伤寒》由人民卫生出版社出版。这本书是在我的极力坚持下，由唐医生抽出他专注于传统脉诊发展的宝贵时间，将大部分内容先以语音的形式记录下来，再由我进行文字整理而成书的。该书包含了当初少数几位医生参加的传统脉法临床应用学习班的讲义内容，增加了多年来唐医生对很多中医里根本性问题从源流上的考据探索和思考实践历程，并补充了当时上课没有的内容，希望有缘阅读的朋友能有所收获。

该书出版以后，我们第一时间请人带给了中国香港的杨老师，并和他通了电话，得到了他的赞赏和鼓励。他希望唐医生能够再接再厉、继续前行，将来与同仁分享更多的经验，期待早日再见面交流。我们也同时联系了翻译人员，想把此书译为英文寄给汉默医生阅读。我们相信，他看到此书便能解开所有误会，明白一切都是谣言，就能释怀了，也能满足他的心愿，即看到他最想了解的传统脉诊如何指导经方在临床中治疗各种疾病。遗憾的是，由于该书的专业性太强，翻译工作难度非常大，所以直到2023年7月我们收到汉默医生仙逝的消息时，这本书才翻译了一半，没能让他看到翻译稿。而杨老师也于2023年早些时候离开了我们，没有等到第二本书的出版。

2022年中，唐医生突然跟我说："我在飞龙脉法的基础上向传统脉法转换，经过10年的时间已经完成了，全套的传统脉诊3.0版诊断体系已经成熟，经过几年的临床反复实践验证，现在可以将它全部写出来分享给大家了，这才是我对当年许下诺言的兑现，给同道们介绍飞龙脉法，那个不算。"我一听，简直是喜出望外，再没有想到，他近30年的追寻，多年来在外界纷扰下的耕耘，终于到了最后收获和分享的季节。十年磨一剑，传统脉诊这把宝剑终于到了出鞘的时刻。经过历时一年半的写作，四易其稿，唐医生亲自执笔，完成了本书上篇的内容。我在整理完书稿的体例并阅读了全部内容以后，即使多年在他身边分享着他的点滴进步，也非常感动和激动。感动的是，唐医生毫无保留地分享了他多年来使用传统脉法的心得和经验，这些内容全部来源于临床实践，并经过长时间的临床使用验证；激动的是，那一条条使用经验，如果可以被更多的医生所掌握，将会给多少疑难杂症、危重患者带来生的希望。我相信，能够认真读完上篇内容的专业人员，一定会有和我一样的感触。在专业领域，他果然是一如既往的"语不轻言，笔不空落"。而关于飞龙脉法和传统脉法的区别，也就不言而喻了。有一篇唐医生专门对两套脉法体系区别的专业讲座，经文字整理，一并附于下篇中，供感兴趣的朋友阅读了解。

每位医生，每位患者，对于疾病好转和治愈的标准其实是不一样的。是改善一下即刻症状就满意了，然后待疾病慢慢发展严重了再想办法治疗，还是一路维护健康，小修小补，早做预防，最后能够延年益寿，有高质量的健康生活；是相信唐医生的纯中医治疗，还是在西医没有办法的时候来姑且一试，抑或是中西医治疗并用以确保治愈的几率。所有这些都决定着最终的治疗结果。我曾经在这篇《老公学脉记》上半部分的网络问答里写过：一个患者的病要想好，有很多影响因素，医生的医术高低、患者的配合和信任、不可抗的外力因素，等等，医生就算能做到百分百，也只能在属于医生的那个部分里使力。如今唐医生在他做医生的这个部分里，交出了超过90分的答卷，于自己而言是掌握了自己的健康自由，于做医生这个职业而言，是真正做到了不负病人，不负自己。

书稿交出之前，有一天我俩吃完晚饭在桌前例行分享医案，看着50多岁的唐医生，在工作那么繁忙、诊治各种轻重患者的工作压力下，依旧精力充沛，满头乌发，想到作为他大学同学的我如今却花白了头发，不由心生嫉妒地说："哼，看看你，还满头乌发，一点儿都不老，看看我这白发生的，这些年操了多少心啊。"唐医生听了笑嘻嘻地说："不是这样的，真正的原因是我的心从来没有老，还是上大学时那颗年轻的心。"我听后在好笑之余突然满满的感慨，想起了太多的往事。想起我19岁认识他的时候，他不去上课而是在图书馆苦读中医四大经典；想起他刚毕业做住院医师时在肿瘤科值夜班，一个晚上5位癌症患者去世，而作为医生的他却无能为力地黯然伤神；想起他当年竭尽全力，却还是无法挽回全心信任他的患者的生命，为此而流下眼泪；想起他为了学习不顾一切，除了中医，对世间的风花雪月完全不感兴趣，不愿为此浪费他的一分一秒，几十年如一日沉浸在中医世界里寻找他的"究竟"之法。是的，他的心真的从来没有变过，还是我在大学里认识他时那颗热爱中医、为了中医可以献出一生的纯粹的心。

我见证了他中医生涯的成长。从用尽浑身解数还是无法挽回患者生命的沮丧，慢慢的，拼尽全力或可与重病一搏，能成功挽救回来的重病人数逐渐增加，直到现在，治疗各种疾病，不管病情多重都游刃有余。他会在半夜三点煮好药，敲响相信他的重病患者的家门；他会在朋友聚会的饭桌上，不解人情世故地拒绝朋友提出的摸脉请求，在他心里，医疗永远是神圣而严肃的，绝不能掉以轻心，不是在饭桌前就能解决的事情；他也会不管患者怎样道德绑架，果断拒绝不相信中医、不相信他的患者的看诊要求；他也一直是那个曾经在专业讲座上承诺过"只要您准备好了，您来，我毫无保留"的好老师；他更会对跟他学习的医生严词以对，不论比他年纪大还是比他资历深或者比他学历高的医生，只要不用心学习，就一点儿情面都不留。

我分享过他初入脉诊之门的喜悦心情；感动于他为了挽回我的生命，没日没夜地练习脉诊，钻研脉诊指导临床治疗的实用性。我也欣喜于他在进步的路上为我父亲治疗，使我父亲的晚期肺癌，淋巴、骨髓、脑转移，只用了短短 5 个月时间，就创造了在 PET-CT 检查验证下用纯中医治疗完全消除病灶的奇迹；更开心于经他的治疗，使肾衰竭已经开始透析的患者病情逆转，最终脱离透析机回归正常生活，以及西医认为不可逆的疑难杂症患者，如眼底疾病、阿尔茨海默病、慢性阻塞性肺疾病、遗传性疾病等，都逐一逆转。我也和他一起度过了他人生中最艰难的危险时刻——他感染了新型冠状病毒，由于劳累和误治，迅速发展为双侧"白肺"，血氧饱和度一度降至 85% 以下，高烧超过 39℃ 持续一周不退，并影响到肝肾功能，生死关头，最后用纯中医治疗把自己治愈。还有我 2023 年就 87 岁高龄、罹患肺癌 5 年的姨妈，新型冠状病毒感染后心动过速，心率达 150 次 /min，持续数月，被西医确诊为难治性心房扑动，唐医生在远程诊疗的情况下治疗，最终让她恢复至 70 次 /min 的正常心率。当然，我也有遗憾。遗憾于他在进步的路上，没有赶得及挽回我母亲的生命；没能挽回特意不远万里从中国飞来温哥华治疗的好朋友的年轻生命；也没能治好对他来说其实很容易治愈的疾病，但是由于不能接受治疗过程中所产生的暂时性不适反应，对中医和医生疑心重重的患者。曾经这样辗转波折，纷纷扰扰，最终，他依然满怀激情，归来还是少年。"不经历风雨怎么见彩虹，没有人能够随随便便成功"。想起我和他在一起的这 30 年来经历的中医人生的种种，不由发自内心地感慨："与有荣焉，幸甚至哉！"

写到这里，这篇最初因微信聊天而成文的《老公学脉记》终于以我开始完全没有想到的方式收尾了。在此特别感谢一直关注我们的朋友，希望有更多的有缘人来分享唐医生进入的这个充满希望的中医世界。

飞龙脉法与传统脉法区别的几点答疑

2021 年 1 月 19 日

高医生：我没参加过传统脉诊培训班，现提出几个我学过的飞龙脉法（沈-汉默现代脉诊）和《脉解伤寒》书中提到的传统脉法之间的疑问。

◎ 小肠、膻中和心包是同一个脉位，它们的区别只是脉质不同，根据脉和症状来决定是小肠、膻中或者心包的位置，这样的理解对吗？大肠、小肠脉位是在双寸的内侧，有固定的位置吗？要怎么摸才准确？

◎ 胆、脾、膀胱和三焦的脉位与飞龙脉法一样吗？如果不一样，能否告知哪里不一样吗？

◎ 心、肝、肾、肺、脾、命门的脉位与飞龙脉法一样吗？

◎ 脉的层次与飞龙脉法一样吗？

◎ 我感冒前脉是沉的，感冒后发现脉浮起来了，但也只是在气层才能摸到，只有"物质减少"的感觉。那么，如果是我没见过的患者，不知道其原有脉质，如何才能知道这种动态的变化？因为如果是我没看过的患者，摸到这种脉，我会认为不是浮脉，而是物质减少脉，那么治疗势必就是不同的。

学习过飞龙脉法和传统脉法，两种脉法都掌握得很好的温哥华张医生，在唐医生语音讲座前应邀分享了她的脉诊学习心得：

根据我的认识，传统脉法和飞龙脉法基本上是两种不同的脉法系统，有相同点，但不多。唐老师在《脉解伤寒》里讲到：

1. 脉位的启发。《脉解伤寒》引言讲到，几部传统中医经典著作都提到寸、关、尺，且都把脉位分为内、外。但现在的教科书及一些目前流行的脉法系统却都未曾提及。飞龙脉法在寸部主脉之外提到了分支，实际上这就是继承了古代脉法的内、外之分，保留了传统脉法的痕迹，但其余的脉位定位不同，因此并不能套用。

2. 飞龙脉法系统要求掌握脉的不同层次，这对掌握《濒湖脉学》中27种不同脉质很有帮助。

举个例子，传统脉法讲整体脉象，如"洪脉"，我的理解是：

◎体积大。

◎脉位偏上，在气层之上。

◎跳动有力。

◎内里不空，但不像"实脉"那样十分实在。

在这里，对于"洪脉"的描述包含了脉的脉位、体积、脉的搏动力和内在的质地等几个方面，是一个整体性的特征，必须从浅层到深层一步步体会。同样是在气层之上并且体积大的脉，如果只在浅层摸到，稍微下压就中空了，那就是"虚脉"而不是"洪脉"了。这些不同脉质的区别和手感，唐老师在传统脉法培训班上都有讲过，这只是我的理解。

3. 我本想把飞龙脉法比作油画，因为它细致，但想想又不对。油画的马刻画细致，但一看就知道画的是马。而飞龙脉法就好像画了一根根马毛，又画了眼睛、尾巴、蹄子等，但没放到一起，所以看不出画的这些东西是马。传统脉法呢，像国画和油画结合以后画出的马，是描绘整体和细节的结合。

4. 在这里没有任何对飞龙脉法的不敬，只是我对学脉的一个客观表述。是飞龙脉法系统的各位老师引领我走进脉学的领域，改变了我学习和实践中医的命运，但一张摸好了的飞龙脉法脉表摆在眼前，却不知道选用什么方药进行治疗。而传统脉法的脉表能直接传达病机，相应的治疗方药就有了。

细节的部分我还要再学习。我刚开始学传统脉法时特别痛苦，因为学习飞龙脉法在前，飞龙脉法体系总是强调一层层、一个个脉质，但没有整体性，到现在还是有很多问题。看到《脉解伤寒》中病例的脉表，就知道自己在日常的脉诊诊断中，有些地方还是有所欠缺。脉诊是体验学科，需要上手练习，只看书是学不会的，但不看书也是不行的。熟读《濒湖脉学》以后，经唐老师一讲，这个感觉是"实脉"，那个感觉是"洪脉"，就记住了。如果不熟悉《濒湖脉学》，连洪脉、实脉的文字描述都不清楚，学到的东西就会少很多了。

唐医生语音讲解整理内容：

高医生在《脉解伤寒》读书群里问了一些问题，主要是针对飞龙脉法和传统脉法，她学习过飞龙脉法，但是没有学习过传统脉法，因此看完书以后就会产生一些疑问，这很正常。感谢温哥华的张老师就这些问题给出了她的回答和建议。她的回答非常详细和中肯，因为她是早期接触和学习飞龙脉法的医生之一，为推广飞龙脉法做过很多贡献，特别是在温哥华，帮助飞龙脉法的认证老师 Dr.Brian La Forgia 举办和辅助过很多期的飞龙脉法初级班和中级班的学习。那时候，我也和她一起参与了飞龙脉法一部分的辅助教学工作。张老师对飞龙脉法的掌握可以说是非常优秀的，已经达到了飞龙脉法认证老师的资格水平。之后张老师参加了几次由我教授的传统脉法初级班的学习，也参加了传统脉法指导《伤寒论》临床运用的高级班的学习。因此，张老师在这几方面都有很多经验。这本《脉解伤寒》对于像张老师这样的临床医生，会有非常大的启发和帮助。特别是对于临床上的疑难杂症的治疗，会有很大的助力，她的脉诊学习经验分享也就很有参考性。

关于飞龙脉法，在看《脉解伤寒》之前认识我的大部分医生，都是因为我们对飞龙脉法所做的多年的无偿推广而认识的。关于我学习脉法的经历，我的助理，也是我的夫人，夏医生，在她的纪实性文章《老公学脉记》（又名《跟着老外学中医》）里，有详细的记载，在网上都可以看到。大家也是通过那篇文章，才更多地了解到飞龙脉法体系的。学习飞龙脉法对于我来说是一个非常重要的过程。这套脉法是汉默医生跟随沈鹤峰医生学习以后，根据自己的学习笔记整理出来的一套脉诊系统，目前官方名字叫"沈-汉默现代脉诊系统"。这个系统在翻译的早期，被中文版的译者，中国台湾的张文淮老师翻译为"飞龙脉法"，因此现在我们通常还是简称它为"飞龙脉法"。该套脉法是传承于中医的传统脉诊体系，经由汉默医生重新整理并加入了他的个人使用经验而形成的一套脉法体系。我从开始给大家介绍飞龙脉法的时候一直到现在，在各个场合，都结合我自己的使用体验反复说过、并且从来没有改变过，就是：这套脉法的优点非常突出，是非常适合手把手教授脉诊入门的一套学习体系。在整个中医发展历史中，是从来没有过的，具有独创性。学生经由飞龙脉法的系统学习，可以很快地掌握脉诊这项诊断技能的各项要素。这是它的优点部分，但是在另一方面，飞龙脉法虽然传承于传统脉法，可是它和我们的传统脉法是有区别的，因此在应用的时候，并不能指导临床医生很好地使用中医经典中所记载的治疗方法对疾病进行治疗。

在我自己一开始学习飞龙脉法的时候，也曾经激动地认为它就是传统脉法。经过深入的学习和临床实践以后，发现我所学习和掌握的飞龙脉法在指导临床治疗的时候有很大的局限性。虽然我根据它的教导来解读脉诊结果并指导处方用药，但是临床疗效达不到我的预期，无法得到令我满意的治疗效果，因此我才会在临床实践中不断地摸索和突破。在这个探索的过程中，有幸得到书中提到的杨老师的指点和启发，又通过近十年的不断临床实践验证，才最终回到了我们古中医真正的传统脉法系统中。今天的讲座，我要再讲一次：飞龙脉法和《脉解伤寒》这本书里向大家介绍的传统脉法来源是同一个，都是古中医的传统脉法。它传承于中国两千多年前的《难经》《脉经》，再到《濒湖脉学》，再到孟河医派，再传到沈鹤峰医生，再到汉默医生。我经由飞龙脉法系统学习脉法而入门，再回归到古中医的传统脉法，这实际上是一个连续不断的过程。这个过程虽然非常曲折，值得高兴的是，我最终还是十分幸运地回归到了古中医的传统脉法体系，在它的诊断指导下，得以和传统中医的理、法、方、药紧密接轨，治疗临床上的大小疾病，取得了比较满意的结果。

今天的讲座是因为高医生提出的关于两套脉诊系统区别的问题而缘起的，下面先讲解两个系统的主要区别。讲脉法，重点和核心就是两个，**一个是脉位，另一个是脉象**，两者缺一不可。只有在正确的脉位，摸到正确的脉象，才有临床诊断指导意义，否则，在身上随便找个动脉去摸脉，都可以摸到各种各样的脉象，但这样所获得的脉诊信息是不能指导中医临床治疗的。

从脉位上来说，可以很清晰地看出飞龙脉法的脉位与传统脉法的脉位有很大的区别。飞龙脉法只有心、肺、脾、胃4个脉位保留了传统脉法的脉位，但也只能说是相似，在临床应用指导方面，可以肯定地说，是与传统脉法完全不一样的。这个不同点，我猜测是因为在飞龙脉法的传承中，由于年代久远和传承人不断加入自己的经验，故而产生了变化。在这里我要强调的是：不是说飞龙脉法的脉位不对，而是要明确一点，它与古中医的脉位体系是不同的。

第二点就是脉象，即脉质（在张文淮医生的飞龙脉法中文翻译本中，将该系统的"脉象"翻译为"脉质"。在我的表述中，还是将其还原为传统中医的表述，称之为"脉象"），两套脉诊系统的脉象是一样的，都是在寸口脉摸到脉搏跳动，进而对其进行描述。在飞龙脉法中，汉默医生使用了各种各样的词汇和短语对脉象进行描述，而这些对脉象的描述与传统中医对于脉象的描述是有区别的。比如，最容易混淆的"弦脉"和"紧脉"，在飞龙脉法里，"弦"和"紧"都是对弦脉的描述，而在传统脉法里，"弦"和"紧"是有根本区别的，是两种完全不同的脉象。这部分内容我在《脉解伤寒》一书中做了专门的介绍。但是如果从这一点出发，推广开来，我们是否得出结论：飞龙脉法的脉象是没有价值的呢？如果是这样的话，那么当初我和夏医生为什么要不遗余力地推广介绍飞龙脉法给中医人呢？事实并不是这样的。

首先，飞龙脉法是一套非常好的脉诊学习方法，通过飞龙脉法的教学体系，可以让医生迅速掌握摸脉的技巧，可以说指下的感觉一下子就丰富起来了。汉默医生教我的第一堂课，第一次示范脉的层次，我就如醍醐灌顶般明白了原来摸脉要这样摸。那一刻的体会是终生难忘的。正是那次教授，真正把我领进了脉诊的大门，掌握了脉诊诊断的重要内容——**层次**。摸脉的层次，是脉诊入门最主要的基础。

其次，飞龙脉法教授的各种脉象，如涩脉、震动脉、虚脉、气球脉等，都有非常重要的意义，只是这些脉象与我们传统脉法里的脉象是有区别的，需要经过进一步的归纳总结和合并。传统脉法的脉象往往是飞龙脉法里提到的一些单一脉象的合并，大概来说，飞龙脉法是把传统脉法的脉象分解了，从而令脉象简单化。从入门学习的角度来说，是很有利于掌握这项技能的。但在临床使用时，简单化的脉象就无法很好地指导传统中医的治疗。而且，反过来说，如果单纯地认为，将飞龙脉法里的单一脉象叠加起来就是传统脉法里的某一个脉象，这样的认知依然是不准确的，是与临床实际应用有差别的。

上述两个部分基本上就是传统脉法与飞龙脉法的区别。

高医生提到关于"浮脉"和"物质减少脉"的问题，在这里，她使用的就是飞龙脉法的描述。她感冒的时候，摸到自己的脉浮起来，在气层即可摸到，按照飞龙脉法的体系，对这种脉象的描述是"物质减少脉"，而不是"浮脉"。因为在飞龙脉法里，气层以上摸到的才是浮脉，才算是外感的脉象。物质减少脉是虚脉最开始气脱的状态，在表层，脉象会摸得非常清晰，越往下，特别到血层、脏层和脏下层，会摸到一种不足的脉感。如果按照"物质减少脉"来定义高医生问题中的描述，那就是"虚脉"，就是不足，根据这个脉诊结果的指引，治疗就应该用"补法"。但是结合高医生当时的症状，可以确定她是感冒了，那么这个脉象的指代意义实际上应该是传统脉诊里的"浮脉"。浮脉的诊断意义是有"表邪"，应该用发汗解表的方法来驱除表邪，归属于"泻法"。读取到同一个脉象，一个诊断结果要用补法，另一个诊断结果要用泻法，是完全不同的临床诊断结果，必然导致完全不同的治疗方法和治疗结果。造成这种情况的原因是什么呢？实质上是对脉象的理解和定义不清晰。就高医生这个案例而言，她所摸到的所谓的"物质减少脉"并不是真正意义上的物质减少脉，她摸到的脉感实际上是"浮脉"。

在她的问题里，这种脉感在飞龙脉法体系里是完全正确的"物质减少脉"的描述，但是，在传统脉法里，这种指感被定义为"浮脉"，而不是"物质减少脉"。《濒湖脉学》对"浮脉"的描述是"浮如木在水中浮"，对"虚脉"的描述是"虚来迟大豁然空"；讲到外感，是"浮而有力多风热"，讲"虚脉"是"无力而浮是血虚"。由此可以看出，这两种脉象的指感实质上是有区别的，是不一样的。实际上，浮脉和虚脉都可以在表层摸到，在传统脉法里，两者是需要进行鉴别的。临床实际中，浮脉和虚脉这两种传统脉象，都可以摸到类似飞龙脉法"物质减少脉"的脉感，在这里，"脉感"指的是在气层、血层摸到的脉比较有力，比较清晰，而入到脏层、脏下层，力量就减弱了。因此，不论飞龙脉法体系还是传统脉法体系，这两种脉象都可以归类在"浮脉类"的脉象中。在临床做诊断的时候，是需要加以鉴别的。判断为浮脉还是虚脉，相应地，以此诊断指导的治疗就截然不同。《濒湖脉学》中描述的"浮如木在水中浮"是什么意思呢？当摸到水面上漂浮的木头往下压时，会有什么情况发生呢？我们知道有一种力叫"浮力"，指下有这种抗力的脉感，就是"浮脉"。"虚脉"又是什么感觉呢？也是在气层、血层和脏层摸得比较清晰，但再往下摸的时候，感觉就"豁然而空"了，没有抵抗之力了，这才是虚脉。

今天的讲座就高医生提出的问题，仅以这一个脉象为例，把"浮脉"和"虚脉"从书面上大概讲一下它们在飞龙脉法与传统脉法中的区别，其他脉象在两套系统里的区别也是同样的道理。大家还是要从临床实践中体会，以能真正地指导临床应用为最终的学习目的。从高医生提出的问题可以看出，她对飞龙脉法掌握得是不错的，能摸出什么是浮脉类及其中各脉象的区别，现在欠缺的是不能进一步鉴别所摸到的浮脉类脉象到底是"浮脉"还是"虚脉"，因此，在指导临床应用方面差了一大步。再进一步，从另外的角度来说，飞龙脉法体系对于脉感的临床定义是不清晰的，它认为气层以上摸到的才算"浮脉"，而在气层甚至血层摸到的这种脉感就不是浮脉了，这明显与临床实际情况不一致。飞龙脉法和传统脉法虽然都是摸脉，都是对脉感进行描述，但是如果不能在临床中进一步回归，就无法把脉象清晰地定义出来，究竟是浮脉还是虚脉，基于此诊断的治疗是完全不一样的。

因为我们前几年一直在向大家推广飞龙脉法，现在这本《脉解伤寒》里提到的指导经典中医运用的却是完全不同的传统脉法体系，就这个问题，有很多医生朋友多次询问过，还有人揣测我是在挂着羊头卖狗肉，换汤不换药，我所说的传统脉法就是冠以另一个名字的飞龙脉法体系，甚至认为我在掠夺汉默医生的学术成果。这些传言盛行的时候，这本书还没有发行，很多问题不是一句两句话能解释得清楚的，因此我也迟迟没有作答为大家辨析。今天借高医生在读书群里提出的这个问题，我把飞龙脉法和传统脉法的区别进行了一个比较详细的解释和阐述。大家结合本书的阅读，并参考曾经参加过两套脉法学习班的医生们的经验分享，就能确认一点：传统脉法和飞龙脉法，从脉位到脉象的定义和应用，再到摸脉的手势和方法，都是完全不同的两套系统。从始至终，我都在非常明确地传递我的学习经验——飞龙脉法是一套非常好的脉诊入门脉法。但是，学习脉诊的目的是指导传统中医的临床使用，而不是为了仅仅会摸脉而学脉，因此，要成为一名真正的能够使用脉诊指导经典中医方药运用的中医师，无论从哪套脉诊体系入门学习脉诊，只有向传统脉法回归，才是用好经典中医的唯一出路。

真正学习过和掌握了传统脉法的中医师，包括我自己，虽然目前人数还很少，但是我们都已经意识到，我们已经开始了一个全新的里程，这个里程是关于整个中医学的重新继承和发展的。就人类整个医学来说，诊断是个非常核心的部分，现在的西医学，它真正的发展，就是诊断，随着科技的进步，西医的诊断方法在日新月异地发展，目前来说，它的治疗还跟不上它的诊断，也就是说，对很多疾病，西医可以诊断出来，但是没有办法根治，甚至找不到致病原因。而我们中医学的诊断体系在一开始是非常丰富的，并且有了完善的配套理论和治疗体系。可是中医的诊断系统中断了，特别是传统脉诊诊断体系中断了太久。可以说我们现在的中医学是没有完整的诊断体系的，因此现在的中医系统，实际上我们应该称之为"经验医学系统"，就是把前辈教授的临床经验，传授给下一辈，这样代代相传，这就叫"经验医学"。这样的医学系统由于个人认识的局限性，是不完整的。极端一点说，它甚至都不能称为医学体系了，因为一套完善的医学体系，必须是有理论系统、客观的诊断体系，以及与之配套的治疗手段的。现在，我们能有机会重拾古中医的诊断体系，重新和古中医站在同一个医学体系里，相信大家会和我一样，通过《脉解伤寒》这本书里给大家展现的临床实际情况，重新对传统中医充满信心和希望。

学习过飞龙脉法和传统脉法，两种脉法都掌握得很好的徐医生，在听完讲座后分享脉诊学习心得：

作为一名学习了好几年飞龙脉法的医生，刚跟唐老师学习回归传统脉法时，老实说，是迷茫的。曾经以为飞龙脉法与传统脉法的区别只是简单的一加几，但实际上从飞龙脉法回归传统脉法并没有固定的路径可以遵循，所以刚开始学习时是很崩溃的。比如唐老师讲的"浮脉"，飞龙脉法里的"物质减少脉"有时是"浮脉"，有时又代表"虚脉"，如果机械地用飞龙脉法套用传统脉法，临床使用时就会很混乱。我的学习经验是：彻底忘记飞龙脉法的解释，重新学习传统脉法，这样经由飞龙脉法培养出来的指感反而可以帮助自己尽快理解和掌握传统脉法。

"五味养生"讲解一二

2016 年 1 月 17 日

今天讲座的主题是"五味养生"。经常会有医生朋友讨论时说起这个话题，提到现在各种养生食物介绍琳琅满目，有的介绍甚至自相矛盾，有的说得天花乱坠、包治百病，看了就令人生疑。那么根据中医理论，到底应该按照一个怎样的原则来给自己的患者推荐平时养生的时候应该吃的食物呢？今天我们就来讨论一下这个话题。因为是跟专业人员分享的经验，所以内容也比较专业，中心思想是希望讲解一个如何因人而异地选取所吃食物的原则。

在中医理论中，五味指酸、苦、甘、辛、咸。提到五味，就离不开中医的五行系统。我们一进入大学，学习的第一门中医专业课程——中医基础理论，就详细讲解了中医的阴阳五行系统和五味的对应关系。将《素问·阴阳应象大论》和《素问·五常政大论》记载的木、火、土、金、水五行，和春、夏、秋、冬、长夏联系起来，又与肝、心、脾、肺、肾五脏及五色、五官、五体、五志、五味都联系在一起，便形成了我们熟悉的五行系统。五味、五行落到实处，就是其与五脏（肝、心、脾、肺、肾）的对应关系，如下表所示。五味养生，即论述酸、苦、甘、辛、咸与五脏的对应关系，以及五味与养生的关系。

自然界							五行	人体						
五音	五味	五色	五化	五气	五方	五季		五脏	六腑	五官	形体	情志	五声	变动
角	酸	青	生	风	东	春	木	肝	胆	目	筋	怒	呼	握
徵	苦	赤	长	暑	南	夏	火	心	小肠	舌	脉	喜	笑	忧
宫	甘	黄	化	湿	中	长夏	土	脾	胃	口	肉	思	歌	哕
商	辛	白	收	燥	西	秋	金	肺	大肠	鼻	皮毛	悲	哭	咳
羽	咸	黑	藏	寒	北	冬	水	肾	膀胱	耳	骨	恐	呻	栗

在《素问·宣明五气》《素问·阴阳应象大论》《素问·五常政大论》里，都是把五味和五脏按照上表记述的：酸味入肝，苦味入心，甘味入脾，辛味入肺，咸味入肾，这样的对应关系来进行联系。在《素问·藏气法时论》里提出："毒药攻邪，五谷为养，五果为助，五畜为益，五菜为充。"《灵枢·五味》里把日常饮食里的食物按照《内经》五味归类的理论分类，再根据不同的个体进行适当的侧重选择。下面就是这个归类的表格总结：

	酸	苦	甘	辛	咸
五谷	麻	麦	粳米	黄黍	大豆
五果	李	杏	枣	桃	栗
五畜	犬	羊	牛	鸡	猪
五菜	韭	薤	葵	葱	藿
五色	青色	赤色	黄色	白色	黑色
五宜	肝病者宜食酸味食物	心病者宜食苦味食物	脾病者宜食甘味食物	肺病者宜食辛味食物	肾病者宜食咸味食物
五禁	肝病禁辛	心病禁咸	脾病禁酸	肺病禁苦	肾病禁甘

◎甘味入脾，对应的谷是粳米，即东北大米；对应的肉是牛肉；对应的果是大枣；对应的菜是葵，葵指冬葵和秋葵。

◎酸味入肝，对应的谷是麻，即红豆；对应的肉是狗肉；对应的果是李；对应的菜是韭菜。

◎苦味入心，对应的谷是麦；对应的肉是羊肉；对应的果是杏；对应的菜是薤，即野蒜头。

◎咸味入肾，对应的谷是大豆；对应的肉是猪肉；对应的果是板栗；对应的菜是藿，藿指大豆的苗。

◎辛味入肺，对应的谷是黄黍，即大的黄米；对应的肉是鸡肉；对应的果是桃；对应的菜是葱。

这就是《内经》对日常饮食中谷、肉、果、菜按照五味进行的归类。

依循中医理论开展的日常养生，就是按五味的归类进行归脏，再进行有侧重的补养。按照通常的理解：

◎甘味是入脾的，脾脏不足的人就吃甘味的食物。

◎酸味是入肝的，肝脏不足的人就吃酸味的食物。

◎苦味是入心的，心脏不足的人就吃苦味的食物。

◎咸味是入肾的，肾脏不足的人就吃咸味的食物。

◎辛味是入肺的，肺脏不足的人就吃辛味的食物。

看了上面的内容，大家可能觉得很清楚，只需要对照着选择食物就能养生了。但是，在同一篇文章中还提出了另外一种观点，并不是按照上述观点来归类的。具体内容如下：

◎肝色青，宜食甘，粳米、牛肉、枣、葵皆甘。

◎心色赤，宜食酸，犬肉、麻、李、韭皆酸。

◎脾色黄，宜食咸，大豆、猪肉、栗、藿皆咸。

◎肺色白，宜食苦，麦、羊肉、杏、薤皆苦。

◎肾色黑，宜食辛，黄黍、鸡肉、桃、葱皆辛。

在同一篇中提出了两种不同的观点，那么究竟该遵从哪一种观点呢？再看《素问·宣明五气》篇中提出的观点：

◎酸走筋，筋病无多食酸。

◎苦走骨，骨病无多食苦。

◎甘走肉，肉病无多食甘。

◎辛走气，气病无多食辛。

◎咸走血，血病无多食咸。

该篇提出"酸走筋，筋病**无**多食酸"。按照前面一种说法，酸入肝，筋是属肝的，那么筋病宜食酸，这样一来就前后矛盾了。同样的矛盾也出现在"甘走肉，肉病无多食甘"，前一种说法中，甘入脾，脾主肉，则肉病应该吃甘味食物。

其实，在《内经》系统里，古人按照酸、苦、甘、辛、咸对日常生活中的食物进行简单的归类，但在实际应用时并不是按照简单的酸入肝、苦入心、甘入脾、辛入肺、咸入肾的顺序来使用的。在应用时提出来另一个观点，那就是"肝色青宜食甘"，而不是食酸。这样使用的原因是什么呢？

上述总结的内容均出自《内经》，说明在《内经》的系统中，关于"五味"养生的应用不只有一个系统，实际上是有另外一套系统的，这套系统记载在陶弘景所著的《辅行诀》中。

《辅行诀》里提出了一个重要的图，叫"汤液经法图"（图1），该图是按照伊尹造汤液经的规律所画的，伊尹是按照该图来进行中药组方配伍的。

这张图的演示，对五味的归类是依循另外的规律的。也可以将其看作一个五行图来解释五味的归属，但是就比较复杂。它是这样归属的：

辛归木；咸归火；甘归土，酸归金，苦归水。

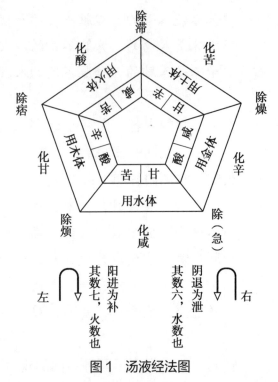

图1　汤液经法图

这种五行的归类不同于我们熟悉的酸入肝、苦入心、甘入脾、辛入肺、咸入肾的理论，其中还提出了**化合**的理论，实际上是辛和酸都归在木里面。它提出：

◎辛酸化甘。

◎咸苦化酸。

◎甘辛化苦。

◎酸咸化辛。

◎苦甘化咸。

是一套化合的体系，所以很复杂。

深入理解和研究会发现，实际上古人对于五味的认识和应用已经发展到了一个很深的层次。单纯从文字来理解会感觉比较吃力，如果举一个生活中的例子来说明，就很容易理解了：在日常生活中，有的地方会做一种食物叫"腌蒜"，把生的大蒜泡在醋里，经过一段时间的浸泡，蒜就会变成甜味，这就是所谓的"辛酸化甘"。把辛味的东西和酸味的东西放在一起，经过一个古人叫作"化合"的过程，最后变成了甜味的东西，这是古人在实际生活中总结出来的变化规律。可以看作对古老的化学反应的记录，只不过是通过记录味道改变的方式来体现的。

化合理论如何在中医临床中应用呢？在《素问》里有与《辅行诀》这张图记载的理论类似的记载。《素问·藏气法时论》载："病在肝，愈于夏，夏不愈，甚于秋，秋不死，持于冬，起于春，禁当风。"又提到相关的治法："肝欲散，急食辛以散之，用辛补之，酸泻之。"从这段文字可见，在实际治疗应用中提出了两个味——辛和酸，用到了"辛补酸泻"这样的治法。

下面引用一部分《辅行诀》内容，实际上是对"汤液经法图"的一种解释。先以肝病为例：

"肝得在散，故经云，以辛补之，酸泻之。肝苦急，急食甘以缓之，适其性衰而之也。"在治疗肝病时"以辛补之"，前文说过"辛归木"，所以是"以辛补之"；酸是归在肺的，所以用"酸以泻之"。上文记述的治疗肝病的方法是"肝苦急，急食甘以缓之，适其性衰之也"，**这个"甘"就是"辛酸化甘"，用辛、酸两味，一补一泻，最终化合成为"甘"来缓之。**看懂了上面这段解释，便能理解《灵枢·五味》提出的"**肝色青宜食甘**"。它并没有说"肝色青宜食酸"，反而是吃粳米、牛肉、大枣等甘味食物来进行补养调理。这样一来，《素问·藏气法时论》和《辅行诀》里记载的相关内容就一致了。

再看心病：

《素问·藏气法时论》记载病在心"急食咸以软之，用咸补之，甘泻之"。《辅行诀》的记载是："心德在软，故经云：以咸补之，苦泻之，心苦缓，急食酸以收之。"治疗心病，使用咸味、苦味药，化合成酸味，用的是"咸苦化酸"的方法。《素问·藏气法时论》的"甘泻之"与《辅行诀》的"苦泻之"这一点是不同的以外，《素问·藏气法时论》指出的心病宜食酸，与《辅行诀》的"急食酸以收之"的记载是一致的。

因此我们说，五行里关于五味的应用系统，"汤液经法图"是一个很重要的应用原则，《内经》里关于五味的应用记载，并不全面，都是基于"汤液经法图"的原则来展开的。如临床中常用的桂枝汤，用这个法则分析桂枝汤的组方原则如下：

桂枝和生姜是辛味药，芍药是酸味药，根据这个法则的化合原理，"辛酸化甘"，再配伍甘味的甘草和大枣，则该方是可以补肝的。这样一来，《伤寒论》桂枝汤是一个补肝的方剂，就很容易理解了。

再如临床常用的大建中汤，方中花椒、干姜都是辛味药，饴糖、党参是甘味药，两组药配伍"甘辛化苦"，而苦味是用于健脾的，所以大建中汤有健脾的作用。用这个原则一分析，就非常容易理解了。大家如果有兴趣，可以按照这样的原则来逐一分析咱们临床里常用的经方，就会发现它们组方背后的道理，非常的有趣，今天在此就不多讲了，以后有机会再跟大家分享。那在养生方面呢，理解了上面的原则，"肝病吃甘，心病吃酸"的养生道理就很容易理解了。

接下来看另一个问题，《灵枢·五味》和《素问·藏气法时论》记载的"肝病宜食甘""心病宜食酸"这两部分内容与《辅行诀》的记载是一样的，但后面记载的脾、肺、肾三脏病的补养性味就与《辅行诀》的记载不一致了。

◎《内经》的观点是脾病宜食咸，肺病宜食苦，肾病宜食辛。

◎《辅行诀》的观点是脾病宜食苦，肺病宜食辛，肾病宜食咸。

导致上述区别的原因，我目前尚未探明。根据临床实践观察，我的个人观点是：**肝病宜食甘，心病宜食酸，脾病宜食苦，肺病宜食辛，肾病宜食咸**。具体对应什么食物，大家根据上表来查询就知道了。

那么，具体到每一个个体，在没有患病的情况下，想用五味来养生，如何判断自己应该吃哪一味的食物呢？我们当然可以补养五脏的食物都吃。但这就谈不上五味养生的话题了。实际上，每个人的五脏都是绝对不平衡的，一出生就有旺有衰，只有相对平衡一些和极度不平衡的区别。因此，想要通过食用适合的食物来养生，努力让身体的五行平衡一些，按照自己五行中哪一行偏弱，来选择性味不一样的食物补充，从外源性食物来帮助平衡。一方面，可以通过医生的临床诊断来判断这个人是哪个方面偏虚，就建议该人补充哪一个方面的食物。

另一方面，可以根据《素问》提出的五运六气的方法进行判断。《内经》的观点认为，人是天地气化的产物，其五行必然会反映出这个生命在孕育时天地状况的五行属性，具体来说就是**甲己化土，乙庚化金，丙辛化水，丁壬化木，戊癸化火**。这属于五运六气理论的范畴。比如说："甲己之岁土运统之"，意为"甲年"和"己年"是土运，单数的是过旺，双数的是不及。即：甲年土运过旺，己年土运不及。如甲午年，是土运过旺，则甲午年出生的人土的气化比较旺盛，就会出现"土克水"的情况，致使"水运不及"，其肾脏系统就会因为这个原因而先天偏弱。再如乙未年，是金运不及，则这一年出生的人先天肺气偏弱。可以根据这个理论的指导，选择相应的食物来平衡身体里的五行。不同的是，**我在实际应用中是按照《辅行诀》"汤液经法图"的化合原则来选取食物的**，并非直接按照《内经》的对应原则。例如，甲午年土运过旺，则水运不及，这个年份出生的人平时宜多吃咸味食物，如大豆、栗子；乙未年金运不及，这个年份出生的人就要多吃辛味食物，如黍米、桃子等。需要强调，这只是一个侧重方面，随着年龄增长，人体的脾胃功能会有不同程度的退化，所以补脾的苦味食物就要适当多吃。

以上就是我个人对五味养生的使用情况的一个经验分享。总结来说就是：我的五味养生原则是参考了《辅行诀》的"汤液经法图"、《内经》的"五运六气"理论来进行应用的。我个人的体验是用下来效果很不错，提出来供大家参考。这其中涉及的理论知识实际上是一个庞大的系统，如果要展开来讲它的具体内涵和运用，几天都讲不完，我们的讲座只能是点到为止。

"阴阳五行"浅释及应用

2017 年

写在前面的话：

唐医生的脉诊技艺是通过跟随汉默医生学习飞龙脉法而入门的，经过多年的探索和临床实践，终于回归了传统脉法，并可以用它直接指导《伤寒论》里经方的组合应用来治疗疾病。在《脉解伤寒》一书的总论部分，唐医生仅介绍了传统脉法寸口脉位的经典来源和具体内容，并没有把他从飞龙脉法回归到传统脉法的理论探索过程写出来。下面这篇语音文字整理稿，源于唐医生在 2017 年开展的一个关于中医"阴阳"的专业讲座，其中详细讲述了他对于传统寸口脉法中脉位定位的探索过程，讲解了部分看似简单的脉位背后强大而复杂的中医理论依据。现特收录于此，供感兴趣的读者参考。

在我们大家共同参与讨论学习的时候，曾经探讨过五脏的阴阳属性和男女的脉象特点，实际上在讨论这些问题的时候，我们已经不由自主地运用了阴阳五行的概念。"阴阳五行"是中医理论的一个核心，贯穿了中医学的各个方面，是所有中医理论基础知识的基础。当然，它也是**传统脉法的理论基础**。大家会认为，阴阳五行是中医里一个非常基础的理论知识，咱们都是老中医了，对这个概念都有比较深刻的了解，为什么现在不专注于临床医案的讨论，反而又折回来学习这个理论知识呢？阴阳五行与传统脉法有什么样的联系呢？

我们来复习一下"阴阳"的概念。**阴阳是对立制约的，是互根互用的，是消长平衡的，是相互转换的。**这是一个比较抽象的说法，实际上阴阳的概念是一种相对的概念。在自然界里，白天与夜晚、夏季与冬季，是时间上的阴阳；东方与西方、南方与北方，是方位上的阴阳；人类社会的男和女，也是阴阳的概念。这个概念是体现在各个方面的，可以说，万事万物都可以分阴阳，它是古人介绍万物和认识事物属性的一种分类方法。把阴阳的概念放到人体来看：**上为阳，下为阴；左为阳，右为阴；脏为阴，腑为阳。**这样一来，就把人体从各个层面进行了划分。这样的划分不是一种机械的划分，而是一种灵活的和相对的划分。

虽然我们不能一下子把一个事物的各方面都说得很清楚，但是一旦从阴、阳的角度来探讨一个事物的功能，那么这个事物的相关属性就自然地显现出来了。在《素问·阴阳应象大论》中：

黄帝曰：阴阳者，天地之道也，万物之纲纪，变化之父母，生杀之本始，神明之府也，治病必求于本。故积阳为天，积阴为地。阴静阳躁，阳生阴长，阳杀阴藏。阳化气，阴成形。

这段文字是对阴、阳各个方面的综合论述。

天地者，万物之上下也；阴阳者，血气之男女也；左右者，阴阳之道路也；水火者，阴阳之征兆也；阴阳者，万物之能始也。故曰：阴在内，阳之守也；阳在外，阴之使也。

这是对阴阳从理论上的一个概括性论述。

如果用阴阳的概念来看一天的四时，是按照下面的原则划分的：
◎辰巳午时，天之阳，阳中之阳。
◎未申酉时，天之阳，阳中之阴。
◎戌亥子时，天之阴，阴中之阴。
◎丑寅卯时，天之阴，阴中之阳。

这样划分的意义是什么呢？例如"阳中之阳"，为什么说上午是阳中之阳呢？因为白天和夜晚是以太阳的升起和落下界定的，辰时是太阳升起的时候，酉时是太阳落下的时候，辰时至酉时的这段时间属于阳，中间用午时来分隔。午时是阳气最旺的时候，太阳升到距离地面最高的地方。如果将属于"阳性"的白天再进行细分，从辰时到午时，是白天中阳气最旺盛的时间段，就把它定义为"阳中之阳"；从未时到酉时，虽然也是属阳的，但是阳气开始转衰，所以属于"阳中之阴"。日落以后至卯时是属阴的，若再细分，从戌时至子时是"阴中之阴"，子时是阳气最弱的时候，然后开始一阳升，丑时到卯时的属性就是"阴中之阳"了。

那么人体脏腑的阴阳属性是怎样的呢？**五脏的阴阳属性**在《素问·金匮真言论》中，这个四分法在人体中的应用是：

◎背为阳，阳中之阳，心也。

◎背为阳，阳中之阴，肺也。

◎腹为阴，阴中之阴，肾也。

◎腹为阴，阴中之阳，肝也。

这个四分法是以上、下来划分的，但是这样划分就缺少了"脾土"，土是"腹为阴，阴中之至阴，脾也"，这在四分法里是体现不出来的。为什么脾为阴，是阴中之至阴呢？这个问题用四分法是没有办法解释清楚的，先暂时放一下，后面再进行专门讨论。

用阴阳的概念来划分脏、腑，脏为阴，腑为阳，五脏都是属阴的，六腑都是属阳的，这样便确定了五脏六腑的阴阳属性。确定五脏六腑的阴阳属性，对临床应用有什么作用呢？首先，如果不清楚脏腑的阴阳属性，对于它们在身体里的位置就不清楚，那么在临床应用中，就会有很多概念混淆。例如一个常见的问题：中医理论里讲"肝在左"，其实是指在脉诊定位时，肝在左，脾胃在右。从西医学解剖位置来说，肝脏的位置应该在右，而脾胃在左。出现这种完全相反的情况，是因为中国古人解剖学知识落后造成的吗？实际情况并不是这样的。在《灵枢》和《难经》中都记载有古人对解剖学的论述，古人对五脏的解剖学定位是完全清楚的，甚至对于肝、胆的重量及大小都有明确的记录。因此，从解剖学角度来认识脏腑的实际位置，古人是不会出现与现代解剖学不一致的偏差的。为什么明明知道肝脏的解剖学位置是在右边，而古书里记载它的脉诊位置却是在左边呢？古人这样定位，一定是有他的原因的。这个道理我们在后面讨论阴阳五行的概念的时候就能搞清楚了。厘清这个问题，就直接关系到咱们的临床应用。

"阴阳"是一个很庞大的概念，从哲学上讲，讲一天也讲不完。万事万物都可以划分出阴阳属性，与中医诊疗关系最紧密的就是脏腑的阴阳属性。五脏虽然属阴，但又可以再分阴阳，心为阳中之阳，再继续细分，心又可以分心阴和心阳，在讨论疾病病机时常说的心阴虚、心阳虚，就是这个细分的定义。万事万物负阴而抱阳，只要是有形之物，都可以用阴阳的概念进行划分，而且阴阳是同时存在的，但只有阴阳的概念是远远不够的。

接下来复习讨论**五行**的概念。

五行指木、火、土、金、水，是古人建立的除了阴阳划分法以外的另一套对于事物的分类方法。如果只是抽象地讨论木、火、土、金、水的概念，是比较困难和枯燥的，事实上，古人的智慧非常高明，所有的抽象概念都是从日常生活中高度浓缩提炼出来的概念，任何事物都可以分出五行来。**"五行"总的来说并不是指物质，而是指五种不同的运动方式——生、长、化、收、藏，是天地间气的运行方式。**按照这个定义来划分季节，春季是生，夏季是长，长夏是化，秋季是收，冬季是藏。例如，冬季是阳气敛藏的状态，这个状态属于五行里的"水"。学中医的人都知道，此"水"并不是指日常饮用的水，与之联系的方位是北方，状态是敛藏。再进一步与人体的五脏相对应，就是"肾"。这样一来就把"五行"这个无形的概念，与生活的各方面联系起来了。

临床医生比较关心的是"五行"与人身体的对应关系。例如，肾脏对应水，现在是冬天，肾脏处在一个敛藏的状态。我们整个身体的五脏现在就是以肾脏为主导，处在一个敛藏的状态。这样一联系，就把我们认识里的这个功能上的肾，上升到我们中医里所谈的"藏象"这个概念里来了。也就是说，肾和敛藏是有关系的。如果敛藏得好，肾的功能就好；如果敛藏得不好，它的功能就不好。在《素问·六节藏象论》里，通过五脏与季节的对应关系体现出"五行"的概念：

◎心者，生之本，神之变也，其华在面，其充在血脉，为阳中之太阳，通于夏气。

◎肺者，气之本，魄之处也，其华在毛，其充在皮，为阳中之太阴，通于秋气。

◎肾者，主蛰，封藏之本，精之处也，其华在发，其充在骨，为阴中之少阴，通于冬气。

◎肝者，罢极之本，魂之居也，其华在爪，其充在筋，以生血气，其味酸，其色苍，此为阴中之少阳，通于春气。

◎脾、胃、大肠、小肠、三焦、膀胱者，仓廪之本，营之居也，名曰器，能化糟粕，转味而入出者也。其华在唇四白，其充在肌，其味甘，其色黄，此至阴之类，通于土气。

上面就是把五行这个概念和五脏相对应以后的一个论述。下表是从《素问·阴阳应象大论》里提炼出来的，把五行的概念扩展开来，对与人体息息相关的方方面面展开了联系。

自然界							五行	人体						
五音	五味	五色	五化	五气	五方	五季		五脏	六腑	五官	形体	情志	五声	变动
角	酸	青	生	风	东	春	**木**	肝	胆	目	筋	怒	呼	握
徵	苦	赤	长	暑	南	夏	**火**	心	小肠	舌	脉	喜	笑	忧
宫	甘	黄	化	湿	中	长夏	**土**	脾	胃	口	肉	思	歌	哕
商	辛	白	收	燥	西	秋	**金**	肺	大肠	鼻	皮毛	悲	哭	咳
羽	咸	黑	藏	寒	北	冬	**水**	肾	膀胱	耳	骨	恐	呻	栗

该表将各个方面全部联系在了一起，在临床中非常实用。例如，五脏在内，通过一般的方法不易得见，但是古人认为"有诸内者，必行诸外"，因此，人体在内的五脏的状态，就可以通过上表中的其他方面反映出来。以肝脏举例说明：肝的一个主要功能是"生发（fā）"，人体与生发有关系的部位有哪些呢？指甲是不断生长的，头发也在不断地生长。指甲和筋在五行的对应关系都归于肝。"肝其华在爪"，可以通过指甲的状态大致了解肝的功能。再比如一个人容易发怒，这是肝的情志表现；一个人喜欢绿色，也是跟肝有关系的。

此外，还可以运用五行理论对人分类。五行之中再分五行，在《灵枢》中有记载"阴阳二十五人"，就是五行中再分五行，一共就是 25 种。大家可以再仔细研读，是非常有趣的概念。但无论如何分，都脱离不开阴阳、五行的概念。阴阳和五行的概念贯穿整个中医学，阴阳和五行的理论是中医学的核心，对其理解得越深刻，运用时就越灵活。

阴阳是无处不在的，五行也是无处不在的，阴阳和五行之间有着怎样的联系呢？阴阳学说与五行学说哪一个更重要呢？换句话说，先有阴阳学说还是先有五行学说呢？这是两个学说还是一个学说呢？上述问题关系到中医治疗疾病时的五脏：心、肝、脾、肺、肾，对五脏来说，每一脏的地位是一样的吗？还是某个脏更重要呢？下面来探讨这些问题。

在临床诊疗和遣方用药时，我们考虑五脏的地位是不是一样的呢？例如：心为君主之官，肺为相傅之官，那么，作为"君主之官"的心脏是不是比作为宰辅之官的肺更重要呢？肾为先天之本，脾胃为后天之本，脾胃和肾又是哪一个更重要呢？再细化，脾和胃，又是哪一个优先呢？肝为"将军之官，谋虑出焉"，肝的地位看起来比肾或心脏低了一些。如何决定脏腑之间的主次轻重地位，与阴阳五行概念在临床中的运用有直接的关系。有人说五脏缺一不可，缺少任何一个人都不能活。从这个角度讲，确实是缺一不可的，但从功能角度判定，还是有主次区别的。例如"久病必及于肾"，就是说肾是先天之本，这个"本"还是很重要的。

以上是对阴阳五行理论部分的复习，下面从理论上讨论**阴阳五行的形成**。谈到这个学说，就必须提到中华文化重要的经典——《道德经》和《周易》。这两部著作可以说是中国传统文化的起源，是对整个世界宇宙的产生过程从理论上的高度概括。

老子《道德经》云："道生一，一生二，二生三，三生万物。"太极图的阴阳鱼就是对阴阳的直观描述。在《道德经》里，万物是从"道"产生的，"道"是一个太极的状态，万物不是一下子产生出来的，要经过一个过程，先从道生出一，一再生二，二再生三，三才能生万物。道经过一，二，三的变化，产生了万物，那么，"一""二""三"又各自代表什么呢？其与五行又有什么关系呢？其中的"二"就是阴和阳吗？"三"又是什么呢？该如何理解"一"和"三"呢？问题好像越来越多了。再看《周易》，言："易有太极，是生两仪，两仪生四象，四象生八卦，八卦定吉凶，吉凶生大业。"（《易传·系辞上传》）太极我们认为是一个"一"，然后生出了"二"，二又生出"四"，四又生出"八"，就是一，二，四，八。《道德经》与《周易》的理论相比较，不同之处显而易见。老子认为万事万物是"一，二，三"的过程，而《周易》认为万事万物是"一，二，四，八"的过程。这两套理论是互相矛盾的体系，还是它们之间有什么联系呢？

在此要强调一点，今天的讲座里我不是要开始讲《周易》了。我的《周易》水平是很有限的，我没有资格和能力来讲解它。但是，由于它是中国传统文化各方面经典中的经典，是我们所有要讲的中医理论的根源，想要探讨中医的阴阳五行的来源，势必要去面对这些根源上的问题，所以仅就这个部分我理解的内容来和大家一起讨论。

在《周易》里，我们熟悉代表阴阳的两仪，**两仪又生四象**。四象我们就更熟悉了，如在白天之中，上午是阳中之阳，下午是阳中之阴；在夜晚之中，傍晚至子夜是阴中之阴，子夜至清晨是阴中之阳，这就是四象。对于人体五脏的认识，心是阳中之阳，肺是阳中之阴，肝为阴中之阳，肾为阴中之阴，也是符合四象理论的。下一步：**四象生八卦**。八卦代表万事万物，前面提到，五行是无处不在的，其实八卦也是无处不在的，这八个卦象或者八种分类方法就是古人对于万事万物的另一种分类方法。那么，八卦和五行之间有什么联系呢？请看图2：

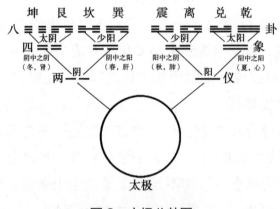

图2 太极八卦图

"易有太极，是生两仪，两仪生四象，四象生八卦，八卦定吉凶，吉凶生大业"是个"一，二，四，八"的过程，图2的下部是"太极"，实际上是一个圈，里面没有阴阳。我们非常熟悉的阴阳鱼太极图，是已经生出了两仪的，即有了"阴阳"的划分。古人用什么表示阴阳呢？完整的一横，代表"阳"，叫作"阳爻"；中间断开一下变为两小横，代表"阴"，叫作"阴爻"。这就是"易有太极，是生两仪"，两仪就是阴阳，分别用阴爻和阳爻表示。"两仪生四象"，即阴爻和阳爻两两排列组合，有四种情况，称为四象。两个阳爻代表"太阳"；阴爻在上、阳爻在下就是"少阴"；两个阴爻就是"太阴"；阴爻在下、阳爻在上就是"少阳"。

按照四象的观点来对应五脏，便得出以下结论：

◎阳中之阳，是太阳，对应夏，对应心。

◎阳中之阴，是少阴，对应秋，对应肺。

◎阴中之阳，是少阳，对应春，对应肝。

◎阴中之阴，是太阴，对应冬，对应肾。

至此，前面讲的五脏对应五行，缺了一行——土，那么"土"究竟在哪里呢？"土"对应于五脏的"脾胃"，是阴中之至阴，具有非常重要的功能，但上面的四象中是没有土的，所以要继续探寻下去。四象再变一层，阴爻和阳爻按三三排列组合，就有八种可能。这就形成了一个"一生二，二生四，四生八"的变化，形成了我们所熟悉的八卦。《周易》里命名为乾一，兑二，离三，震四，巽五，坎六，艮七，坤八。

◎乾是三个阳爻。

◎兑是上面一个阴爻，下面两个阳爻。

◎离是上面一个阳爻，中间一个阴爻，下面一个阳爻。

◎震是上面两个阴爻，下面一个阳爻。

以上四个卦象是从阳变化来的。

以下四个卦象是从阴变化而来的：

◎巽是下面一个阴爻，上面两个阳爻。

◎坎是下面一个阴爻，中间一个阳爻，上面一个阴爻。

◎艮是下面两个阴爻，上面一个阳爻。

◎坤是三个阴爻。

这就是先天八卦，如图3所示：

为什么在讨论五行时谈及八卦呢？它与五行有什么关系呢？因为中医的基础理论是来源于《周易》的，我们要讨论的阴阳五行学说，也是从《周易》而来的。从图2可见，太极产生了两仪（即阴阳），阴阳产生了四象，四象的变化产生了八卦。《周易》的核心是什么呢？是

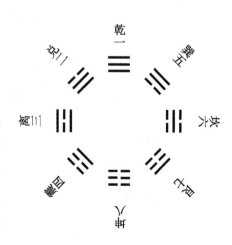

图3 先天八卦图

河图和洛书，有"先天八卦"和"后天八卦"。中医临床中常用的是河图和后天八卦。例如：

◎中医五运六气经常提到的"数"，指河图的数。清化四、火化二、寒化一等，都用的是河图的数。

◎《灵枢》里讲的九宫八风，其中的对应图便是来源于《周易》的后天八卦。

实际上，中医用到的八卦内容就是阴阳学说的核心。那么，五行与八卦之间有什么联系呢？来看图4。这是《灵枢》论述九宫八风的图，讲的就是后天八卦的应用。

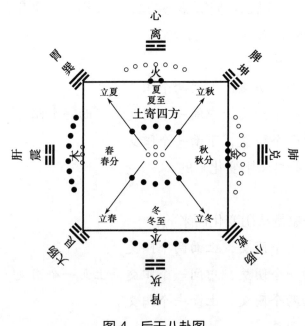

图4　后天八卦图

八卦的位置不是随便画的，是与人体的五脏和自然界的四季相对应的。图4的外圈是八卦，里面一层有圈圈点点，是河图的内容。河图里的这些圈点是表示数字的。

◎左边里层是3个白圈，叫天三；外围的8个黑点，是地八。天三地八。

◎中心是5个白圈，叫天五；上、下各有5个黑点围绕，是地十。天五地十。

◎右边外围是9个白圈，叫天九；里层的4个黑点，是地四。天九地四。

◎下面里层1个白圈，代表天一；外围的6个黑点，是地六。天一地六。

◎上面外围7个白圈，表示天七；里层的2个黑点，表示地二。天七地二。

在这张图里，是用天、地来表示阴和阳的，阴阳、五行理论的来源都包括在这张图里。

前面讲到的五行对应五方，是用五行学说对世界上的事物进行对应分类：木、火、土、金、水，对应五季、五方、五脏。这些内容在图4中得到了充分的体现：

◎左边是木，上面是火，右边是金，下面是水，中间是土，对于木、火、土、金、水有很精细的描述。

◎木对应于春季，火对应于夏季，金对应于秋季，水对应于冬季，土对应于长夏。

◎在人体五脏方面，木对应于肝，火对应于心，金对应于肺，水对应于肾，土对应于脾。

中医学的五脏，以及它们之间的联系，在这张图里得到了充分的体现。这张图还可以跟中医的其他方面结合在一起，一直深入地探讨下去，过程虽然很复杂，但是有很多非常有趣的内容。今天时间有限，重点是讲阴阳五行，没有办法详细地一一推演下去。这张图只是一个结论。太极生两仪（两仪就是阴阳），两仪生四象，四象生八卦，八卦定吉凶，吉凶生大业。实际上，"大业"就代表了万事万物。看到这里，我希望我已经讲清楚了**"五行就是从阴阳里出来"**的这个结论。也就是说，木、火、土、金、水是以这么一个形式呈现出来的。那咱们之前提出来的问题：阴阳学说和五行学说，两者是什么关系呢？讲到这里，就解答了这个问题。从上面这张图就可以一目了然了。从阴阳到四象，四象到八卦，而五行又是从阴阳学说中发展出来的。没有阴阳，就产生不出五行。因此，阴阳学说和五行学说两者比较而言，阴阳学说是更加核心的学说，故说阴阳无处不在。

在讨论五行学说的时候，不能只停留在概念上，要将其与时间、方位、季节、颜色等内容联系起来应用，便形成了中医学的理论。中医学的所有概念，都在这张图上表现出来了。对于五行学说而言，时间和方位是最重要的，只要时间和方位确定了，那么其他方面的内容就确定了。例如：

◎东方属木，应春。

◎南方属火，应夏。

◎西方属金，应秋。

◎北方属水，应冬。

图4说明了五行是从阴阳化生而来的。那么，《道德经》里所说的"道生一，一生二，二生三，三生万物"似乎与《周易》中的理论相矛盾，两者又有什么关系呢？实际上，《周易》和《道德经》讲的是同一件事，即阴阳变化的状态，既可以说"一，二，三"，也可以说"一，二，四，八"，描述的都是从最初的道或太极变化发展到万物的过程。道是阴阳还没有分离时的一个统一状态；然后变成"一"的状态，如图2所示，变化为一个阳爻和一个阴爻；接着从这个"一"开始继续变化，从"一"的状态变成"二"，阴爻和阳爻开始排列组合，产生四种排列组合方式，即为"四象"。从道的统一到第一个变化产生了阴阳，第二个变化产生了四象，这就是"道生一，一生二"的过程。四象是阳中之阳、阳中之阴、阴中之阳、阴中之阴，分别对应心、肺、肝、肾。我们认识的五行对应五脏是：心对应火，肺对应金，肝对应木，肾对应水，脾对应土。而四象中只有四行，五行之中缺了一行，缺土。从"二"（即"四象"）的状态进一步变化，就到了"三"的状态，就是"八卦"，八卦之后便有了"土"。到了最终的一个变化，就和土有关系了。之前是四行缺一行，至阴之脏是脾，到了最后一层的变化就和脾有关系了。八卦一旦进入"二生三"的阶段，"三"的状态是五行具足的状态，五行具足就可以生万物了。

再看图4，中间"土"的数是五（以5个白圈来代表），围绕10个黑点，"十"也是代表"土"的数字。在河图里，五行里每一行的数是由一个阴数和一个阳数组成的。"土"的数是五和十，它是最后一层的变化。从四行变成五行一定要有土的参与，才能变成五行具足的状态。也就是"八卦"的状态，就是五行具足的状态。通过上面的推演可知，**五行是从阴阳化生而来的**。

分析图4中数的特点，可以知道"土"的重要性：

◎左边的河图数是三和八，三加土数五等于八。

◎上面的河图数是二和七，二加土数五等于七。

◎右边的河图数是四和九，四加土数五等于九。

◎下面的河图数是一和六，一加土数五等于六。

可见，每一行都是小的数加上"五"这个"土"数，等于大的数，这也说明"土"是蕴于五行之中的，因此说最后一层的变化与"土"密切相关。这就是中医学认为"土"是"后天之本"的一个非常重要和根本的理论依据。如果没有"土"，五行是没有办法转化的。生、长、化、收、藏，每一行的气的运化都要借助于"土"的参与，才能完成最终的转变，这就是为什么"土"非常重要的原因。

在"二"的状态是"四象"，如东、南、西、北四个方位叫"四正位"，这是四象。"二"生至"三"的状态是"八卦"，即四正位加东北、东南、西南、西北"四隅位"，就构成了八方。中医学常说的"脾寄四方"，指每一个季节的最后18天是土的时间，它参与了每一行的转化。图4的使用非常多，可以说这张图是所有中医理论的核心，其中既有方位又有时间，读懂这张图，并掌握各种转换推演的方法，在其基础上考虑问题，有助于更深刻地认识阴阳五行学说、更好地应用于临床。

◎木在左边，方位为东方，时间为春天，对应肝。

◎火在上边，方位为南方，时间为夏天，对应心。

◎金在右边，方位为西方，时间为秋天，对应肺。

◎水在下边，方位为北方，时间为冬天，对应肾。

◎脾为中土之脏，居中，与五行都有关系。

脾的定位有一种说法是定为长夏。长夏是夏、秋之间的一段时间，脾的位置是定位在右上角的西南位，时间是夏秋之间。还有一种说法是脾对应于每一季的最后18天，即"脾寄四方"。

由"二"生"三"最后一层的变化，因为有了"土"的参与，才具足了五行，形成了完整的五行学说。为什么说阴阳五行学说是核心学说？就是从这张图推演出来的，这张图清楚地展现了五行的来源。

理解了上述内容，就可以把"阴阳"用量化的概念讲解了。一个完整的横是阳爻，代表阳，表示阳的状态；两个隔断并列的小横是阴爻，代表阴，表示阴的状态。脾的卦象是三个阴爻，叫作至阴。阴中之极为至阴，至是极点的意思。阴中之至阴就是脾。为什么中医学先论述四象，最后才加上"脾"呢？把"脾"定义为至阴之脏，实际上也表示推演过程中的一个变化方向和过程。从阴阳变成四象，四象再变成八卦，是一个五行具足的过程。脾为至阴，从位置上看，定位在中间；从阴阳上说，外为阳，内为阴，与心、肝、脾、肺、肾的位置比较起来，脾在最中间，也是最阴的，是至阴之脏。脾是至阴，请看图4中其他脏：

◎心为阳中之阳，是离卦，是两个阳爻中间加一个阴爻。

◎肺是阳中之阴，是兑卦，是两个阳爻上加一个阴爻。

◎肾是阴中之阴，是坎卦，是两个阴爻中间加一个阳爻。

◎肝为阴中之少阳，是震卦，是一个阳爻上加两个阴爻，是阴脏。

从上面的总结可以看出各脏的阴阳状态，那么，六腑的阴阳状态是怎样的呢？九宫八风图里描述了胃、大肠、小肠的位置。经典里有一个论述是：胆、胃、三焦、大肠、小肠、膀胱都位处至阴之地，都是属于脾的，位置上也是定位在四隅位，它们跟脾是有关系的。九宫八风未提及胆、膀胱、三焦的阴阳状态，提到的有小肠在乾位，胃在巽位，大肠在艮位。古人很直观地把脏腑的阴阳状态给描述出来了。这些在实际治疗的应用中，都是有实用价值的。

总结上述**阴阳化生五行的过程**：道是最开始的状态，是太极的状态；道生一，是第一层的变化，"一"是阴阳的状态；一生二，是第二层的变化，产生了四象；二生三，是第三层的变化，产生出八卦；八卦形成，五行就具足了。因此，阴阳与五行相比较，阴阳是更核心的内容，是无处不在的。

阴阳和五行的状态是什么样的呢？不仅《灵枢·九宫八风》提到了相关内容，诸如《素问·阴阳应象大论》等也论述了相关内容。左右者，阴阳之道路也。在实际应用中，在人身上，是左为阳还是右为阳呢？这个部分经常会被混淆，为什么呢？为什么中医理论里说"右为气，左为血"呢？因为肺主气，心主血脉，气属阳，血属阴，而右为阳，左为阴，故对应而来得出"右为气，左为血"。但也有"男左女右"的说法，如此则应该是左为阳，右为阴。两种说法相互矛盾，究竟哪边是阳、哪边是阴呢？这个问题，实际上与脉诊是有密切关系的。阴阳是相对的，要看从哪个角度来划分。比如男为阳，女为阴；对于女子再细分，还有偏阴偏阳的属性；同样的，对于男子细分也有偏阴偏阳的区别。但是，无论怎么细分，都不能把男的说成女的、女的说成男的，第一级的划分必须明确。左为阳还是右为阳，对中医师而言是一个非常重要的问题：男子、女子的脉象，到底是左边属阳，还是右边属阳呢？想要回答这个问题，先请看下面这段引文：

> 天不足西北，故西北方阴也，而人右耳目不如左明也。地不满东南，故东南方阳也，而人左手足不如右强也。帝曰：何以然？岐伯曰：东方阳也，阳者其精并于上，并于上，则上明而下虚，故使耳目聪明，而手足不便也。西方阴也，阴者其精并于下，并于下，则下盛而上虚，故其耳目不聪明，而手足便也。故俱感于邪，其在上则右甚，在下则左甚，此天地阴阳所不能全也，故邪居之。（《素问·阴阳应象大论》）

这里明确回答了左、右的问题。回顾图4，肝在左，肺在右，心在南，肾在北，这就与方位有关，东方和南方的属性是阳。古人用天地表示阴阳：

◎地不满东南，意为东方和南方阳占主导，称为地不满东南。

◎天不足西北，意为西方和北方阴占主导，称为天不足西北。

那么左、右如何确定呢？古人定为"东方阳也，阳者其精并于上，并于上则上明而下虚，故使耳目聪明，而手足不便也。西方阴也，阴者其精并于下，并于下则下盛而上虚，故其耳目不聪明而手足便也。故俱感于邪，其在上则右甚，在下则左甚，此天地阴阳所不能全也，故邪居之"，明确指出：

◎左边为阳，左边的上边是目，是阳中之阳，所以左眼比右眼视力好。

◎右边为阴，阴中之阴在下，所以左手不如右手强劲。

根据这样的规律来划分就是：**左为阳，右为阴。**"左右者，阴阳之道路也。"这是不能搞错的。

现代有人用西医的解剖观念来理解这张图，按照实际解剖位置把图4的左右位置互换，即肝在右、脾在左。但需要明确的是，中医理论讲的更多的是功能定位和气化定位，而不是解剖定位。这是一个很重要的基础。如果左、右定位反了，那么整个理论体系就反了，气的升降通道也是反的。实际上，中医理论里的通道是左升右降，**气升于左降于右。**如果按照解剖学定位，把肝定在右边，便是右升左降，就与中医传统理论完全相反了，其程度相当于把男女颠倒过来了。

中医理论对每一个脏腑的位置都不是随便定的，古人对脏腑的认识是非常深刻和精准的，并不是停留在对表面现象的认识层面，背后有非常严谨的逻辑规律和理论基础，并不是说肝的解剖位置在右边，就把肝定在右边；脾胃的解剖位置在左边，就把脾胃定在左边。中医理论是从功能上来定位脏腑的，这才是其深刻之处。这样的定位方式，与传统脉诊的脉位定位方式息息相关。

在古代，没有各种现代辅助检查手段的协助，如何通过外在的脉诊来探查各脏器的生理、病理状况呢？古人创立了一套完善的脉诊系统，通过探查手腕桡动脉一寸九分的脉动规律来诊断内在的五脏的情况，即寸口脉位：左边候心、肝、肾，右边候肺、脾、命门。如果按照五行归类，左边的心、肝、肾分别对应火、木、水，右边的肺、脾、命门（命门是肾阳）分别对应金、土、命门之火，是按照五行的生克关系来排列的（图5）。

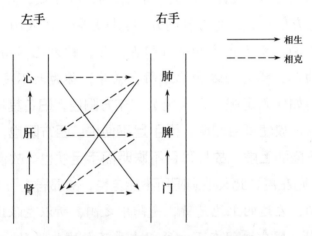

图5 寸口脉位五行生克示意图

再有就是左右的问题，最常产生疑惑的是肝和脾的脉位定位。肝的脉位定在左边还是右边呢？如果按照器官的解剖学位置，把肝的脉位定在右边，倘若继续依从五行生克的顺序，那么其他脏腑的脉位也要跟着变动，变成右手肾、肝、肺，左手心、脾、命门，这个定位就与经典里记载的完全不一样了。实际上，中医寸口脉的脉位并不是简单地按照解剖位置来定的，其背后包含着阴阳五行的深厚理论。《素问·阴阳应象大论》云："左右者，阴阳之道路也。"左为阳，右为阴，左手是水、木、火，肝和心分别对应于春天和夏天；右手是肺、脾、命门，定位是按照金、土、肾火的顺序来排列的。脉位排列的背后，包含了上面讲到的阴阳演变出五行的过程、五行之间生克制化的关系等理论知识。把脉位定位背后真正的理论知识厘清以后，再遇到关于脉位定位左右的纷争，就再也不会疑惑了。

五行相生、相克的关系能在脉位上体现出来。左手的水生木是肝，木生火是心，心和命门之火是相连通的；右手的命门之火生土是脾，土生金是肺，金生水连到左手的肾。如此循环往复的过程叫相生。相克的关系体现在左右手上：左手心是火，右手肺是金，是火克金的关系；金克木，是肺克肝的关系；木克土，是肝克脾的关系；土克水，是脾克肾的关系；水克火，是肾水克肾火的关系。

中医的诊断体系，是建立在阴阳五行这个严谨的逻辑体系上的。即使现代通过 B 超、CT 等检查手段看到了内脏，想要将其应用到中医体系里，也是不能实现的，因为两者的理论基础就不一样。例如，**通过现代西医学检查，发现患者有胆囊结石、子宫肌瘤或肺结节，这只是疾病发展的结果，并不是病因，这样的检查结果，对于中医治疗而言，其实是没有价值的**，我们更想知道这个结果是什么原因引发的。用中医理论就能解释得很清楚，这些病变的发生与人体的气化过程有关，与五脏六腑的阴阳、五行状况有关，只有判断出这些状态，才能指导中医治疗。临床中常通过"证"来诊断，"证"是患者表现出来的征象，如容易生气发怒、有胁肋疼痛的症状及指甲变化，根据"肝主怒，其华在爪，胁痛"判断为肝的系统异常。但这样的诊断方法其缺点是比较粗浅，一个证的出现，既可以由虚引起，也可以由实引起，因此很难通过证对脏腑的虚实状态做出准确的判断。而脏腑的虚实状态才是临床诊断中最需要知道的，因为直接关系到中医治疗方案的制订。

如何判断五脏的虚实状态呢？通过望、闻、问、切四诊来收集信息，其中的切诊就是脉诊，是最重要的方法。通过读取寸口脉特定脉位的脉象，可以直接量化对应脏器的阴阳五行状况。例如，心的正常状态反映在心的脉位上的脉象是"浮大而散"，"浮"指偏于表面，"大"指手感宽大而比较有力，"散"指范围比较大，形象而具体地体现出心所归属的五行"火"的状态。若"心"生病了，又有不同的具体脉象反映不同的病理变化。例如，心火上炎会导致口舌生疮、神志改变等，这是心出现异常时的外在"证"的表现，在脉象上会有什么样的反应呢？心的五行属性是"火"，其正常脉象是"浮大而散"。如果在浮大而散的脉象基础上，又出现了洪脉，则可以解读为心火旺盛，故导致了上述外在的症状。如果在心的脉位读取到"虚"的脉象，如沉脉，心的正常脉象本应是浮脉，却出现了沉脉，则可以解读为心阳不足。通过脉诊的手段读取到五脏的真实状态，从而进行有的放矢的治疗，才是学习传统脉诊最重要的价值。传统脉法里有 27 部脉象，化繁就简，是对脉的各种搏动模式的高度概括。如果能够切实掌握这 27 部脉象，便足够满足临床诊断的需要了。

再进一步讨论，脉象是寸口脉上能反映五脏实际情况的相应脉的搏动情况，脉位就是读取这样的脉象的具体位置。人体上很多部位是可以触及动脉搏动的，古人把读取的位置最后浓缩到寸口脉，"脉会太渊"，再根据深厚的阴阳五行理论，精细地定位为左边心、肝、肾，右边肺、脾、命门。看了书里的记载，再加上今天的讲解，脉位的定位感觉特别的清楚。但是实际操作时真正确切的脉位到底在哪里呢？如果没有真正掌握脉诊的老师手把手地传授，想要明晰脉诊定位是很困难的，而且脉象之间也非常容易混淆。如浮脉、洪脉、革脉、虚脉，在指下的感觉是非常接近的，摸脉的时候取浮、中、沉，这几种脉象都在浮脉层，都可以在浮取的位置取到，但它们之间又确实是不一样的，代表着不同的病机，如何辨别又是一个难点。

在临床中，有个常见的问题：大家都给患者做了脉诊，但在描述脉象时，大家描述的都不一样。究其原因，是由于大家描述的脉象都是自己想象中的脉象特点，并不是临床实际中在准确的位置摸到的脉象。真正的原因是医生在诊脉的时候没有找到正确的位置，无法在正确的脉位读取正确的脉象，便只能靠想象了。究竟谁对呢？唯一的检验标准就是根据摸到的脉象所指导的治疗结果来判定孰对孰错。

例如，心的正常脉象是"浮大而散"。在飞龙脉法中，对于心脉的脉象，其中一个描述是：心脉在气血脏层的表现，当它的脉象在气层和血层比较有力，到了脏层就减弱了的时候，说明患者有心阳虚。而根据我的实际应用经验，这个结论是不正确的，这种脉象出现在心的脉位，是心的正常脉象。

再如，肾的正常脉象是"沉濡而实"，是比较沉、柔软而有力的。如果在肾的脉位摸到"浮大而散"的脉象，就是病脉了，说明肾出现了异常。在飞龙脉法的描述中：如果在肾的脉位气层和血层取都没有脉，到脏层才有脉象，就认为患者有肾虚。但是在传统脉法中，如果左尺部出现这样的脉象，则是肾的正常脉象，不能判断患者有肾虚，这是我通过反复的临床验证，用治疗的结果反向验证而得出的结论。因此，我一直强调，想要学会摸脉、使用脉诊指导临床应用，一定要"知其常"，才能"知其异常"。同样的脉象出现在不同的脉位，它代表的意义是不一样的。先要明晰正常的脉象是什么、27 部脉象是什么、脉位是什么，才能最终掌握不同脉象在不同脉位所代表的含义，进而指导临床治疗，这是真实的反映和客观的读取，并不是靠想象得来的。

以上内容全是理论，又复杂又枯燥，一定要是像我一样，喜欢刨根问底的中医师，才会特别的感兴趣。大家平时大多关注临床医案，对医案分析更感兴趣，但是我认为，如果大家没有真正从源头上厘清和领悟这些理论基础知识，在没有真正做好扎实的基础知识的准备之前，听再多的病例分析收获也是有限的。希望大家引起重视。

下面举两个病例。

第一位是男性患者，23 岁，全身湿疹，手臂、前胸、后背尤为严重，反复发作多年不愈。本次发病后经西医诊治，服用糖皮质激素泼尼松 10 天后来我处就诊。证候表现为严重湿疹，手指较为麻木，小便颜色深黄，大便和饮食都正常，舌尖红，薄白苔。糖皮质激素治疗只能暂时缓解症状，没有办法根治。俗话说"内不治喘，外不治癣"，说明皮肤病是一类很难治的疾病。我通过传统脉诊来测知患者五脏的状态。首先，肺气比较虚，脾虚，肾阴、阳两虚，心火比较旺，肝也是阴阳两虚的状态。"有诸内，必形诸于外"，患者外在的湿疹表现必定有内在的病机。提到疾病的时候，什么才是本呢？不论人的外在怎么样，五行是非常重要的，五行是根本，也就是说五脏才是根本。疾病的产生和五脏的状态是密切相关的，只有准确地判断患者的五脏状态，并将其恢复到相对平衡的状态，才能真正治愈疾病。如削弱五脏中亢进的部分，补充不足的部分，最终使五脏恢复到正常的状态。在五脏平衡的基础上来考虑问题，这个患者的肝肾阴阳两虚，心火很旺，表面又有伤寒，阳明经又有热，是在这样一个错综复杂的情况下，才发生了湿疹。用治疗伤寒的方药治他的湿疹是会有效的，为什么呢？因为伤寒方能够解除其中的一个病机——表寒。虽然人体的五脏是根本，但是该病是与六淫（即外邪）有关系的。"邪之所凑，其气必虚"，内因是通过外因来起作用的。在这样的内因情况下，再感染外邪，才导致了患者的湿疹，而且缠绵难愈。有的医生看到了患者有表寒，给予相应治疗，会取得一些效果，但是不能根治，因为没有恢复内在的五脏的平衡状态，疾病是很难根治的。"诸痛痒疮皆属于心"，从患者的脉象上可以诊断出心火很旺盛，而且湿疹每天晚上痒得厉害，越挠越痒，这个症状也与心火有关。有的人压力越大，皮肤病就越严重，就是心火很旺的缘故。如果经过诊断，对于内因、外因都判断得很清楚，那么这样一个临床很常见也很复杂的疾病治疗起来就简单了。而且可以随时通过传统脉诊监控疾病的治疗过程，及时对五脏的状态进行纠偏和平衡，如此就可以慢慢地将严重的湿疹从内到外地治愈。没有传统脉诊的指引，就如同盲人摸象，很难看到疾病的内外全貌。作为临床医生，看到了外在的寒、热，但是没有脉诊，很难看到内在的本。这样一来，在治疗伤寒，用药发散寒邪时，如果不知道患者有肾虚的病机，不在祛散寒邪的同时托补肾阳，那么寒邪就难以祛除；在治疗心火旺，用清热药时，如果看不到患者有脾虚寒的病机，不用药加以固护，就会伤及中气；看到阳明有热，用寒凉药治疗时，也同样会出现伤及中土的问题。治疗时伤到脾怎么办？连带着伤了肺又怎么办？患者把最宝贵的健康交给医生，我们当然最好能够在治疗时做到面面兼顾，既治疗了疾病，又不伤身体。想要把患者的整体情况全盘看清楚，如果没有传统脉诊的帮助，确实是很难的。

第二个病例也是皮肤病范畴。一位 103 岁的老人罹患了西医确诊的天疱疮，不断做西医换药护理，换药数月，没有任何好转。天疱疮是一种自身免疫性皮肤病，特别难治。我接诊的时候，患者手脚上长了很多大疱疮，又痒又痛，疼痛得很厉害，同时伴有肺部感染，一直在使用抗生素治疗，也没解决问题。一般认为，人体到了百岁，肾肯定是虚衰了。我通过传统脉诊诊断得知：这位患者有外在的表寒及内有郁热的病机。他的五脏状态与第一个病例患者不同，第一位患者虽然年轻，但是五脏的状态是肝肾阴阳两虚，而这位老人家，虽然年龄过百，但是他的肾阴阳都不虚。在这种五脏不虚的状态下，治疗方法就完全不一样了。虽然从西医诊断上看，老人家罹患的天疱疮比第一位患者的全身性湿疹严重得多，但是我用中医治疗起来，后者却较前者容易。治疗结果也证明了这个预期。老人家连续服用中药 1 个月后，全身所有的疱疮就都消失了，由于天疱疮引起的难以忍受的痒痛自然也就消失了。因为给予患者的是兼顾五脏平衡下的整体治疗，且他的脏腑功能不虚，故在天疱疮痊愈的同时，肺部感染也治愈了。这位老人一直平安活到 106 岁才寿终正寝。而第一个病例的小伙子，连续服用中药数月，虽然病情大有好转，但是一直没有办法根治，究其原因，是他的五脏状态普遍偏虚，在这个基础上，不论罹患什么疾病，治疗起来都比较困难，在祛除病邪的同时，需要不断根据五脏的虚实状态进行平衡和培补，不断地加强元气，而这是需要一定的时间的。这就是造成两位患者预后不一样、整个病程也不一样的原因。

作为医生，遇到每一位患者时，最好的诊断方法就是客观地诊断出五脏的真实状态，找到起病的真正原因。在进行治疗前，做全面的综合考虑。而望、闻、问、切四诊中，脉诊是最直接、最有效，也是最客观的，它可以帮助医生在很短的时间内清晰地把握患者五脏的状态。在临床治疗中，现在很多中医师都喜欢挑战治疗高难度的疾病，比如癌症、免疫系统疾病、高血压、心脏病、糖尿病，这些都是很复杂的疾病，背后的病机都不是单一的，而是多病机复合致病，如果不从根本上施以综合治疗，是很难突破的。这就是我们推广传统脉法、希望真正热爱中医的同道人人都能掌握它的根本原因。想要真正治愈各类疾病，诊断方面非它莫属。在临床中，脉诊的地位本应居四诊之首，它的诊断指导与最终治疗方案的确定密切相关，但如此有效，能够让医生直接、快速地了解患者的五脏状态的诊断方法，却几近失传。我有幸寻回传统脉诊，故希望能够和更多的有缘人分享。

本次讲座的内容虽然比较枯燥，但是非常重要，是中医理论的核心内容。这些基础知识并不只是停留在纸面上的，而是立体的，是把时间、空间都与人体结合为一个整体的对中医学具有指导性的核心基础。一位真正的中医师，只有对这些基础知识深入地理解和熟悉，才能灵活地运用于临床中，才能真正学好中医。在这个基础上，加上对中医其他理论知识的学习，如方剂学、中药学等，以及对《伤寒论》《金匮要略》等中医经典的熟练掌握，才能谈得上治病救人。仅仅掌握一方一法，可以施展的空间就太有限了。过于注重临床一方一法的使用，而忽视了基础，是不可能登得高、走得远的。

例如用五行生克的理论来考虑，开展本次讲座的时间是冬天，此时五脏的状态各不相同。

◎冬季属水，肾水旺盛。

◎水生木，肝脏的状态也比较旺盛。

◎水克火，则冬季心脏的状态最差，因此，心脏病在冬季就会多发、易发。在方位上，北方属水，心脏病患者在北方更容易加重，也是水克火的缘故。

◎土克水，脾土在冬季是受抑制的状态。

◎金生水，肺金在冬季处于休息的状态，因此对于肺病患者，在冬季施以正确和适当的治疗，是最容易痊愈的。同理，金在北方也是处于休息的状态，故肺病患者在北方病情会有所缓解。

这就是五行与方位结合应用于中医临床治疗的一种规律。越深入学习，我越觉得中医实在是一个非常高明的医学体系，它不仅考虑了疾病本身，还结合了人体以外的时间、空间和自然环境等因素。中医这个高深的医学体系中还有更深层次的内容，我仍在不断摸索中，希望能有更多的同道加入进来一起研究探讨。

脾 胃 论

2021 年 4 月 20 日

　　在阅读《脉解伤寒》后，读书群里一起学习的医生提出了很多问题。这其中有很多问题是相似的，可见是大家的共同疑问。夏医生将这些问题进行了汇总，都是很有代表性的，本次讲座就针对大家提出的问题进行解答。

　　◎伤寒中的结胸、脏结和太阳蓄血证在临床中如何诊断？我的理解是这三种病机与上、下焦的肿瘤形成关系密切，那么肝、胆、脾、胃的肿瘤形成的相关中医病机是什么呢？

　　◎脾、胃、肝、右肾脉位的"浮弦脉"都解读为虚寒，与"紧脉"代表的寒有什么区别呢？

　　◎关于补中益气汤的脉象，《脾胃论》中以右脉大为主，临床上脉诊摸到右寸外、右尺内沉，用此方效果不好，是不是应该以右脉的"浮大虚"脉为主来判断呢？尤其是三焦脉位的脉象，是否更有诊断意义？

　　◎唐老师认为"柴胡劫的是肝阳""黄芪补的是三焦"，可是张锡纯认为黄芪可补肝阳、少量柴胡是提升肝阳的，所以用黄芪加少许柴胡治疗肝虚。另外，用黄芪的脉征是什么样的？如果遵从唐老师的观点，应是右尺内弱可用；若遵从张锡纯观点，则是寸脉沉或者左脉较右脉弱时可用。

　　◎最近用抵当汤、小陷胸汤消除或缩小了几个包块，以及早期肺癌。然而，仍不知道抵当汤、桃核承气汤的具体区别，以及大、小陷胸的区别，只是跟着感觉走，如何通过脉诊做出客观的诊断？

　　◎阅读《脉解伤寒》后知道黄芪是用来补三焦的，然而不明晰何时能用、何时不能用，能否给予讲解？

　　◎下面这个问题是来自未知读者的网络书评：

书中所谓"柴胡劫肝阳，不劫肝阴，反而保护肝阴"之说，直误人子弟！曾医一人偏头痛，胁痛，齿衄，左脉弦芤，于滋阴潜阳方中增入一钱北柴胡，即头痛甚，去之则无恙。又曾医一阴虚患者，柴胡多用，即现头晕耳鸣、面部潮热之状。由此可见，前贤所云"柴胡劫肝阴"乃不易之论，岂容推翻？为学者慎之！

我依次看了大家的问题，都和临床治疗息息相关。在我没有学习传统脉诊并指导临床应用之前，这些问题也同样困扰过我。因此对大家的问题感同身受。本次讲座从"根本上的原因"这个角度展开解答。当大家明确了这个"根本原因"的核心所在以后，很多问题便不再是问题了，更重要的是能够帮助大家迅速找到正确的学习方法和临床方向，进而得到快速的提高。

在解答问题前，先问大家一个问题：**我们能否单独地、完全地按照《伤寒论》《金匮要略》所写的内容，解决临床上的绝大部分问题呢？**这个问题答案的核心，就是本次讲座的主题。

每个人看问题的角度是不同的，比如视力正常的人看到的世界是五颜六色、多姿多彩的，但色盲的人看到的就有所缺失，而盲人的世界就是一片黑暗，只能通过其他感官建立一些联想。再进一步，视力正常的人，当拥有了先进的辅助工具，如望远镜，就可以得其协助而拓宽视野，看到更广阔的天地；若有了显微镜，又可以看到非常微观的世界。从这个举例可以看出，我们看问题，实际上得到的结论完全与认知角度有关。作为医生，在面对患者、诊疗疾病的时候，认知角度不同，结论就会完全不同，随之而来的，治疗也会完全不同。

从大的层面说，中医和西医是不同的。西医学建立在解剖学的基础上，并在此基础上不断地发展和创新，而中医学是从阴阳五行、天人相应的整体观念出发来建立中医体系的。因此，虽然是看诊同样的患者，治疗同样的疾病，但是因为中医学和西医学看待问题的角度不同，决定了它们的理论和治疗方法是不同的。例如新型冠状病毒感染，西医学认为这是由新型冠状病毒导致的流行性疾病，唯一有效的措施就是预防性接种疫苗，因为到目前为止，尚没有治疗病毒感染类疾病的有效药物，仅对感染者施以对症治疗，无法杀灭病毒。而中医学的认识就完全不一样了。新型冠状病毒感染属于中医学"伤寒"类疾病的范畴，按照伤寒杂病的辨证论治，会取得非常好的效果。2020 年新型冠状病毒感染刚刚流行的时候，我在温哥华治疗过几例患者，用的是以"麻黄升麻汤"为基础的加减方，2021 年出现了很多新型冠状病毒变异株，新型冠状病毒感染患者增加了很多，治疗时还是在"麻黄升麻汤"的基础上加减，效果都非常好。其他接受我的推荐在临床使用这个药方的医生，大部分也取得了比较满意的疗效。同样面对新型冠状病毒感染，中医和西医由于对疾病的认识截然不同，治疗方法和效果自然就不同了，这就是角度的问题。中医学有很多的方法，在疾病变得很严重之前给予患者有效的治疗，这是中医学的绝对优势。

回到大家的问题上来。通过梳理发现，大家的问题多集中在三阳病篇范畴里，例如：对于"太阳蓄水证"特别感兴趣；对于"补中益气汤"的应用，尤其对于黄芪的用法特别地重视和关注；关于"三焦"的问题，"三焦"的观点是我在《脉解伤寒》里首次提出来的，因为黄芪的使用跟三焦有关系，所以大家对于三焦的理论知识和实践应用，也提出了很多的问题，实际上这就跟补中益气汤的认识和使用有很大的关系了；还有黄芪和柴胡的配合使用问题；小青龙汤的使用适应证；结胸、蓄水、蓄血、脏结如何鉴别和治疗；等等。对于厥阴病篇的乌梅丸及其加减使用问题很少，这表明大家对这个部分还比较陌生。也就是说，虽然大家看了《脉解伤寒》这本书，但还是没有把握其中的深意。这本书并没有按照《伤寒论》先表后里、先阳后阴的常规顺序来论述，而是开篇就提出了对于厥阴病的认识和治疗，继而对与厥阴病合病和并病的各类临床情况展开论述和探讨。厥阴阳明病、厥阴太阳病的治疗，是书中首先着重论述的。即便如此，从大家提出的问题来看，对于厥阴病还是没有引起足够的重视。相反，大家关注的重点更多还是在三阳病篇上。我认为造成这种情况的原因，一是厥阴病自古以来都是一个难点，纵观从《伤寒杂病论》问世以来的中医著作，历代医家关于厥阴病的认识和论述都不多，大量文献集中在三阳病篇上；二是如果只看三阴病的情况，历代医书对于少阴病探讨得多一些，厥阴病就少很多。这是一个客观的现实，导致大家不由自主地加强了对于三阳病篇的学习和应用。

现在我们把大家的问题放一放，先回答讲座一开始我提出的问题，就是：单纯地依靠《伤寒杂病论》能不能解决临床中的绝大部分问题？这个问题我曾经问过自己。当年我和大家一样，经过了在学校的学习，在临床实践中发现，依据所学的内、外、妇、儿各科知识处方用药，治疗效果并不理想，没有办法单独依靠中医完全解决临床问题，中西医结合使用是常态，这是我的第一阶段。很多时候处在一种四处寻找方法、能解决即时问题就很开心的状态，想要刨根问底简直是不可能的。直到刘力红老师的《思考中医》问世，我读后非常受启发，重新燃起了学习《伤寒论》的热情。在学习到脉诊之前，我下了很大工夫学习《伤寒杂病论》，当时最原始的想法是：这本著作流传了两千多年而经久不衰，被誉为经典，历史上凡精通《伤寒论》的医生，都成为了临床大家，那么学习《伤寒杂病论》一定是提高临床疗效的一个非常重要的途径。当时坚定地认为只要精通了《伤寒杂病论》，就有希望解决临床中的绝大部分问题。这个是我当时的想法。可是对于医学而言，临床疗效是检验真理的唯一标准。虽然我花费了大量的时间和精力来不断地学习经典和临证，但是我发现，还有很多的问题经典没有办法解决，疗效并不是非常满意。如现在常见的高血压、中风、心脏病、湿疹、荨麻疹、牛皮癣等，还有一些难治病，如各种癌症、免疫系统疾病，单纯用《伤寒杂病论》中的方药是没有办法治愈的，起效的病例很有限。因此，不得不再学习后世医家的著作。在后续的学习过程中看到，后世医家，如金元四大家、明清的各大医家及近代的一些医家，都在不断地创新和发展。为什么呢？肯定是他们也遇到了和我一样的问题，即完全依照《伤寒论》和《金匮要略》的方法，不能解决临床存在的绝大部分问题，这便促使他们不断地去创新和发展。由此，历代医家逐渐创立自己的学说体系，如金元四大家的刘完素开创了火热论，特别是他提出的表里双解法，第一个打破了常规，将麻黄、石膏和大黄、芒硝同用，创制了著名的表里双解方——防风通圣散；李东垣撰写了《脾胃论》，其创制的补中益气汤被广为推崇，至今仍在临床中被广泛使用；朱丹溪提出"阳常有余，阴常不足"，他创制的很多方剂，如逍遥散等，都被后世医家广泛使用至今。再如清代著名医家叶天士，是温病学派的鼻祖，提出了"柴胡劫肝阴"的理论，而且他的一些治疗方法和思路、理论和临床经验被后世广为推崇。叶天士撰写的《临证指南医案》、吴鞠通撰写的《温病条辨》，以及其他新兴的温病学家，都是通过不断创新后发展起来的，目的都是弥补《伤寒论》的不足。还有被大家广为推崇的近代医家张锡纯，他撰写的《医学衷中参西录》，除参考了古代中医文献外，还参考了西医学知识，创制出很多名方，如"镇肝熄风汤"，治疗目前诊断为肝阳上亢型的高血压；"来复汤"，就是被李可医生所借鉴加减以后成方的破格救心汤里的底方。他用山茱萸、龙骨、牡蛎来补肝，喜欢用柴胡和黄芪并用的"升陷汤"，这些都是在临床中非常有效的处方。大家提出的很多问题实际上也是受到了这本书的影响。综上所述，这些现象从客观实际上反映了一个情况：中医学看上去是在不断发展和创新的。为什么会这样呢？通过临床实际应用的验证表明，单纯依靠《伤寒论》和《金匮要略》两本书的记载，不能解决临床中的绝大部分问题，所以必须再学习后世医家的理论和经验，才能提高临床疗效，这是我在第二阶段得出的结论。

很幸运地，我在 2008 年底接触到了孟河医派保存的脉诊传承，即飞龙脉法，通过它进入了脉诊之门，然后慢慢地回归传统脉诊。有了传统脉诊这个诊断工具的指导，我进入到第三阶段。《脉解伤寒》这本书可以看作我在第三阶段的一个临床报告，在该书中我从传统脉诊的角度重新认识《伤寒论》，重新探讨六经病各个阶段和临床中不同疾病的病机。得益于精确的传统脉诊的帮助，我对《伤寒论》、对各种疾病的病机有了全新的、不同于以往医家的认识。目前我认为，我的第三阶段是更接近于临床真实状态的情况，提到的理论认识和治疗方法也更接近于古中医的治疗状态。由于有了传统脉诊的帮助，我对于疾病的认识与仲师创立的以"证"为主的角度是不一样的，仲师虽然提出了脉、证、病并治，但实际上还是以"证"为主进行思考和诊断、治疗的。而我在《脉解伤寒》中从传统脉诊的角度分析，**以脉为主，以证为辅**，重新认识疾病的各个阶段，重新认识伤寒六经病的客观的现实状态。

那么，完全依靠《伤寒论》和《金匮要略》能不能解决临床中的绝大部分问题呢？我在第一阶段得出的结论是"不可以"。现在我经过第三阶段，在传统脉诊的指导下重新认识疾病和临证后，得出结论：**借助传统脉诊的帮助，依靠《伤寒论》和《金匮要略》，是完全可以解决临床中的绝大部分问题的**。对于我来说，这是一个全新的结论。同样的问题，为什么前后会有两种截然不同的结论呢？答案就是认识问题的角度不同。如果只从"证"的角度认识和治疗疾病，临床中的很多问题是不可能解决的，这就是"证"的局限性。虽然可以通过抓主证解决临床中的部分问题，但实际上临床中的绝大部分问题都是复杂的，很难找到一个单一的"证"，就反映了大部分疾病的病机，可以很肯定地说，这是不可能的。所有疾病在临床中的表现都是多个"证"重叠的状态，因此从"证"的角度切入来诊治疾病，不能解决临床中的大部分问题是必然结果。如果从传统脉诊的角度去认识和治疗疾病，则是一个截然不同的全新的认识角度。因此，经过反复临床实践，我得出结论：我们是完全可以使用《伤寒论》和《金匮要略》中的方药来治疗临床中的绝大部分疾病的。从传统脉诊的角度认识疾病，会更加精确全面、更接近临床的真实情况，它是比"证"更高层次的认识领域，这才是《脉解伤寒》的核心思想。

这一次，我通过大家的问题可以看出来，大家对于《脉解伤寒》这本书的内涵，没有看明白，仍然停留在"证"的框架里，"证"与"脉"是完全不同的层次，要跳出固有的"证"的范畴，打破框架，进入到"脉"的层次，才能达到单纯使用经方就能治疗临床中大部分疾病的境界，到那时，大家提出来的所有问题都不再成为问题，也不会再困扰大家了。

我想给大家一个形象的比喻：此次讲座是利用我休假的时间进行的。我们租住的度假屋在一片狭长绵延的海滩旁边，每天都有很多人和狗在海滩上玩耍。我们也会带着我们的两只大狗去沙滩上游玩。通常我们会去右边的沙滩，但是今天出去的时候，我就自己带着狗往左边走了。因为狗很调皮，一不留神，就会和其他狗打架。夏医生在屋子里就比较担心，家务间隙就一直在观望，看不见，又用了望远镜仔细看，还是没有看见。我很久没有回去，她就越来越担心，最后电话联系才知道我去了和以往不同的左边的沙滩。她找不到我和狗的原因就是搞错了方向，即使借助了望远镜，因为方向反了，再怎么看也是看不到的。这就是成语"南辕北辙"的现实版。这个例子和我们现在的状况非常相似，就是在学习和临床中，大家看问题的角度和方向错了。我们热爱中医、辛苦学习、不断临床，根本目的就是想治好大部分疾病，治病救人。为了达到目的，我们的首要任务不是埋头努力，而是必须明确正确的方向。这次讲座前大家提出的问题本身就是有问题的，出问题的核心不是问题本身，而是方向问题。**大家还停留在两千年前仲师写的《伤寒论》的"证"的这个层次和范畴里。**如果仔细看完了《脉解伤寒》，还是把精力都放在这个角度上的话，那就停留在前面给大家提到的我曾经的第二个阶段，**也就是：用《伤寒论》，不可能解决绝大部分临床问题。**《脉解伤寒》

里向大家汇报了我在传统脉诊诊断的帮助下，学习和临床治疗达到的第三个阶段，就是：**如果从脉的层次和角度来学习和应用《伤寒论》，能够解决临床大部分的问题。如果大家想达到和我一样的第三阶段，就必须借助传统脉诊的帮助，跳出"证"的层次，从"脉"的层次来看待问题。**这才是我今天讲座的一个核心所在，不是回答大家错误方向下产生的层出不穷的各类问题，而是明确学习和临床的方向。

我通过传统脉诊的帮助，得到的全新结论实在是太多了，没有办法在《脉解伤寒》里全部向大家汇报，只能是把最重要的问题先表达出来，那就是：临床中厥阴病的发病率非常高，它和三阳病的发病几率是一样的，甚至超过了三阳病的发病几率。在实际临床中，很多疾病的病机，都是厥阴病及厥阴病和其他经的合病，而我们广大医生的层次还简单地停留在三阳病的层次，忽略了这个非常大的范畴。如果看完《脉解伤寒》这本书，没有建立起上述意识，还是把重心停留在三阳病和"证"的层次，这样的话，每天临床治疗的误诊率会很高。厥阴病的表现非常复杂，和大家对它的设想有很大的不同。我在书里第一章提到：一开始通过传统脉诊指导临床实践的时候，我以为治疗厥阴病，就用乌梅丸。治疗起效的时候很开心，但是继续深入各类疾病的治疗，又不断失败。经过反复尝试和探索，才发现问题不是那么简单的。疾病的病机是厥阴病又合并了阳明病或者太阳病或者其他经病，实际情况错综复杂，但凡不能辨清，想要谈及治愈，那简直是痴人说梦，自不量力。

现在大家的治疗现状是：通过证也好，脉也好，辨出厥阴病来了，使用乌梅丸，因为不熟悉的缘故，谨小慎微、战战兢兢，稍微有一点风吹草动就吓得赶快停下来，生怕出错，重心又回到原来的三阳病思路上。实际上，如果不能辨清厥阴病及其合病，临床误诊率很高，是很可怕的事情。特别是用柴胡剂去治疗厥阴病患者，结果非常可怕，治不好都是小事，还会加重病情。根本原因就是大家的视野被局限在"证"的层次。即便《脉解伤寒》里写得那么详细，向大家展现了一个全新的中医世界，但是从内心深处，对这个和中医历史从唐宋以后的大部分经验都截然相反的认识，大家是拒绝接受和怀疑的。因此，大部分的问题还在"证"的圈子里打转，无法进步。想打破僵局，从根本上解决所有的疑问，唯一的途径就是必须进入传统脉诊指导下的认识层面，到了那个时候，关注点就不再会是蓄水、补中益气汤的使用、黄芪和柴胡怎样配伍等等这些问题，因为这些问题和真正的临床实际相差甚远。医生看病的时候，上来就需要辨别阴阳，患者已经病在三阴的厥阴病和各种合病、并病的范畴里了，医生还在详细辨别三阳病，就是在白费劲。下面我通过三个病例举例说明"证"和"脉"对临床治疗的指导意义。

我写作《脉解伤寒》的目的是展现一个在传统脉诊指引下看到的疾病世界，重新解读《伤寒论》，所以写作的重点是构建一个全面、全新的理论框架，病例作为对理论的辅助说明，仅做有侧重的部分分析，因此，很多医案并不是临床看诊时的全面的病机分析。在《脉解伤寒》中，我没有给出各病例的处方，现对其中的3个病例进行不同层次和角度的分析。

病例 2-2：患者，女，58 岁，主诉牛皮癣反复发作，伴有右肩痛、上背部冷、晨起口苦、眠浅易醒、大便溏黏，舌红胖大，苔白厚。牛皮癣是常见的皮肤病，非常难治。首先，诊断厥阴病最关键的是总体脉象。本案患者整手脉是**弦紧实**的，我在病案里没有写，她的整手脉的弦脉是**阴弦脉**，但这个阴弦脉是很难判断的。为什么呢？因为整手脉里还有实脉，这是一个代表热性的脉象，即阴弦脉和实脉同时存在。如果没有兼夹实脉，单纯只是弦紧脉，那么阴弦脉会非常典型，比较容易判断；一旦兼夹了实脉，判断阴弦脉的难度就会非常大，此时对于关脉（即肝脉）的诊断就成为了关键的决定因素。要判定是厥阴病，则关脉一定是虚的脉象，典型的虚性脉象包括革脉、浮弦脉、浮缓脉、浮弱脉、濡脉，也就是说，除了革脉，浮脉和虚脉都可以是厥阴病的表现，只是不同的脉质表示厥阴病的轻重程度不同。本案患者的肝脉为革脉，可以判断为厥阴病。其次，患者的整手脉有紧脉，表示有伤寒的病机存在，即在厥阴病的基础上出现了太阳伤寒的病机。最后，患者的整手脉还有实脉，且大肠脉位、肺脉位、胃脉位、膀胱脉位、三焦脉位都出现了实脉，这就是"胃家实"的"阳明病"。综上所述，从脉诊诊断得到该患者的病机诊断是在厥阴病基础上，既有太阳伤寒，又有阳明实热的复合病机。如果从"证"的角度诊断，依靠牛皮癣发痒、一些身体部位疼痛的表现，想要得到像脉诊诊断一样全面的病机，几乎是不可能的。口苦、舌红，有可能会想到少阳病，但实际上结果是错误的；皮肤发痒，有经验的医生可能会想到有风热存在，可以诊断出一些太阳病的病机；但患者的所有症状都完全不支持阳明病的诊断。因此，仅从"证"的角度诊断和治疗，是治不好的。即使第一步正确判断出有厥阴病的病机，使用了乌梅丸治疗，患者的病情也只能是有所改善，不可能治愈，因为乌梅丸只是治疗了厥阴病的病机，还有太阳病和阳明病的病机合并在里面；如果使用治疗阳明病或太阳病的处方，如消风散，同样会有些疗效，但又没有兼顾到厥阴病的病机，依然不能治愈。因为从"证"的角度难以发现全面的病机，才造成疾病反复发作缠绵难愈，进而成为疑难杂症的结果。如果从"脉"的角度分析，则病机一目了然，可以缩短治疗时间、提高疗效，自然不会再将此病归于疑难杂症中去。

病例 2-10：这是一位肺癌患者，她的脉诊结果与病例 2-2 的患者很相似，整手脉是"弦紧实"的，想要判断出是阴弦脉是比较困难的，那么就需要结合肝脉辅助判断。肝脉是浮缓脉，是代表肝虚的脉象，所以首先能诊断有厥阴病。其次，整手脉有紧脉，且左寸、右寸都有紧脉，提示有太阳伤寒表证的病机。最后，大肠、小肠、胆、膀胱、三焦脉位都有实脉，代表有胃家实的阳明病病机。综上所述，该患者的病机诊断是在厥阴病基础上，既有太阳伤寒，又有阳明实热的复合病机。除此以外，本案还有一个诊断难点——胃脉是革脉，这说明什么呢？说明患者虽然有胃家实的阳明病，但胃是虚寒的。因此，这个病例又多了一层病机，不仅是厥阴病基础上的太阳病、阳明病，还合病了胃虚寒的病机。本案患者的西医诊断是肺结节，对于这样的患者，我不认为仅凭借"证"的诊断，就能把握住疾病的全部病机，想从"证"的层次治愈这样的患者是不可能实现的。

病例 4-4：叶某，女，67 岁，荨麻疹反复发作，伴有口渴喜饮水、失眠、盗汗、小便频数、口苦、胃酸反流、心下热等症状。患者的整手脉是阳弦的紧脉，考虑有少阳病。肝脉是弦脉，所以诊断为少阳病。患者是一个什么样的少阳病呢？脾脉是弦洪脉，胃脉是洪脉，说明患者有脾热、胃热，脾是不虚的，这就是小柴胡汤证。如果脾是虚的，就是柴胡桂枝干姜汤证。患者还有紧脉，说明在少阳病的基础上合病了太阳伤寒。再接着分析洪脉，代表有阳明燥热，这个"阳明燥热"是阳明经热白虎汤证。经过上述对患者脉诊的分析，应如何治疗呢？还会选择常用来治疗荨麻疹的消风散吗？消风散方中只有石膏、知母可以清阳明燥热，荆芥、防风在治疗太阳伤寒这个病机时会有些效果，会使病情有所改善，但是绝对不可能治愈的。同时，患者还有少阳郁热的病机，需要使用小柴胡汤来和解，消风散是无法治疗这个病机的。由此可见，对于本案患者，想要单纯依靠"证"来诊断指导治疗，是非常难以治愈的。

通过上述病例可以看出，从我们一直以来熟悉的"证"的角度诊断和治疗疾病其实是非常困难的，但如果从脉诊的角度来诊断和治疗，不仅能清晰、详细地诊断出病机，非常接近疾病的核心本质，而且在此基础上的治疗也能达到理想的根治效果，这就是从传统脉诊层次入手来诊断和治疗疾病非常优越的地方。

现在我重新从传统脉诊的角度进入临床实践，就发现了非常多的问题，特别受到大家欢迎和临床广泛使用的李东垣的《脾胃论》就是个很典型的例子。我在《脉解伤寒》第六章第一节中论述了补中益气汤的相关问题，但是我没有想到，大家读完以后关心的重点是怎么用好黄芪、怎么用黄芪和柴胡搭配的问题，和我想要表达的观点相悖，实际上我想表达的是："补中益气汤"是一个调节"脾"的方子，与"胃"无关。方中柴胡的使用根本就是伤胃的。李东垣医生对于脾胃的理论认识是不清晰的，在此基础上发展出来的临床使用经验和实际临床治疗情况不相吻合。在真正的疾病治疗过程中，并不能达到预期的治疗效果。实际上它的治疗定位不在脾胃，而是在三焦。因此，在治疗真正的脾胃病的时候，该方的临床使用价值和经方相比较，不值一提。这次讲座前大家提了很多关于黄芪的问题，我相信都是受了补中益气汤的影响。很残酷的一个现实就是，你们的方向完全错误了。由于这些观点是我在传统脉诊指导下的认识，和目前中医界的主流认识是完全不同的，所以如果医生没有达到这个层面，是很难接受的。例如我上面引用的网络上的书评，这位读者看到书里"柴胡劫肝阳，而不是劫肝阴"这个提法的时候，和他以往的认识完全相反，他没有仔细地阅读思考我的讲解和考据，而是本能地排斥。我希大家好好地理解吃透《脉解伤寒》，不要忙着反对书里提到的和长久以来中医界不一样的认识，而是亲自去临床实践验证，亲自去检验它们的对错。还是那句话，实践是检验真理的唯一标准。

和补中益气汤有类似问题的是张锡纯的升陷汤，它提出了黄芪补肝阳、补肝气这一新的观点，该观点从另外一个层次证明了张医生对厥阴病也是没有认识的。在药方中，他用山茱萸来补肝。临床中被广泛使用的著名的来复汤，李可医生将四逆汤与来复汤合方组成的破格救心汤里，都是用山茱萸和生龙骨、生牡蛎来补肝，这就说明他们对于厥阴病是没有认识的。为什么我会得出这样的结论呢？因为从脉的角度观察疾病世界的时候，重点是不一样的。但是大家还停留在"证"这个层次的话，就会纠结于这些在中医历史上著名的方剂和理论。还在遵从它们的使用经验，想方设法地学习完善对于它们的掌握和使用，完全不知道这些方药和临床疾病的实际情况是有脱节的，而它们实际的用法也是有问题的，起到的治疗效果也是有限的。

下面讲讲中医里关于"脾胃论"的真实含义。脾和胃是完全不同的，在《伤寒论》里，脾是属太阴的，胃专门属于阳明。如果按照六经来辨证，这就是一个非常清晰的结果。补中益气汤、升阳益胃汤，说这些方药能够治疗脾胃病就太笼统了。实际上，这些方药主要与"脾"有关，跟"胃"是没有关系的。如果大家进入传统脉诊的世界重新认识疾病，就会发现，很多流传已久的理论是非常值得商榷的。例如"柴胡劫肝阴"的理论，我在《脉解伤寒》里也专门做了论述，我是从根本上反对这个理论的。柴胡是补肝阴的，因为它能够清肝热，怎么会劫肝阴呢？它劫的是肝阳，而不是肝阴。关于柴胡的使用，通过脉诊诊断患者确有需要使用柴胡剂的少阳证时，如果同时伴有胃虚寒，就必须配伍吴茱萸同用。我在书里也详细论述了关于柴胡和吴茱萸如何同用的问题。患者有胃虚寒，即使有少阳证，也不能长期服柴胡剂，因为胃承受不住。这类患者如果长期服柴胡剂，会出现明显的胃虚寒副作用，同时还会产生一些所谓的"阴虚"情况。导致这种"阴虚"的原因是胃阳不足，对于营养的吸收、水谷精微的运化都会出现问题，与"肝阴"是根本没有关系的。

如果患者是厥阴病，医生却使用柴胡剂，柴胡劫了肝阳也会产生很强的副作用。仔细研读"来复汤"的适应证，其实很多症状描述的是阳虚，如大汗淋漓等，根本不是肝阴不足，而是肝阳虚，结果却被误认为是肝阴虚。这些混乱，实际上是因为理论不清晰导致的。关于"柴胡劫肝阴"的警戒，来源于清朝的叶天士，他在临床中发现了柴胡如果使用不当，会产生很强的副作用。他发现了这个副作用的存在，却没有找到核心的原因，仅提出来给广大临床医生以示警戒。其实，这个副作用的根本核心就是"柴胡劫肝阳"，同时对胃的伤害也非常大。大家对这个核心问题没有引起足够的正视和重视，反而纠结于柴胡、黄芪的使用问题，究其原因，是仍囿于原来的理论体系里。我写《脉解伤寒》这本书的初衷，除分享我在传统脉诊指导下看见的疾病世界及探讨中医可以到达的治疗高度外，真正的意图是帮助大家开阔思路，打破旧有的思维框架，成为可以用传统中医治疗疾病的真中医，治愈临床中的绝大多数疾病。

我一开始没有意识到这个问题，但当我看到这次大家提出的问题后，才又重新思考这个问题。我意识到，如果我们能够通过传统脉诊重新认识中医的疾病治疗世界，实际上是开始了一个新的篇章，对于中医的发展，是走到了一个新的阶段。就好像我们人类在不断地进步，第一次工业革命蒸汽机的发明和使用让我们告别了手工艺时代，有了机械生产，人类的生产力水平得到极大提高；然后我们又发明了电，进入到第二次工业革命；直到最后发明了电脑，进入到第三次工业革命。由于不断地发明和创造，人类一直在进步。而中医呢，实际上一直停留在"证"的层次，没有得到真正的发展。或者也可以说，自唐宋以后，中医在此之前真正发展到很高的水平，那些宝贵的东西都失传、断代了，反而是没落了。当我从"脉"的层次回头看"证"的层次时，我觉得这是一个飞跃。接受和掌握传统脉诊这个新的方法，是进入中医新世界、飞跃到更高层次的必由之路。

听到这里，本次讲座我并没有针对大家提出的问题给予具体答复，我想表达的中心思想是大家学习和关注的重点和方向错了。如果不能了解真正的核心问题所在，这样的问题今后只会越来越多，临床疗效依旧非常有限。如果能够朝着正确的方向去下工夫，那么所有今天提出的问题就都不是问题了，或者说，所有的问题自己就能找到答案了。

问：唐医生，本次讲座的核心问题是要跳出现有的"证"的框架，唯一的途径就是进入传统脉法体系，可有些医生还没有学过传统脉法，每天依然要应对各种临床治疗，无论普通患者还是疑难杂症患者，根本不能等，新的层次暂时进不去，只能用回自己熟悉的治疗方法，怎么办？

答：这是一个很好的问题。由于《脉解伤寒》这本书的出版，中医学实际上已经开启了一个新的篇章，不管大家认不认可，中医的变革已经开始了，就是从传统脉诊的层次来重新认识中医，重新认识《伤寒论》。对于这样的变革，我们有两种应对方式：一种是渐变，就是慢慢地改变，这是不得已的方式。传统脉诊仅靠看书是学不会的，必须通过手把手的教授才有机会掌握，这也是脉诊自古以来秘而不宣的原因，因为它太重要了，以至于到最后几乎失传。因此，对于没有学过传统脉诊的医生，首先要有一个明确的努力方向，那就是有机会要学会传统脉诊。可是目前还没有机会学会它，怎么办？那么就只能依旧从"证"的层次入手，按照原有的方式治疗和处理疾病，这只是权宜之计，绝不是最终的目的，但是起码，这部分医生要建立起这个概念，临床中厥阴病及其合病、并病是无处不在的。另一种转变就要快得多。对于已经学过传统脉诊的医生，明确了传统脉诊的脉位，实际上已经掌握了传统脉诊的核心，但对各种脉质尚不是很清晰、不是很有把握，通过反复的临床实践，各脉位的脉质是可以逐渐自行掌握的。这部分医生的努力方向是通过反复的临床实践，掌握各脉位的脉质后跟我印证，是否与我摸到的脉质相同，若我们的脉诊结果一致，那么你也一定能像我一样运用传统脉诊体系理论治愈它所代表的疾病。

需要强调的是，"脉"比"证"全面，但并不是说"证"就不重要了，"证"依然很重要，能发挥非常重要的辅助诊断作用，只是相对于"脉"而言没有那么重要。即使精通了脉诊，证的辅助作用也是需要的，诊断手段越全面，越能获得完整的病机，也就越有利于指导临床治疗。

此外，有些医生已经学过了传统脉诊的脉位和脉象，但思维仍停留在"证"的层次，所以会提出黄芪与柴胡如何配伍的问题，这就是方向性问题了，说明理论认识部分还没有跟上，还需要深入阅读经典。想要最大程度地发挥传统脉诊的临床诊断指导作用，一定是与扎实的经典理论基本功分不开的。

唐医生：

今天的讲座，大家的问题及我的讲解，很多是涉及**"脾胃"**的理论和治疗的。现在我反过来提一些相关的问题请大家思考：什么才是真正的"脾胃论"？真正治疗脾胃病立竿见影的经方都有哪些？这些问题的答案，实际上在《脉解伤寒》这本书里，除了一题以外，都有讲过。希望以此为例，启发大家的思路，开始真正的经方学习和应用之路。

思考题：

在临床中治疗以下疾病时，您会选用哪些经方？

1. 脾虚。
2. 脾实。
3. 胃阴虚。
4. 胃阳虚。
5. 胃阴阳两虚。
6. 脾虚胃实。
7. 脾实胃虚。
8. 脾实胃实。
9. 脾虚胃虚。

以下是《脉解伤寒》读书群的部分医生对上述问题的回答及唐医生的解析节选：

1. 脾虚的用方

答：理中汤。

解析：正确。

2. 脾实的用方

答：大柴胡汤。

解析：错误。柴胡剂是治疗肝胆疾病的，与脾胃无关。《脉解伤寒》第二章有一半的内容论述对于"胃家"的认识，那么脾是不是"胃家"的一员呢？如果是，要怎么治疗？如果不是，又要怎么治疗？

最佳选方：承气汤类方。根据传统脉诊诊断指导下的治疗结果反向验证，脾也是"胃家"的一员，脾实也是阳明实邪的一种，所以治疗效果最佳的方药是承气汤类方。

3. 胃阴虚的用方

答：白虎加人参汤。

解析：错误。很多人选择了白虎加人参汤来治疗胃阴虚。这一题的最佳答案在《脉解伤寒》里没有提到，正方在《金匮要略》里，是一个临床常用方。

最佳选方：麦门冬汤。在大家的概念中，一直认为胃阴虚就是阴虚火旺，导致出现胃热的状态，进而引起各种虚热症状。但是在《金匮要略》的记载中，长期胃阴虚会导致肺的津液不足，最终肺、胃阴虚，出现肺的虚火症状，如火逆上气、咽喉不利等。想要治疗这个病机，就需要解决胃阴虚的根本原因，即利用"培土生金"的方法治疗。麦门冬汤中以大量麦冬作为君药，甘寒清润，能补肺、胃之阴，又能祛虚火。人参益气生津，配伍甘草、粳米、大枣益气养胃，能大量补充胃的津液，进而缓解肺阴虚。又用半夏降逆下气，半夏本为燥热之药，与麦冬配伍，可以减少半夏的燥性，保留其降逆功能，因而临床疗效非常好。

4. 胃阳虚的用方

答：吴茱萸汤。

解析：正确。

5. 胃阴阳两虚的用方

答：竹叶石膏汤。

解析：错误。胃阴虚＋胃阳虚是两个病机，胃阴虚的方药＋胃阳虚的方药组合在一起才是最佳选方。很多医生的思维被"方证对应"在一方一证的基础上再加减的模式严重禁锢。在《脉解伤寒》第六章里，我以第三节专门讨论杨老师的用药经验，不仅是为了致敬感谢杨老师对我的帮助和启发教导，更希望大家能够学会杨老师的全局治疗思路。在临床治疗时，患者有几个病机，就用几个方组合进行治疗，而不是自创药方。如果经过传统脉诊的诊断，患者有 3 个、4 个甚至 5 个病机同时存在，该怎么治疗呢？都是同样的思路——针对各病机选择经方，组合在一起，就能获得满意的疗效。由于我对大部分疾病治疗的效果都非常好，不少医生很想看看我的药方，我想，看见以后他们一定会失望的，因为都是熟悉的方药，非常灵活地组合，没有针对某种疾病的特定组方，完全根据患者的具体脉诊结果，诊断出几个病机，就选择出几个经方进行组合，没有一个药方是我自创的，也没有一味药是超出《伤寒论》用药的。带着这个认识再看《脉解伤寒》里的病例，大家会发现，我虽然没有写出每个病例的具体方药，但都做出了详细的病机分析，那么，治疗的有效方药是不是就已经全部公布了呢？

最佳选方：麦门冬汤 + 吴茱萸汤。

6. 脾虚胃实的用方

答：半夏泻心汤。

解析：错误。第一，脾虚 + 胃实是两个病机，所以应该是两个方的合方。第二，半夏泻心汤是治疗类厥阴病、与肝胆病有关的方剂，与脾胃无关，不能用来治疗脾胃的疾病。

最佳选方：理中汤 + 大承气汤。

7. 脾实胃虚的用方

答：大柴胡汤 + 吴茱萸汤。

解析：错误。

最佳选方：承气汤类方 + 吴茱萸汤。

8. 脾实胃实的用方

答：承气汤类方。

解析：正确。

9. 脾虚胃虚的用方

答：理中汤 + 吴茱萸汤。

解析：正确。

在上面思考题的基础上再深入一步，考虑下面的问题：在治疗胃阴、阳两虚时，选用麦门冬汤 + 吴茱萸汤的合方，这两个方的合方是什么方剂？

答：温经汤。

正确，这个答案才是"脾胃论"真正的核心内容。**温经汤和理中汤才是脾胃论的正方**，其他方剂，无出其右。补中益气汤在治疗真正意义上的脾胃病时，效果是不能与仲师的温经汤和理中汤相提并论的。很多医生只知用温经汤治疗妇科疾病，既不理解其所能治的妇科病背后的真正病机是胃阴阳两虚，又限制了此方在临床中的广泛应用，实在是将犀利的杀敌宝剑用作烧火棍，令人扼腕。

我相信，如果大家能切实领悟今天讲座的内容和之后的 9 个问题关于经方中"脾胃论"用方的使用原则，在临床治疗中疗效一定会突飞猛进，这样一来，也会对经方的学习和应用更有信心。

小儿重症肺炎一例详析——脾胃论的
临床应用实例

2021 年 10 月 23 日

　　本案患儿是高医生 52 日龄的宝宝，诊断为重症肺炎。经过正确的治疗，宝宝得以迅速康复。因为高医生本人就是临床中医师，又坚信中医，详细记录了整个发病过程和治疗情况，使得我们有了这次宝贵的学习机会，在此对高医生表示感谢。

　　患儿的具体情况：
　　主诉：咳嗽，咳痰不出，因憋气而致脸色通红 3 天。
　　病史：患儿 52 天前出生，出生时 37 周刚足月，出生后第二天早上严重呛奶，面色青紫，不久后自行缓解，经医生检查后判断没有异物吸入肺。因出生时天气炎热，患儿全身起热疮，凸出皮肤的部位是脓，脓下皮肤色红，减少衣被则热疮消失，故于家中一直少予衣被包裹，患儿出生 20 多天时偶有咳嗽，一穿少了就咳嗽打喷嚏。

　　此次发病经过：
　　◎ 9 月 11 日：打喷嚏，流黄色浓稠鼻涕，略咳。
　　◎ 9 月 12 日：咳嗽加重，痰多不易咳出，且因憋气而致脸色通红。洗澡后受凉，出现鼻塞、打喷嚏、咳嗽略多。
　　◎ 9 月 13—14 日：服第一个药方，麻杏石甘汤加桂枝、厚朴、大枣。
　　处方：麻黄 15g　杏仁 10g　生石膏 15g　炙甘草 10g
　　　　　厚朴 15g　桂枝 15g　大枣 20g
　　一剂药服用 2 天，一日 3 次。母亲服药半小时后哺乳患儿，同时再喂患儿两小勺药汤。

患儿服用上方后有汗出，咳嗽、喘憋加重。

◎ **9月15日**：服第二个药方，紫苏姜苓汤加厚朴、杏仁、白芥子。

处方：苏叶 15g　法半夏 15g　陈皮 10g　茯苓 15g

　　　　干姜 15g　厚朴 15g　杏仁 10g　砂仁 5g

　　　　炙甘草 10g　白芥子 10g

一剂药服用 1.5 天，一日 3 次，方式同前。

患儿服用上方 1 天，闻及痰声减轻，但在 9 月 16 日凌晨 1:30 喂食一次奶粉后，便不停咳嗽，似乎想要咳出喉中之物却又咳不出来，继而开始面色发青，马上被送往医院治疗。

就医后患儿口吐泡沫，纳差，眠差，大便两天一次，刚开始为青色稀便，后正常，小便黄少，汗不多，恶寒。舌色红，因服药染色苔看不出。指纹浮青，脉沉滑数。

西医治疗经过：静脉输注头孢菌素，吸氧后依然不停咳嗽、憋气，呼吸急促，有明显三凹征。吸痰后咳嗽和憋闷能部分缓解。8 小时基本未进食，血氧分压低，状态不好，观察要不要送 ICU。

通过大家对这个病例的分析可见，大家对该病的病机认识比较一致，多认为是外感风寒后入里化热的过程。患儿母亲高医生一开始也是这样诊断的，因此选用麻杏石甘汤加减治疗。麻杏石甘汤是一个治疗外寒内热的喘证的方剂。服药后效果不好，于是换了第二个药方，紫苏姜苓汤加厚朴、杏仁、白芥子，这是一个降气平喘的方剂。服药后效果还是不好，病情持续加重，然后就送往医院了。高医生对病机的判断与大部分医生一样，认为是外感风寒，入里化热，加上内有痰饮。不同之处在于，大家认为高医生的治疗不起效是由于选方和用药不合适。例如有的医生认为患儿还有"里不足"，即肾虚，应合用真武汤；有的医生认为"入里化热"比较严重，方药祛痰热的力量不足，应进一步加上千金苇茎汤这类方剂，以加强清理痰热的作用。但是，无论选方和用药如何加减变化，大部分医生对于病机的认识是一致的，都认为是"风寒外感，然后入里化热"，从《伤寒论》六经辨证体系来说，就是属于太阳病。

为什么判断患儿是"风寒外感"这个病机呢？从病史上看，患儿 9 月 12 日洗澡后受凉，出现鼻塞、打喷嚏、咳嗽略多，这一典型的受寒史引导了大家及高医生的病机诊断，认为是典型的风寒外感。这是不是一个非常合乎逻辑的判断呢？到目前为止，看上去是没有问题的。但是，高医生做出了这样的判断，而且已经用了治疗风寒外感的药，为什么没有效果呢？疾病反而继续加重，大家对这样的判断就没有质疑吗？实际上，这就是一个非常关键的点，也就是说，对于"太阳伤寒"这个病机的判断，是非常关键的。我们先来复习一下，太阳伤寒如何判断：

太阳之为病，脉浮，头项强痛而恶寒。[1]

这是太阳病的总纲。太阳病的经典脉、证是什么呢？"太阳之为病，脉浮"，脉浮说明病在表；"头项强痛"，说明有寒邪郁阻在太阳经，从而引起头项强痛的症状；"恶寒"是一种自体感受，恶寒的同时或者紧接着就会出现发热。太阳病分为"中风"和"伤寒"。

太阳病，或已发热，或未发热，必恶寒体痛，呕逆，脉阴阳俱紧者，名为伤寒。[3]

如何判断患者罹患了"伤寒"呢？条文中"或已发热，或未发热"说明伤寒往往是会**伴有发热**的，"必恶寒"强调一种主观感觉，为什么会"必恶寒"呢？发烧以后，就会出现一个典型的恶寒症状，所以实际上，"发热"是一个临床中很重要的辨证指标，而不是把"或已发热"理解为"会不会发热"的意思。"发热"反而是一个需要医生很关注的关键点。经过上面简短的条文复习，如果我们用这样的一个标准，折回去看这个病例，大家就能看出一个疑问，患儿在整个疾病过程中，自始至终都没有发热。就算是有医生提出，他可能有少阴病的病机在里面，那"少阴病，始得之，反发热"，也就是有"太少两感"的病机在，也是应该有"发热"这个症状的。总而言之就是，"发热"是判断患者是否罹患"伤寒"一个很重要的指征。

"恶寒"是患儿一开始就有的症状。小宝宝不能表达他是冷了还是热了，只能靠大人的观察来发现。受凉以后会出现鼻塞、咳嗽的症状，因此，高医生及大部分医生根据观察到的这一症状，主观地认为患儿"恶寒"。实际上，"恶寒"和"发热"这两个症状，在伤寒里一般是并见的，发烧时通常都伴随有怕冷。而患儿自始至终都没有发热，怎么能诊断为"伤寒"呢？从这一点可以看出，现在大家对于伤寒的判断，还缺乏一定的严谨性。也就是说，在诊断的一开始，就理所当然地认为患儿是一个太阳伤寒证。实际上这是有很大的疑问的，因为患儿的主证里没有发热，这也是我为什么和大家不同，能一开始就正确判断出他的主要病机的关键点。我一看病史，患儿没有发热，不论是他之前还是之后的整个病程中，都没有发热，这样一来，对于伤寒诊断的一个主证，并不满足。而此次参加医案讨论的大部分医生都没有对该点引起重视。因此，在分析其他病史以后，大家就理所当然地诊断病机是伤寒，而实际上，这是不成立的。从病史和主证来说，就因为他受凉以后才发病就诊断为伤寒吗？受凉以后就是"伤于寒"当然就是伤寒吗？实际上，这种"理所当然"的认为，并不是真正"伤寒"的诊断，请大家再回到伤寒的诊断核心"太阳病，或已发热，或未发热，必恶寒体痛，呕逆，脉阴阳俱紧者，名为伤寒"，对照条文来看，患儿主证不满足，脉也不满足，脉是沉滑数的，并不浮，因此，在我看来"伤寒"的诊断根本不成立，建立在伤寒这个病机诊断上的治疗自然也不会起效。

现在先把这个医案分析放一放，我们借此机会，就"伤寒"这个病机，再深入探讨一下。到底什么是"伤寒"？这个"寒"是什么意思？在学校学的《中医基础理论》提到"病邪"，主要分为"六淫之邪"，风、寒、暑、湿、燥、火，其中以"寒邪"伤人最重，所以仲师专门写了《伤寒论》这本经典著作给我们留下了如何诊断治疗"伤寒"的指导经验。那么，**这个寒邪就是"寒冷"吗？**是不是就是"寒冷之邪"？如果您回答"是"的话，那我要告诉大家，这个答案是错的，《伤寒论》的**寒邪并不是寒冷之邪**，那这个伤寒的寒邪是什么呢？中医里所说的"六淫之邪"，并不是指我们能感受到的一些自然界的气候变化。气候变化顶多算个诱因，古人不会认为天气的各种变化就是造成疾病的原因，实际上他们的智慧是非常高明的，他们虽然没有显微镜去观察到细菌和病毒，但是已经感受到了它们的存在，并把它们统称为"邪气"，而某一种特定的邪气，又会在某些特定的天气状况下容易引起人类疾病的发生。因此，如果我们用一种现代语言来翻译什么叫伤寒，就应该是：**带有寒性，或者是在寒性环境下生存的病邪。无论它是细菌也好，病毒也好，都被古人统称为"寒邪"**。《伤寒论》就是一本帮助我们来抗击各种现在命名为"流行性感冒"的疾病的指导书，可以指导我们治疗现在对人类威胁最大的一类疾病——流行性感冒，不管是猪流感也好，禽流感也好，还有这次的新型冠状病毒也好，这些都是古代中医称为"六淫"的一部分的疾病。只不过中医发现得更深入一些，我们发现不同的邪气，在不同的自然环境中会有不同的适应性和传播性，因此能更好地指导我们根据季节的变化来做预防和对治。因此，大家对于"寒"这个字的理解，一定不能产生偏差，把它当成温度的变化。本医案里的小宝宝，如果认为他受了寒邪，这个寒邪就是温度，所以就是伤寒，就是错误的诊断。他没有发热，也没有脉浮紧，因此就算出现了一系列的伤寒以后才会出现的症状表现，也不能据此就把他的病机诊断为"伤寒"。也就是说，他并没有感受到带有寒邪性质的病邪的侵袭，**他并不是罹患了伤寒证。**

现在越来越多的中医师认识到经典的魅力，都在学习《伤寒论》，但是在学习的时候会走入一些误区，就是没有很好地从基本的概念上进行深入思考，对于伤寒的诊断，哪怕是从"证"的角度入手考虑，也没能做到非常的严谨。以这个医案为例，一起手治疗的时候，对于第一个最主要的病机的判断，大家就走偏了，实际上患儿的病机是**内伤咳嗽，并不是外感咳嗽**。一个内伤咳嗽，被大部分临床医生当成外感咳嗽来进行治疗，效果当然不会好。大家想想，如果这个医案不是出现在自己身上，大家会觉得不可思议，这个咳嗽是外感还是内伤，也就是说，起手治疗时候的基本判断，表、里居然分不清楚，那这个中医师实在是太不认真了。但是这样的事情就是发生在自己身上了。我不认为大家不认真，在这次医案讨论中，大家的思考讨论做得非常认真，而且我给了大家足够的时间，整整一星期，反复地考虑，然后也集思广益进行会诊，高医生也配合大家给出了包括自己孕期到宝宝出生以来所有相关的详细信息，最后当看到各自讨论作业回答的时候，发现这么多医生的思考角度都和自己差不多。为什么会产生这样的结果？实际上就是在一开始入手治疗的时候就没有分清楚表、里，如果连这个基本的前提都没有辨别正确，就更不要说其他复杂的情况了。例如一个患者来了，又有表又有里，那就更是不可能诊断清楚了。

临床实例实际上是非常复杂的，但是我们很幸运，现在有章可循，就是我们有《伤寒论》这样的千古经典，帮助我们把临床中非常复杂的、变化多端的各种各样的病机归纳成了六经病，这就大大降低了诊断和治疗的难度。进一步说，虽然仲师已经帮我们简化了这个诊断的过程，但是真正能做到在临床实战中准确地辨明六经病，还是有很大难度的。例如该医案，患儿并没有太阳病，但是大部分医生经过认真思考以后，还是诊断为太阳病。这也就提示了我们，在学习中，还需要更深入地去把握六经病证，才能够在以后的临床中减少这样的失误。

后世总结出来的辨证系统——八纲辨证：阴阳、表里、寒热、虚实，是非常关键的临床辨证总则。以这个医案为例，医生一起手，就需要去反复考量，到底是表证还是里证？通过上面详细的讨论能够确认，诊断患儿是表证的条件实际上是不满足的，这是一个里证。后世的医家不少都对这个问题有过专门的论述，比如李东垣医生，专门写过"内外伤辨惑论"，也是因为表、里这个问题是个很关键的问题，所以专门论述怎么才能不出错，通过脉或者证来准确辨明它到底是表还是里。这就说明对于表、里的辨别，是一个临床的难点。本次医案讨论，大部分医生做出的失误判断其实在临床里经常发生，我们需要做的就是，像这次医案讨论一样，经过反复的临床学习，提高自己的辨证水平，避免发生这样的失误。

医案中的小宝宝，高医生已经用了伤寒的药方进行了治疗，也就是说已经按照表证、伤寒做了治疗，效果并不好，因此出现这样结果的时候，大家一定要想一想，是所使用的药方配伍不合适呢？还是诊断的出发点就是错误的？我们在第一步诊断出来以后，有一个治疗的过程，如果第一手诊断就是正确的，一定就会指导正确的治疗，那当然就最好，但是因为种种原因，这个诊断不能百分百确定的时候，在此基础上进行的治疗，实际上是一个"治疗性的诊断"，也就是做出诊断治疗以后，患者会有一个治疗后的反馈，如果这个治疗反馈没有如你预期一样有所改善，大家一定要想，是不是出发点就是错误的？折回头来重新仔细思考疾病的阴阳、表里、寒热、虚实定位。

为什么我诊断患儿是内伤咳嗽呢？现在分析我的诊断思路。一般我看诊一定要有脉诊作为诊断依据，但患儿在国内，没有机会摸脉做诊断，而且当时的情况比较危重，最后我还是决定接手一试，原因是导致患儿这种情况的病机在临床中实在是太多见了，我对此可以说非常有经验，所以当高医生描述完病情，我立刻判断出患儿的一个主要病机。当然，他还合并其他几个主次病机，这些没有脉诊是无法精准辨别的。患儿年龄小、情况危急，于是我决定把治疗主要病机的药方开给高医生。这个主方呢，药方本身大家也非常熟悉，但是大家对于这张处方使用的"证"很陌生，因此，当临床中出现这样的病症的时候，大家就没有办法把两者对应在一起来进行选择和使用。这张处方，我已经在不同的场合反复跟大家讨论过了。我们在关于脾胃论的讲座里从经典的角度深入探讨了"脾胃论",大家对于《伤寒论》里论述的脾胃论,从理论上有了一个全新的认识。以前一提到脾胃论和它的用方,脑子里出现的就是补中益气汤,认为脾胃论的鼻祖是李东垣,经过上一次详细的讨论和学习,我们认识到了仲师才是脾胃论的老祖宗,而《伤寒论》里脾胃论的一个主要处方是**吴茱萸汤**(吴茱萸汤是温经汤的核心处方)。**本案患儿的主要病机是胃虚寒,他的咳嗽是由于胃虚寒引起的内伤咳嗽,应该用的处方就是吴茱萸汤**。患儿服药后治疗效果非常好,达到了我的预期,说明我的诊断是正确的。而他起病之后的一系列危重病情,都是由这个主要病机导致的内伤咳嗽所引起的复杂变化。我把开出的处方列在下面给大家参考:

一方:吴茱萸汤

吴茱萸 3g　党参 6g　生姜 6g　大枣 6g

煎服法:配 1 剂,先泡后煮,分 3 天多次少量服用。

服中药一方后疗效:

静脉滴注头孢菌素 4 天,配合雾化治疗。其他西药用药见出院报告(略)。

出院时基本无咳嗽,改变喂养方式后偶有呛奶,呛奶时有咳嗽,憋得脸通红。

出院 2 天后所有症状与入院前相似,程度较轻,未至呼吸困难。

患儿服吴茱萸汤后食欲明显好转,呛奶减少。

经过之前的讨论和学习,大家对于**胃阳虚用吴茱萸汤**这一理论已经非常熟悉了,但是为什么这样一个要使用吴茱萸汤来治疗的典型的吴茱萸汤证出现在大家面前的时候,大家对此会无动于衷呢?视而不见,完全都没有想到患儿是一个胃阳虚的情况。究其原因,就是因为大家对吴茱萸汤所治疗的"证"的认识,非常的不全面。

先看《伤寒论》里的相关条文:

阳明病,若能食,名中风;不能食,名中寒。[190]

阳明病,若中寒者,不能食,小便不利,手足濈然汗出,此欲作固瘕,必大便初硬后溏。所以然者,以胃中冷,水谷不别故也。[191]

阳明病,不能食,攻其热必哕。所以然者,胃中虚冷故也。以其人本虚,攻其热必哕。[194]

阳明病,法多汗,反无汗,其身如虫行皮中状者,此以久虚故也。[196]

阳明病，反无汗而小便利，二三日呕而咳，手足厥者，必苦头痛。若不咳不呕，手足不厥者，头不痛。[197]

食谷欲呕，属阳明也，吴茱萸汤主之。得汤反剧者，属上焦也。[243]

少阴病，吐利，躁烦，四逆者，死。[296]

少阴病，吐利，手足逆冷，烦躁欲死者，吴茱萸汤主之。[309]

熟读《伤寒论》的医生朋友们，什么时候吴茱萸汤能使用呢？在你们的脑海里，什么时候它能跳出来？就是有上面我给大家列出来的相关条文的证出现的时候吗？阳明病能食名中风，不能食名中寒，不能吃东西，或者手足汗出，或者有嗳气，或者有呕逆，手足冷，或者是食谷欲呕，吃东西就吐，是这些症状吗？是在少阴病篇里提到的吐逆燥烦四逆的时候可以用吗？以上就是大家对吴茱萸汤使用的"证"的认识。本案患儿的症状，和这些条文能不能对上呢？我们再看看《金匮要略·呕吐哕下利病脉证治》对于吴茱萸汤使用的认识：

呕而胸满者，茱萸汤主之。[8]

干呕，吐涎沫，头痛者，茱萸汤主之。[9]

对于吴茱萸汤，如果从"证"来入手，大家的认识也就是这些了。经典里记载的都是关于疾病的一些非常典型的证，这些症状在实际临床中都是存在的，但是并不全面，因为作者写的时候，碍于当时的写作条件，不可能长篇大论，在表述的时候无法面面俱到，只能把最典型的症状列出来。由于大家对于脾胃论根源长期以来的忽视，一想到脾胃论，一想到胃不好，补中益气汤就跳出来，几乎已经形成条件反射了。因此，大家在实际临床中对于"胃阳虚"症状的认识，也就是上述条文的内容是不熟悉的。但是我们回过来看看这个医案，患儿的症状里没出现吐利、躁烦、四逆，条文里的"呕而胸满""头痛"等证都对不上，大家就有疑问了，你根据什么来判断他是胃虚寒呢？实际上这就是大家对于"胃虚寒"的"证"认识的局限所在。之所以出现这样的局限性，不怪大家，是因为我们现在接受的中医教育就是不全面的。在古中医时代，《黄帝内经》《伤寒论》到后来的《伤寒杂病论》问世以后，中医学达到了一个巅峰水平，在那之后，因为各种原因，特别是战乱和外族入侵，传承逐渐中断了，中医学的水平随着时间的推移不断下降，虽然说后世发展出各种不同的学派，看似繁花似锦，实际上只能说是一个在不断下降的整体上的发展，为什么这么说？因为我们没有办法像仲师那样灵活自如地使用《伤寒论》里的药方，拿不到这些宝贵的经验了。因此才不得不不断地去做所谓的发展，去找出其他的一些不同于经方的处方来进行临床治疗，试图替代或者能够模拟经方，达到相似的效果，而实际上是达不到的。这就是经方和时方的区别。如果能够真正用好，经方的治疗效果是后世的方剂无法比拟的。因此，中医发展到现在，可以说处在一个非常低水平的状态。我们现在已经没有中医学全面的诊断体系了，而且从仲师创立的方证对应这样一个体系以后，随着时间的推移，对于经方里"证"的认识，也逐渐变得模糊不清。《伤寒论》虽然还在那里，实际临床中能够比较善于使用《伤寒论》、准确辨证论治的中医师已经非常少了，我们能不能把前辈的宝贵经验继承下来都是一个严峻的问题。其中一个重要的原因，就是现在的中医学已经脱离了传统中医的诊断体系。脉诊，几乎名存实亡；舌象诊断，马马虎虎，因为它代替不了脉象；其他诊断方式呢？是没有办法完全指导经方的使用的。

我们折回来讲，关于胃阳虚就是胃寒的诊断，在临床应用中这么重要，在《伤寒论》里有没有提到或者有更全面的讲解呢？实际上是提到了的，只不过因为后世的医家没有得到这样的传承。甚至也有可能在仲师成书以后，后人在重新整理的时候，就已经有了部分的遗漏，而遗漏的部分却是一些非常重要的症状。下面我和大家一起再看《金匮要略·腹满寒疝宿食病脉证治》的一些条文：

跌阳脉微弦，法当腹满，不满者必便难，两胠疼痛，此虚寒从下上也，当与温药服之。[1]

病者腹满，按之不痛为虚，痛者为实，可下之。舌黄未下者，下之黄自去。[2]

腹满时减，复如故，此为寒，当与温药。[3]

寸口脉弦者，即胁下拘急而痛，其人啬啬恶寒也。[5]

夫中寒家，喜欠，其人清涕出，发热色和者，善嚏。[6]

中寒，其人下利，以里虚也，欲嚏不能，此人肚中寒。[7]

以及《伤寒论》中的条文：

病人有寒，复发汗，胃中冷，必吐蛔。［89］

这些条文记载了趺阳脉，仲师除诊寸口脉外，还要摸趺阳脉。趺阳脉的诊脉位置在"冲阳穴"，冲阳穴是胃经的原穴，通过此处的脉动判断胃气，故"趺阳脉微弦，法当腹满，不满者必便难，两胠疼痛，此虚寒从下上也，当与温药服之"。这个"温药"应该用什么呢？后文给出的方药有附子粳米汤、大建中汤，是否应该用这些方药治疗呢？

"腹满时减，复如故，此为寒，当与温药。""寸口脉弦者，即胁下拘急而痛，其人啬啬恶寒也。"在此大家要注意："夫中寒家，喜欠，其人清涕出，发热色和者，善嚏。"

然后第7条："中寒，其人下利，以里虚也，欲嚏不能，此人肚中寒。"

实际上，第1条、第3条、第5条、第6条、第7条说的都是"胃寒"，就是上面给大家复习的《伤寒论》论述的中风和中寒——能食者名中风，不能食者名中寒，这个中寒就指的是"胃寒"。

在《金匮要略·腹满寒疝宿食病脉证治》里，这个虚寒都指的是"胃虚寒"，大家特别留意其中的第6条："夫中寒家，喜欠，其人清涕出，发热色和者，善嚏。"看到这里，大家应该反应过来了，本案患儿一受寒就鼻塞、咳嗽，实际上这里的寒是指温度的寒，不是《伤寒论》里所指的"寒邪"，也就是带有寒邪性质的病菌、病毒的那个"寒"。这个单纯温度的"寒"是可以直接伤及我们的内脏的。患儿生下来一着凉就打喷嚏、咳嗽，这些症状实际是"中寒"的症状，这就是他胃虚寒的一个辨证要点，他的主要病机是"胃虚寒"。再回头看看他的病史，从出生一穿少了就咳嗽、打喷嚏，这次发病也是洗澡以后受凉咳嗽、打喷嚏，这个就是"中寒"的症状。而且给他喂奶粉以后，出现呛咳，这是为什么呢？其实是因为胃寒难以消化，于是就出现了除咳嗽、喷嚏以外，还伴有胃酸反流、胃气上逆导致的食物逆流，因为食物频繁逆流，患儿又是自我控制能力还很弱的小宝宝，食物逆流入肺，最后引起了严重的吸入性肺炎。所以，**他的主要病机就是胃寒导致的吸入性肺炎，而不是流行性感冒或者风寒外感或者新型冠状病毒感染引起的外感性肺炎，是一个由内伤胃虚寒引起的吸入性肺炎**。而大家在诊断的时候没有辨明内外，当作外感咳嗽来进行治疗，效果自然就南辕北辙了。

大家还记得《伤寒论》里有一条麻黄的使用禁忌证是："有寒，复发汗，胃中冷，必吐蛔。"这一条怎么理解呢？就是患者有寒，这个寒是什么？是"中寒"，如果医家还用发汗的方法进行治疗，也就是使用麻黄来发汗解表，那必定会重伤胃阳，引起胃气进一步受伤，上逆加重。这就是为什么患儿开始的治疗使用了麻杏石甘汤以后，不但不好，反而加重了病情的原因，就是因为把内伤咳嗽当成风寒束表引起的外感咳嗽来进行发汗解表的错误治疗。后世的医家在临床中当然也是遇到过这样类似的问题的，也就是在治疗中发现麻黄的副作用太大了，那就用荆芥、防风来替代麻黄吧，既发了汗解了表，又避免了麻黄的副作用。实际上这并不是副作用大不大的问题，而是医家不能够正确诊断的问题，如果患者真的是太阳伤寒证，用荆芥、防风是解不透彻的；但是如果患者是胃阳虚的内伤证，医家就算不用麻黄，用荆芥、防风来替代，一样还是治不好病。所以治疗的核心点还是诊断，而并不是用什么药来替代那些临床使用犀利的药物，去考虑什么可以替代麻黄、什么可以替代吴茱萸，不是这个问题，而是我们应该怎么去准确地诊断和合理地使用这些药物配伍的方剂，这个才是我们需要着重的地方。

讲到这里，我相信大家应该已经十分清楚了，患儿的重症肺炎是因为吸入性肺炎引起的，吸入性肺炎又是因为持续性的内伤咳嗽导致的食物逆流引起的，而内伤咳嗽的主要病机是胃阳虚引起的胃气上逆。西医针对吸入性肺炎来进行治疗，而真正的病机呢，西医没有认识，也没有什么治疗方法。如果患儿频繁发生严重的食物逆流，再进一步，如果患儿没有中医参与治疗，是非常麻烦的。他的胃已经非常糟了，胃酸不断反流，稍微少穿一点就咳嗽、呛咳，喂养稍有不慎就更加严重，最后甚至是没有办法进食的，西医对这样的情况怎么处理呢？也有办法，会在胃上打一个洞，在那里直接给食物营养剂，不让他从口腔进食了，即使这样，还是会产生食物逆流的，只不过数量减少罢了，因此后续不好治疗，这样的患者我是治疗过的。中医治疗的关键点就是抓住"胃虚寒"这个主要病机，使用"温胃降逆"的主方"吴茱萸汤"来进行治疗，就可以取得非常有效的治疗结果。实际上，对该患儿的治疗，不用加其他治疗，只给吴茱萸汤就能治好。因为他是吸入性肺炎，只要能让他不再发生食物逆流，阻断了引发肺炎的吸入物，这个病就慢慢好了，在临床上，病情就能转危为安。这也是患儿后续病情发展的实际情况，只服用这一个药方就可以。由此可见，中医可工作的领域是多么广大。这是西医没办法解决的问题，这个病发展到胃虚寒严重的时候，就是西医诊断的"胃瘫"，胃不工作了。但是中医用一个小方子，四味药，其中的两个药生姜、大枣，很多人家里都有，再配些吴茱萸、党参回来，加进去就可以了，剂量也不用大，就把一个医学难题解决了，这就是古中医的伟大之处。所以今天大家学到的是一个绝招，是古中医真正的"脾胃论"的临床实际运用，核心就是对胃的治疗，把握了对于"胃"各种情况的处理，就能横扫一大片疾病。

对患儿的后续治疗，是因为我又看见了他的一个非常典型的病机的证，希望能够给他一个更全面的治疗，才有了第二张处方。

我们在往下探讨之前，快速总结一下上面讲过的内容。

第一点，今天讲座的目的，是希望大家通过这个医案来重新整理自己对于疾病的认识。患儿的内伤咳嗽，大家为什么会把它当作外感咳嗽来进行治疗？对于外感、内伤的区别这一点，我觉得大家需要再回去读书，带着对条文的理解重新去临床，去辨别我们所认识的"伤寒"。太阳病的伤寒，诊断要点应该是什么？我们到底在什么情况下才可以很明确地使用太阳伤寒的处方，也就是麻黄剂。麻黄剂是一类非常好用的方剂，用好用对了，效如桴鼓，但是相对的，它的副作用也很厉害。就如同这个医案中麻黄剂的使用，不管剂量多少，副作用都是非常明显的。

第二点，在"脾胃论"那个讲座学习中，我们一起探讨了经典中医里真正的脾胃论，在学习的时候，大家都非常开心和兴奋，觉得自己掌握了治疗脾胃疾病的方法。到了这次讲座，医案里的小患者就是我们真正应该用脾胃论理论治疗的时候了，可是大部分医生不仅没有使用，连认都没有认出来，原因是什么？就是因为我们对胃阳虚的诊断，特别是对它的"证"的诊断指征的认识是有很多局限的。今天经过共同的医案分析讨论学习，以后临床中，再遇到类似的患者，我们是不是应该一开始接手治疗就首先认真地区分外感和内伤，诊断清楚以后再开始相应的治疗。这是我希望今天的讲座能给大家带来的启发。

以上是这个讲座第一阶段的讨论，进行到这里目的已经达到了，大家不要贪多，通过这次讲座，能够把关于外感、内伤的区别这个概念建立起来，就已经非常好了，起码大家现在对于"胃阳虚"的认识比以前更加清晰了。下一步就是去临床中不断地实践，去逐渐识别哪些情况是真正的胃阳虚。如果能在临床治疗中，独立地识别和使用经典脾胃论里的那些药方来治疗对应的疾病，治愈了患者，才算是你们真正掌握这个知识点的时候。

本案患儿的主要病机有两个。吴茱萸汤证是第一主要病机，还有第二主要病机，实际上，他还有两个次要病机，这次就暂时不讨论了，因为太复杂了，没有办法经过这样的讲座来给大家讲清楚并一次性吸收对这样复杂的复合病机的认识，但是可以通过这个医案告诉大家，实际上临床中的患者的病机是非常复杂的，如果单以"证"想要全面地把握，是根本不可能的。不可能只通过"证"就全部地识别出他的四个病机。我之所以能做到这一点，是因为确实掌握了传统脉诊以后，通过它的指引，在临床中对各种疾病的病机和表现都非常熟悉，才能帮助我通过一些蛛丝马迹，在没有办法摸到脉的时候也能抓住主要病机。

下面看患儿的病史资料，通过后继的详细问诊，大家都注意到了患儿的舌片：舌苔特别厚，而且很密实，这就提示出了第二个重要病机。从证上来说，其实当时高医生并没有给我这些后续补充的病史，我只是通过他的舌片来判断这个病机的。实际上后续补充的病史里提到了与之相符合的症状——患儿生下来以后身上容易起红疹，主要表现是穿热一点、捂着一点就起红疹。所以后来家人就不敢热带，是凉带。什么叫凉带？就是不敢盖厚被子、穿厚衣服。盖薄了以后，患儿就不起红疹了。但是就出现了另外一个问题，我们上面讲了，患儿生下来就是有胃寒的，盖薄穿少以后会加重他的胃寒，导致胃寒持续加重，所谓的凉带也是其中一个原因。患儿的胃总是处在一个寒冷状态下，奶粉又不好消化，积累到最后暴发，就引发了这次的疾病。他的另外一个病机就是他确实是有内热的，因此稍微盖厚穿暖一些就发疹子。这个舌象提示我，**他有阳明内热**。就是《金匮要略·腹满寒疝宿食病脉证治》里记载的第2条："病者腹满，按之不痛为虚，痛者为实，可下之。舌黄未下者，下之黄自去。"该条文指的就是这种临床情况。当然患儿的舌苔也不算很黄，如果要较真的话，说这个舌苔不黄而是白的，没错它是白的。条文里记述的"黄"只是一种情况，临床中也可以有"白"的情况，根据我的临床经验，一看到这种舌象就可以判断出患者内有积热，就是有"阳明内热"这个病机。关于这个病机，我在《脉解伤寒》里跟大家详细探讨过，就是"阳明之为病，胃家实是也"。书里详细论述了什么是"胃家"，就是大肠、小肠、脾、胃、三焦、胆、膀胱，都称为"胃家"。而"胃家实是也"这个疑问，在《脉解伤寒》里已经从理论上解释清楚了。在诊断为"胃家实"的时候，有两种情况：

◎有阳明病，同时，胃是实热的，或者胃不虚。

◎有阳明病，而胃是虚寒的。

后一种情况就是本案患儿的情况，有阳明病，有实热在内，同时有胃虚寒并见。根据这个病机判断，就给出了第二张处方如下：

二方：

吴茱萸6g　党参9g　生姜12g　大枣9g

熟大黄3g　细辛3g　生附片12g（先煎150分钟，不用炮附片）　枳实6g

厚朴6g　桂枝3g　薤白12g　瓜蒌9g

煎服法：配1剂。生附子先煎150分钟。余药先泡4小时，大火煮沸后改小火煮1小时，将先煎的生附子药液兑入再煮沸5分钟，煎得6天药量。先分出3天用量，冷藏保存服用；余3天用量冷冻保存，服用前煮沸后冷藏备用。煎煮附子前加足量水，避免煮干；尽量中途不续加水，如确有必要，只能加开水；若煎煮150分钟后药液较多，予大火煎煮浓缩。

经过这样的治疗，患儿就逐渐好转了。患儿的主要病机是有阳明实热同时伴有胃虚寒，经过针对这两个主要病机的治疗以后，就可以达到一个临床痊愈的效果。第二张处方的关键点就是要用祛阳明实热的药，那就是"大黄"，一定要用上大黄，才能祛除阳明实热，但是我们不能直接用，使用这样峻烈药物的时候，一定要考虑患者的整体情况。本案患儿，我根据经验判断他的肾气不太够，但是这个判断不是很严谨，因为我没有摸到脉，只是凭经验来判断，所以我的选方是大黄附子细辛汤，用意就是一方面用了泻阳明实热的大黄，另一方面又有了兜底的药——附子在处方里。再合上吴茱萸汤，基本就可以了。至于其他两个次要病机的诊断就太复杂了，今天不讨论，留待以后，等我们大家的认识都上到了一定的层次以后再续上。

在这次参与医案共同讨论学习的所有医生中有一位高手，她把两个主要病机都抓准了，相当不容易，所以我和夏医生都很开心。这个医案其实是很复杂的，通过上面的详细讲解，看似简单的治疗、简单的处方，临床上其实是很棘手的病例，是很考验医生功力的。这位医生能够完全从理论和治疗上都准确把握到位，说明她对这个病的认识和治疗是完全掌握了的。当然能够达到这一点，也跟她不断的临床实践密不可分，因为她在临床工作中经常会面对这样的病情，才会有更深刻的认识。那从另外一个角度来说明，大量的临床实践对于医术的提高至关重要。像这样一位其实很危急的患者的复杂病机，是只有医生经常面对死亡或者是非常严重的病例的时候才会碰得到的，这位医生是肿瘤科的大夫，天天面对的都是在死亡线上挣扎的患者，可以说是临床中复杂情况、复合病机最多的局面，因此这次医案里宝宝的病症对她来说就很常见。我相信这也是她能够准确掌握病机的一个非常主要的原因。难能可贵的是她能够摒除西医诊断的干扰，准确地使用中医思维来做六经诊断和治疗，回归我们的经典中医，这其实才是我们中医以后的发展方向，也是所有大病、难病治愈的希望所在。

肝 胆 论

2022 年 4 月 28 日

这次讲座是我们中医临床系列讲座之一，希望通过这个系列讲座，帮助大家建立起一套比较完整的临床实战应战的思考模式。

昨天我把大家关于此次讲座的七个问题的思考答案都看了一遍。总的来说，这次大家在理论方面都很清晰，大部分答案都是很正确的。而且通过回答可以看出，我们之前学习的时候提到的一些参考书，像《辅行诀五脏用药法要》（以下简称《辅行诀》）《备急千金要方》《脉经》《伤寒论》，大多数医生也都很熟悉了。当然有一些问题还是有些混淆，咱们现在就一起来看一看。

这次讲座的七个问题是：

请描述以下各病机的主证和处方：

肝寒、肝热、胆寒、胆热、肝胆俱寒、肝胆俱热、胆热肝寒。

这几个问题涉及肝的虚实，胆的虚实，肝胆均实，肝胆均虚，再加上一个特别的肝寒胆热。前六个问题事实上是跟《脉经》有关系的。

我们先看一下《脉经》原文：

肝实： 左手关上脉阴实者，足厥阴经也。病苦心下坚满，常两胁痛，自忿忿如怒状。

肝虚： 左手关上脉阴虚者，足厥阴经也。病苦胁下坚，寒热，腹满，不欲饮食，腹胀，恺恺不乐，妇人月经不利，腰腹痛。

胆实： 左手关上脉阳实者，足少阳经也。病苦腹中气满，饮食不下，咽干，头重痛，洒洒恶寒，胁痛。

胆虚： 左手关上脉阳虚者，足少阳经也，病苦眩、厥、痿，足指不能摇，坐不能起，躄，僵仆，目黄，失精，眱眱。

肝胆俱实： 左手关上脉阴阳俱实者，足厥阴与少阳经俱实也。病苦胃胀，呕逆，食不消。

肝胆俱虚：左手关上脉阴阳俱虚者，足厥阴与少阳经俱虚也。病苦恍惚，尸厥不知人，妄见，少气不能言，时时自惊。

大家看上面《脉经》的相关部分，实际上我给大家提出的这几个问题，就是从《脉经》上来的，是直接用脉来陈述了这些问题。大家看它们的脉分别是什么呢？

◎肝实，左手关上阴实。

◎肝虚，左手关上阴虚。

◎胆实，左手关上阳实。

◎胆虚，左手关上阳虚。

◎肝胆俱实：左手关上阴阳俱实；

◎肝胆俱虚：左手关上，脉阴阳俱虚。

这就是这次讲座问大家问题的出处。如果大家比较熟悉《脉经》的话，看到这次讲座的问题，对它们的脉和证就很清楚了。那特别的一点呢，就是《脉经》上没有提到，但是临床上很常见的，肝寒胆热。

中医关于脏腑的虚实，这样的流派，从古到今一直在流传，《脉经》就是这个流派的一个传承。还有《辅行诀》也是五脏虚实流派的一个传承。一直到后世的《备急千金要方》，它是孙思邈对他那个年代之前整个中医界资料的整理，也是按照"脏腑虚实"来进行整理的，和《脉经》是一个体系。到后世，金元时期，张元素还是这个流派的，他写了一本书，叫《脏腑虚实标本用药式》，专门谈到他关于五脏六腑的虚实用药体系。一直到咱们现在的临床应用，也是关于五脏用药的，比方说导赤散、泻白散、泻黄散、泻青丸，这些都是这个五脏虚实流派的一个延续。大家看治疗用方就知道了。当然了，在流传过程中，逐渐产生了很多改变，但是追溯上去，源头还是脏腑用药。一直到孙思邈，这一派都是一个体系的。这个体系实际上就是《辅行诀》，《脉经》《备急千金要方》都是一脉相承。具体的处方有一些变化，基本的思路是不变的。但是现在大家临床应用有点混乱。比如说龙胆泻肝丸，这个方名起得特别容易让人误会，以为"龙胆泻肝丸"就是泻肝的。碰到肝实的患者，有的医生就用龙胆泻肝丸来进行治疗。但实际上龙胆泻肝丸并不是真正泻肝的方子。所以我们如果想要清晰明了这些药方真正的使用范畴，还要回到最原始、最纯正的经方的使用，还是要回到《辅行诀》。因为《辅行诀》给出的都是最经典的处方。这些处方和《伤寒论》里记载的处方基本上都是一样的，只不过在《伤寒论》里，仲师是按照六经的体系来整理的，所以这些处方的顺序就有了一些变化。那具体治疗处方，我们是以《辅行诀》为主，参考《备急千金要方》，因为这两个流派很接近，它们是年代很近的传承，所以处方也很相似。当然了，在临床应用的时候，还是要以《伤寒论》的六经体系为主。后世的方子大家看看就行了，做个参考即可。

下面我们进入正题。

肝虚：

《辅行诀》：

◎治［心中］恐疑，时多恶梦，气上冲心，越汗出，头目眩运者方：

小补肝汤

桂枝　干姜　五味子各三两　大枣十二枚

◎治肝气虚，其人恐惧不安，气自少腹上冲咽，呃声不止，头目苦眩，不能坐起，汗出心悸，干呕不能食，脉弱而结者方：

大补肝汤

桂枝　干姜　五味子各三两　大枣十二枚　旋覆花一两　代赭石一两　竹叶一两

治疗肝虚的话，在《辅行诀》里，用的是小补肝汤和大补肝汤。我们曾经讨论过补肝的用药，就是"辛酸化甘"，它是"辛和酸"的配伍。这个跟肝的功能有关系，肝是体阴而用阳的，酸是入肝的，我们用辛和酸化甘来补肝。用药方面，桂枝、干姜是辛味，五味子是酸味，大枣是甘味，正好辛酸化甘，合起来用于补肝。实际上，桂枝汤也是辛酸化甘的，桂枝、生姜是辛味的，酸的药是白芍，甘的药是甘草和大枣，也是辛酸化甘，所以，桂枝汤也是补肝药方。有的医生在回答思考题的时候，治疗肝虚用的是"当归四逆汤"，因为这个药方是归类在厥阴病篇里的，当归四逆汤，实际上是桂枝汤的一个变方，也是有补肝的作用的。所以很多医生在回答问题的时候就想，既然讨论的是肝，那就在厥阴病篇的用方里找答案吧。这其实就被局限住了。我上面刚刚讲的，咱们在看传承比较接近的处方的时候，要参考的几本书，就是《辅行诀》《伤寒论》还有《备急千金要方》，**肝虚**是用小补肝汤和大补肝汤来进行治疗，是五脏虚实流派传承用方。

肝实：

《辅行诀》：

◎治肝实病，两胁下痛，痛引少腹，少腹迫急或欲呕者方：

小泻肝汤

枳实　芍药　生姜各三两

◎治两目赤痛，心多恚怒，胁下支满而痛，连及少腹，迫急无奈方：

大泻肝汤

枳实　芍药　甘草各三两　黄芩　大黄　生姜切，各一两

《备急千金要方》：

肝实热：左手关上脉阴实者，足厥阴经也。病苦心下坚满，常两胁痛，自恣恣如怒状，名曰肝实热也。

◎**前胡汤方：治肝实热、目痛、胸满、气急塞，泻肝。**

前胡　秦皮　细辛　栀子仁　黄芩　升麻　蕤仁　决明子各三两　苦竹叶切，一升　车前叶切，一升　芒硝三两

上十一味，㕮咀，以水九升，煮取三升，去滓，下芒硝，分三服。又一方有柴胡三两，共十二味。

◎**防风煮散方：治肝实热，梦怒虚惊。**

防风　茯苓　葳蕤　白术　橘皮　丹参各一两三分　细辛二两　甘草一两　升麻　黄芩各一两半　大枣三七枚　射干一两　酸枣仁三分

上十三味治下筛，为粗散，以方寸两匕，帛裹，以井花水二升煮，时时动裹子，煎取一升，分服之，日二。

肝实的话，治疗上就是用小泻肝汤来进行治疗。这是《辅行诀》里的内容。大家看，小泻肝汤就是枳实、芍药。在《金匮要略》里提到了枳实芍药散；在四逆散里头，有枳实、芍药，外加了柴胡、甘草；在大柴胡汤里也有枳实和芍药，大家看枳实、芍药出现在这些药方里，就知道它们的功效了。比如说它为什么叫"大柴胡汤"？就是它泻肝的作用加大了，但最基本最原始的一个药方就是**枳实芍药散**。大家在治疗肝实的时候，泻肝的话，很多医生就用龙胆泻肝丸，龙胆泻肝丸是后世的药方，真正需要泻肝的时候，疗效就差得太远了。龙胆泻肝丸实际上已经是一个合方了，并不是一个单方的使用。大家看《备急千金要方》里的记载："肝实热，左手关上脉阴实者"，这

就是按照《脉经》的体系整理的，给出的药方是**前胡汤**。这个前胡汤，也比较杂了，主要起作用的是黄芩、决明子这几味药。还有**防风煮散方**，实际上主要也是用黄芩来泻肝。所以在《备急千金要方》里边呢，泻肝实，主要用的是**黄芩**。

肝虚寒：

左手关上脉阴虚者，足厥阴经也。病苦胁下坚、寒热，腹满、不欲饮食，腹胀，悒悒不乐，妇人月经不利，腰腹痛，名曰肝虚寒也。

◎补肝汤方：治肝气不足，两胁下满，筋急，不得太息，四肢厥冷，发抢心腹痛，目不明了，及妇人心痛，乳痈，膝热，消渴，爪甲枯，口面青者。

甘草　桂心　山茱萸《千金翼》作乌头，各一两　细辛　桃仁《千金翼》作蕤仁　柏子仁　茯苓　防风各二两　大枣二十四枚

上九味，㕮咀，以水九升，煮取五升，去滓，分三服。

◎补肝散：治左胁偏痛久，宿食不消，并目䀮䀮，昏风泪出，见物不审，而逆风寒偏甚，消食破气，止泪方。

山茱萸　桂心　薯蓣　天雄　茯苓　人参各五分　川芎　白术　独活　五加皮　大黄各七分　防风　干姜　丹参　浓朴　细辛　桔梗各一两半　甘菊花　甘草各一两　贯众半两　橘皮三分　陈麦曲　大麦糵各一升

上二十三味，治下筛，酒下方寸匕，日二。若食不消，食后服；若止痛，食前服之。

在《备急千金要方》里，治疗肝虚寒的时候，用的是补肝汤，它也是辛酸化甘，但是没有用五味子，用的是山茱萸，用它的酸和桂枝、细辛的辛来化甘。下边呢，补肝散也是用桂枝、干姜和山茱萸补肝，方子就很杂了，什么都有。所以大家看，到了《备急千金要方》，记载的资料已经比较庞杂了，不像《辅行诀》里记载的都是精炼的处方。从这方面我们也可以看出来，《辅行诀》的理论价值是很高的。它是用方最贴近《伤寒论》的一本书。

胆实热：

左手关上脉阳实者，足少阳经也。病苦腹中气满，饮食不下，咽干头痛，

洒洒恶寒，胁痛，名曰胆实热也。

半夏千里流水汤：治胆腑实热，精神不守，泻热方。

半夏　宿姜各三两　生地黄五两　酸枣仁五合　黄芩一两　远志　茯苓各二两　秫米一升

上八味㕮咀，以长流水五斗煮秫米，令蟹目沸，扬之三千遍，澄清，取九升煮药，取三升半，分三服。《集验方》治虚烦闷不得眠，无地黄、远志，有麦门冬、桂心各三两，甘草、人参各二两。

关于胆，《辅行诀》里没有论述，我们可以参考《伤寒论》和《备急千金要方》。因为这两部著作和《脉经》是一个体系的，其中的相关脉象记载，和《脉经》里是一样的。那治疗胆热的话，用**半夏千里流水汤**。一般治胆都是黄芩和半夏、姜的配伍。

胆虚寒：

左手关上脉阳虚者，足少阳经也。病苦眩厥痿，足趾不能摇，躄不能起，僵仆，目黄，失精睆睆，名曰胆虚寒也。

温胆汤：治大病后，虚烦不得眠，此胆寒故也，宜服之方。

半夏　竹茹　枳实各二两　橘皮三两　生姜四两　甘草一两

上六味㕮咀，以水八升，煮取二升，分三服。

胆虚寒治疗也有半夏和姜，但是就没有黄芩了。因为是寒证，所以是以辛味为主的，半夏、生姜、陈皮，都有辛味。然后加上化痰的药，枳实、竹茹。

这大体上就是咱们题目里**肝、胆的虚、实、寒、热，以及肝胆皆实、肝胆皆虚的治疗思路和用方了**。如果是合病呢，就用合方，按照脏腑的用药规律，合方就可以了。

上面就是理论上的关于肝胆虚、实、寒、热的相关内容的整理。经过这样的整理，大家就能看出来，到了《备急千金要方》，治疗的药方已经产生了变化，不再那么精纯了。为什么会这样呢？中医理论能得以流传，最主要的，必须有临床的实用价值。那么《辅行诀》，从我们现有的文献来看，一定是早于《伤寒论》的。《伤寒论》里的很多方子都和《辅行诀》里的方子很相似，只不过仲师为了方便他写书的时候，服务于六经辨证体系的需要，把一些方名改了。比如《辅行诀》里的小阴旦汤、大阴旦汤，在《伤寒论》里面就没有，我们只看到黄芩汤和小柴胡汤，这两个药方，其实就是《辅行诀》里的小阴旦汤和大阴旦汤。《伤寒论》里有阳旦汤，实际上就是桂枝汤，是小阳旦汤，黄芪建中汤是大阳旦汤。可以推测，仲师写书的时候，肯定是看到了相关的资料，只不过他为了服务于《伤寒论》的写作，重新进行了整理。还有一种情况，比如青龙汤，在《伤寒论》里，仲师也用了"青龙"来做方名，但在《辅行诀》里，小青龙是麻黄汤，大青龙才是我们现在熟悉的《伤寒论》里的小青龙汤，在这里仲师沿用了名字，但是方子内容改了。大家可以参考下面的对照表格。

《辅行诀》	《伤寒论》	《辅行诀》	《伤寒论》
小阴旦汤	黄芩汤	大阳旦汤	黄芪建中汤
大阴旦汤	小柴胡汤	小青龙汤	麻黄汤
小阳旦汤	桂枝汤	大青龙汤	小青龙汤

再比如说我们都知道的泻肝和泻心的方子，心火旺的时候，咱们要泻心，用的是《辅行决》的小泻心汤，仲师直接就写栀子豉汤了。这些是《伤寒论》里的变化，《伤寒论》并没有按照以往五脏虚实补泻的体例来写，那补心的药方，就放到了《金匮要略》里，就是瓜蒌薤白白酒汤。这样的变动是为了服务于他的六经辨证体系，所以把这些药方的次序做了改变。

从临床实践来说，这种改变是必要的。我们可以从中医发展史来看，从《黄帝内经》开始，到《神农本草经》，后来又有了伊尹的《汤液经法》，即《辅行诀》的前身，最后发展成熟到《伤寒论》，是这样一个进程。到《伤寒论》，终于出现了六经辨证系统，它是中医临床的一个巅峰。自从出现了六经辨证体系，我们中医的临床水平，就产生了一个飞跃。这也是为什么《辅行诀》这本书差点就失传了的一个原因，要不是因缘巧合被保护下来的话，我们现在都没有机会看到这本书了。但是我们一直到现在，历朝历代，都能看到《伤寒论》，这就从两千多年的历史发展证明《伤寒论》所创立的六经辨证体系的临床实用价值，是远超于《辅行诀》这样的脏腑辨证体系的。

现在，我们从理论上理清了**肝胆虚实寒热**的用药。但是真正要临床实践，如果只是按照简单的肝胆的虚实寒热来进行判断、组合治疗，是不符合临床实际的。因为我们前面提到了，临床实践的发展，巅峰是六经辨证体系。所以五脏六腑的虚实寒热必须要转化为服务于六经辨证。脏腑辨证是在六经辨证之下，而不是在六经辨证之上，或者是并列的地位。为什么这么说呢？咱们简单举一个例子，这次的思考题里，比如补肝的用方，在《辅行诀》里，用的是桂枝、干姜、五味子，那很多医生看到了这个，也看了《伤寒论》，给出的方子，就是当归四逆汤，也是辛酸化甘的。我在这次答案评判的时候，如果您是回答当归四逆汤，就算这题答对了。因为从《辅行诀》的角度来说，这个答案是绝对正确的。哪怕你答到了桂枝汤，也是正确的。因为在脏腑层次上来说，这种答案是完全正确的。但是，如果我们从临床治疗效果的角度来判定，真的到了六经系统里，就是到了太阳、阳明、少阳、太阴、少阴、厥阴这六经的层次，当我们谈到肝虚寒的时候，如果光是使用当归四逆汤或者桂枝汤来进行治疗，就远远不够了，治疗效果一定是不满意的。那有部分医生呢，他们已经从六经的角度来考虑这个问题了，这是非常好的，说明他们已经脱离开了理论上从脏腑角度来思考治疗的这个思路，更贴近临床实践了。实际上，补肝归属于六经辨证里的厥阴病，真正补肝的药方就是**乌梅丸**。在《脉解伤寒》里，我们也详细分析了乌梅丸的组方，它是一个大的辛酸化甘的药方，在乌梅这个酸味药的统领下，用辛味药来补五脏：本脏的肝用的是桂枝来补；心是用花椒来补；脾是用干姜来补；肺是用细辛来补；肾的话，用的是附子。这是一组补五脏的辛药统在乌梅下的一个辛酸化甘的方子，所以这个药方补肝的力量，是超强的，它远超于桂枝和五味子，桂枝和干姜、五味子，或者是桂枝山茱萸这些组合的补肝的作用。我们如果从六经的角度再去看肝胆虚实，治疗的时候，思路和药方的取舍就会是另外一组答案。这主要还是看你的思维停留在哪一个维度上，如果单纯停留在脏腑的维度上看，那么大家的答案就算是正确的。补肝用当归四逆汤，泻肝就是枳实芍药散或者用四逆散，这个答案都是可以的。但是如果到了六经的这个维度上，补肝的话，那就一定脱离不开乌梅丸，是以厥阴病为主的。那泻肝的话，或者泻胆，它就归属在少阳病的层次，治疗就脱离不开柴胡剂或者是泻心汤剂。

我们大家现在聚在一起，想要学习的是什么呢？我们共同的目标是要学习在临床中行之有效的知识。可以说，我们是在探讨临床应用，那就不能脱离开六经辨证，这是仲师帮我们建立的框架，是在临床中最贴近实际情况、最实用的部分。当我们从这个角度再重新思考这次讲座提出的几个问题的时候，是不是答案就会不一样了？这些问题的来源是《脉经》，但是《脉经》体系，还停留在脏腑的虚实寒热层面上。从六经辨证体系来思考，是不一样的。谈到肝虚就是用乌梅丸；肝实就是少阳证，是泻心汤证。是在厥阴、少阳这两个体系里边。再比如说，有的医生还在纠结于温胆汤的使用，什么时候可以用啊？如果你还在纠结这个问题，就说明你的思维还在脏腑系统里。我的建议就是，把你的精力和时间，放到六经系统里去，对你临床的帮助，会远远大于你在脏腑系统里使的力。

上面就是今天这次讲座的理论阐述部分。总结一下，这次的提问来源于脏腑辨证系统。在中医临床发展中，脏腑辨证是早于六经辨证体系就产生了的。脏腑虚实辨证用药的体系一直流传到现在。但是，它的临床使用效果并不是最好的。仲师在《伤寒论》里创建的六经辨证体系，实用性和临床治疗效果是远超于脏腑用药体系的。虽然是远超，但是它是建立在脏腑辨证用药体系上的。因此，了解和熟悉脏腑用药体系，有助于我们对六经辨证体系的学习、理解和临床应用。希望大家讲座后花点时间，用这样的思维方式重新再来回顾各位医生的思考答案，进一步深入学习。大家的资料整理非常好，有的医生博览群书，回答的时候引用了很多资料，为什么会有这么多的资料？就是因为中医发展史上有很多的流派。有的医生在回答的时候选择了很多时方，比如泻青丸、蒿芩清胆汤、化肝煎，这些都是后世的方子。这些方子再怎么变化，也脱离不开脏腑用药或者六经辨证这两个体系，只不过是不同流派的发展结果而已。通过上面的讲解，大家重新从六经辨证系统的角度去看待这些问题，从中去获取对临床有价值的部分。但是有一点大家是必须清晰的，就是一定要知道哪个是主哪个是次：**六经系统是主，五脏六腑系统是次**。

在这里还要强调一个问题，就是吴茱萸的使用。吴茱萸是一味非常犀利的药，看了大家的思考回答，发现在吴茱萸的使用上比较混乱。那么到底应该在什么情况下使用它？比如在当归四逆汤的文献里记载，"内有久寒者"加生姜和吴茱萸。这句话一出来，就引发了后世很多人把吴茱萸这个药用来补肝了。这个药在少阴病里出现了，在厥阴病里也出现了，在阳明病篇里也提到了，那吴茱萸到底是补肝、补胃、还是补肾？关于吴茱萸的使用，我已经在《脉解伤寒》里详细论述过了，大家可以去阅读参考。在临床使用的时候，一定注意不能乱，乱了就会出错。临床上补肝的话，从六经体系来说，就是厥阴病用方乌梅丸，主方就是乌梅丸。像当归四逆汤这样的药方，真的想要有满意的疗效，是要靠边儿站的，它不是主方。吴茱萸汤是阳明病胃虚寒的主方，选用它来补肝也是不对的。大家必须从理论上理清楚，不能乱，一乱，临床疗效就出不来了。

下面再给大家讲几个病案，我们来一起看看，在临床治疗的时候，怎么使用我们学习到的理论知识。

医案一，是一位直肠癌术后患者，大家看看他的脉诊结果：

2022 年 4 月 18 日

主诉主证及其他：大便潜血 5 年，2021 年发现直肠肿瘤直径 5cm，手术切除，术后口服卡培他滨（Capecitabine），3 周后出现呕吐、腹泻、腹痛，入院检查为横结肠出血，遂停化疗药。大便时干时稀，肩痛，舌淡红，苔薄白。

脉诊结果	左外	左内	右内	右外
整手脉	弦细		革紧	
寸	弦沉紧	弦	弦洪	革
关	革	弦洪	弦洪	革
尺	弦	弦	紧	洪

脉诊结果分析：

◎主要的脉是弦脉，左边是弦细脉，右边是革紧脉。那到底这种弦是阴弦还是阳弦呢？我们知道出现革脉的话，就是阴弦脉。那我们看关脉是革脉，就可以判定这是一个阴弦脉。阴弦脉代表肝虚寒，那这位患者就是一个厥阴病的范畴，需要在厥阴病的范畴里来做下一步的考虑。

◎左寸脉出现了沉紧脉；右边的总脉里也有紧脉，这就提示了患者有伤寒，就是太阳伤寒病。所以我们诊断这位患者是在厥阴病基础上的太阳病，就是**厥阴太阳合病**。

◎肝脉是革脉，代表虚寒；胆脉弦洪，代表热；同时大肠脉和脾脉都是洪脉，表示有阳明之热。综上所述，就是说患者有阳明病的病机。

◎肺脉是革脉，代表虚。

◎胃脉是革脉，也表示有虚寒。

综合分析整个脉象结果，最终我们就得出患者的整体病机是：厥阴病基础上的一个太阳伤寒合病，同时又有阳明内热和胃虚寒，是这样的一个复杂病机。这个病机导致了患者的什么疾病呢？就是西医确诊的直肠癌。那我们用什么处方来进行治疗呢？

◎既然他是厥阴病，厥阴病的主方就是乌梅丸，但是这里使用乌梅丸的话，我们需要看到他有脾热，我们用乌梅丸的时候就要去掉干姜；

◎胃是虚寒的，我们需要合用吴茱萸汤；

◎有太阳伤寒，既有外寒又有阳明内热，我们可以选用含有麻黄加生石膏这样配伍的处方。这位患者还有肩痛，就是有关节疼痛的症状，没有其他比如咳嗽之类的症状，所以我们就可以据此选用越婢汤。

最终这位患者的处方就是：**乌梅丸去干姜合吴茱萸汤合越婢汤**。

医案二：

主诉主证及其他： 咳嗽咽痒，右手示指、拇指痛，痰黄时有血。 既往病史：肝囊肿，肺结节。			2022 年 4 月 13 日 目前症见：右示指痛减少，咳减。	
脉诊结果	左外	左内	右内	右外
整手脉	浮弦紧		弦紧	
寸	紧实	浮弦紧	沉弦紧	洪
关	革	洪	革	浮弦
尺	革	浮紧	浮紧	革

脉诊结果分析：

◎左脉浮弦紧，右脉弦紧。我们要判断，是什么弦。大家看左边的关脉是革脉，右边的关内脾脉也是革脉，所以可以判断它是阴弦脉。这也是厥阴病基础上的太阳伤寒病。

◎胃脉是浮弦脉，又出现了胃虚寒；肺脉和胆脉都有洪脉，说明有阳明内热；心脉是实脉。

因此该患者的病机就比较复杂：他是厥阴病基础上的太阳伤寒病，同时又有阳明内热，还有胃虚寒。

看到这里，我们又回到刚刚在理论部分讨论的问题，就是如果只是从脏腑角度来考虑的话，比如说肝寒胆热，肝寒用小补肝汤，洪脉胆热，用千里流水汤，这就是从脏腑辨证角度考虑的选方处理。然后再看，脾脉是革脉，选用了理中汤；胃脉虚寒，选用了吴茱萸汤；心脉是实脉，选用了栀子豉汤；肺脉有热，选用泻肺汤。那这样的组方就是基于脏腑辨证系统的一种治疗组合。

我们现在用六经体系来分析：患者是在厥阴病基础上的太阳伤寒。厥阴病我们选乌梅丸进行治疗；胃虚寒，合吴茱萸汤；太阳伤寒，这个不在脏腑辨证体系里边，我们选用麻黄汤系列；还有阳明内热，也要考虑到。所以我们如果依据的是六经辨证系统，可以选用的药方就是：既可以治疗太阳伤寒，又可以治疗阳明内热的处方。这位患者的脾脉是革脉，说明还有脾虚。所以综合考虑下，我们就可以选择**小青龙汤加石膏方**来进行治疗。因为他有脾寒，外寒内饮，我们最后总的处方用的就是：**乌梅丸合吴茱萸汤合小青龙汤加生石膏**。当然如果要同时考虑他心脏的情况，可以再加上栀子豉汤。那这样一个全方位的、六经系统兼顾的处方，它的治疗效果和从脏腑辨证系统出发组合开出的处方来比较，高下就立现了。这样的处方用下去，患者的反馈往往都是很快就有了脱胎换骨的感觉。

医案三：

主诉主证及其他： 颈肩痛，目干口干，消瘦，舌深红胖大，苔薄白。 既往有青光眼，白细胞减少。			2022 年 4 月 23 日 目前症见：头痛，眼痛，夜晚舌干。	
脉诊结果	左外	左内	右内	右外
整手脉	弦沉紧		弦	
寸	弦沉紧	弦沉紧	弦浮紧	弦紧
关	弦	弦洪	弦	弦
尺	弦	弦	涩	浮弦

脉诊结果分析：

◎左手脉是弦沉紧，右手脉是弦；再看他的关脉，也是弦；胆脉是弦洪脉。所以这位患者呢，是阳弦脉。我在表上没写，手感是阳弦脉，非常明显。所以这个人就不是厥阴病，他是少阳病。我们知道少阳病的主方就是柴胡汤或者泻心汤。那柴胡汤和麻黄汤的使用，是有顺序的，如果太阳病没有解，是不能用柴胡剂的。这个内外的问题，柴胡麻黄的使用顺序问题，在《脉解伤寒》里有详细论述。我在临床也反复实践过不同的顺序和组合，结论是一定要有次序，要先表后里，才能取得最好的疗效（**请注意，该结论是在应用传统脉诊 1.0 版诊断体系时得出的结论**）。柴胡，也是属于泄的药，当患者有太阳伤寒的时候，如果过早使用了柴胡，会引邪入里。这种时候，我们可以选择小青龙汤加黄芩汤；患者有阳明热再加上生石膏，胃虚寒，加吴茱萸汤。这样最后的治疗处方就出来了。这个医案里的患者不在厥阴病的范畴里，他在少阳病的范畴里。这个时候我们要注意，如果有太阳伤寒的话，需要先表后里来进行处理，先用麻黄剂，同时要兼顾少阳之热。

医案四：

2022 年 3 月 21 日 主诉主证及其他： 心悸，心率不稳定，从 85 次 /min 递减到 65 次 /min，干咳无痰，舌深红稍胖大。 既往病史：肚脐、耳后痒，花粉症。				
脉诊结果	左外	左内	右内	右外
整手脉	细弦		细弦	
寸	弦涩	弦	弦	弦
关	弦	弦浮	弦浮	弦
尺	弦	弦	弦	弦

脉诊结果分析：

◎整手脉是细弦脉，也是阳弦。但这是一个单纯的少阳证。他的肝胆有实热，是柴胡证。那柴胡证我们要再详细看他的脾脉，他的脾脉是浮弦脉，是虚的；胃脉是弦脉，那患者就是胃有虚寒之象的脉象。这样的情况，我们的用方就是柴胡桂枝干姜汤合吴茱萸汤。从这个角度去调理就可以了。

大家看，如果医生从六经辨证系统角度入手进行治疗的话，复杂问题就变得比较简单了。如果从脏腑角度去考虑问题，就会非常复杂，而且还会出现不同程度的遗漏。

医案五：

主诉主证及其他： 小便涩痛反复发作，舌淡红边青，苔薄白。			2022 年 4 月 16 日 目前症见：头痛减少，小便热减少，腹痛减少，腰痛。	
脉诊结果	左外	左内	右内	右外
整手脉	浮紧		浮紧	
寸	浮紧	浮	浮紧	沉紧
关	浮弦	洪	紧洪	浮弦
尺	弦	涩	浮紧	常脉

脉诊结果分析：

◎整手脉，左脉是浮紧，说明有太阳伤寒。

◎胆和脾脉是洪脉，说明有阳明经热。

左手关脉是浮弦脉，右手关脉也是浮弦脉，这个时候指下要细致感受这两个脉象，都是浮弦，但是左手的关脉是浮弦有力的，代表肝并不虚；右手的关脉是浮弦无力的，代表有虚寒。这个患者的主诉是小便涩痛，反复发作，西医诊断为尿路感染，进行过多次抗生素治疗。吃药的时候好一些，但是很快就会再发作，一直没有办法治愈。这就是我们常说的慢性泌尿系统感染。像这样的患者，如果不从脉象分析，我们中医通常就会用清热解毒药来治疗，车前草、金钱草什么的。这样治疗，可能也会有一定的疗效，但是和用抗生素的效果是差不多的，甚至还没有抗生素的效果好，病情都会反复，不可能彻底解决问题。通过详细分析他的脉诊结果，我们诊断他是外寒内热的伤寒病。这位患者的肝是不虚的，胆有热，但是要注意，在这里，他的胆热，就不能用我们上面理论部分讨论过的胆热的处方来进行治疗，因为他是阳明经热。我们说过，胆也是属于胃家的，所以这里的胆热，用黄芩来处理，效果就不会好，这里是阳明热，要用生石膏来清热，效果就会很好。所以这位患者总的病机就是：伤寒，外寒内热，脾实热，胃虚寒。症状上除了小便涩痛，没有其他的不适。我们就可以选**越婢汤或者桂枝二越婢一汤都可以，合上吴茱萸汤。**

通过这个案例的分析，我们就能进一步体会到，疾病用六经辨证体系分析，用药就会更加精准，疗效也会远超于脏腑辨证系统指导下的用药用方结果。

以上这几个医案，我都是单纯从脉诊角度出发，来给大家分析治疗思路和用方的，并没有结合临床症状，治疗的效果都非常好。希望大家通过这些医案去体会脏腑辨证和六经辨证的区别。可能一开始大家和我当初一样，做不到这么精细，但是通过努力，顺着这个思路不断练习，就可以精确地诊断和治疗了。

在大家提交的思考题答案中，还有一个普遍的问题，就是**虚寒**、**实寒**的问题。大家对于虚寒和实寒，在概念上就有不清楚的地方。谈到"虚寒"，就认为是"因虚致寒"。比如说有医生用乌头汤来治疗所谓的"实寒"，这其实是不对的。乌头怎么会治疗实寒呢？那什么叫"实寒"呢？这个问题我当初在读书的时候也很疑惑。《辅行诀》里，用四逆汤来泻脾的实寒。但是四逆汤是补虚的，它怎么就可以用来泄实寒呢？这其实就是概念不清的地方，说明《辅行诀》在流传的时候，因为时间太过久远，也是有可能发生错误的。

"因虚致寒"叫虚寒。那么"实寒"又是什么？其实就是"太阳伤寒"。比如在医案五中，患者病于太阳伤寒，他的症状是小便涩痛。小便是什么？小便在中医里面是属于膀胱经的，膀胱经就是太阳经，对不对？所以他的寒就是"实寒"。再比如在厥阴病基础上发生的太阳伤寒，那就既有虚寒，又有实寒。**虚寒**、**实寒**，要这么来理解，才能指导临床正确用药。大家不要把概念搞混淆了，一旦混淆，临床的用药就会出问题。

下面就部分医生提出的几个问题进行解答。

1. 为什么没有"肝热胆寒"？是不是因为：胆为腑属阳偏实，肝为脏属阴偏虚，则肝虚胆实易见，肝实胆虚难觅？

在思考问题里，我专门加了一个"肝寒胆热"，那大家马上就会想：有没有"肝热胆寒"？实际上我就在等着大家提出这个问题呢。大家去探讨问题的时候，一定要从临床的角度出发，什么情况下会出现"肝热胆寒"？为什么我没有把这个可能列在问题里？**"肝热胆寒"，临床里确实是没有的。**但是肝不虚，同时伴有胆寒是有可能的。就是说这个人肝不虚的时候，同时出现了胆寒，这是完全有可能的。那是在什么情况下出现呢？这个胆寒，既可以是虚寒，也可以是实寒。虚寒，就是在肝不虚的情况下，出现了胆脉比如说浮弦无力的脉象，同时还有其他代表胆寒的脉象，这个就是**温胆汤证**。

也可以是实寒，就是我们刚才说在肝不虚的时候，患者合并了一个太阳伤寒，这个时候也可以出现胆的实寒。那这种情况就属于肝不虚的胆寒证。所以我们在讨论病机的时候，要从临床角度出发去讨论，而不是去做字面上的排列组合。在临床中，患者的脉象呈现出什么，代表了什么病机，那我们就去探讨这些病机。实际上，大家之所以会问出这样的问题，就是因为大家还停留在脏腑辨证系统里。如果从六经辨证系统去思考的话，是不会有这样的问题的。

2. 如果患者左手为反关脉，无法从脉上判断肝胆，舌象及其他望诊需要注意什么？

反关脉确实是会影响判断的。我不但碰到过反关脉象，而且现在临床上有这样一类患者，他们做过冠状动脉搭桥术，还有的患者为了做透析，会直接把桡动脉给破坏了。这个时候，只能从其他角度去判断了。这就是我们依靠脉诊诊断碰到的不利条件，当然也有办法解决。不过从目前大家掌握的方法出发，确实是没有办法的，只能找其他的手段来进行判断。实际上，就是因为古人把寸口脉和全身的五脏六腑做了一个对应，如果寸口脉被破坏，我们就只能从其他的脉管上来判断了。因为任何一条动脉，都能反映出一个基本相似的临床信息。只不过那就会是一个比较粗的判断，比如说总脉的判断。有的患者因为冠状动脉搭桥，左手的整个动脉都被拿掉了，那就可以用他左手的肱动脉来做诊断。因为肱动脉是可以摸得到的，我去摸它的整体的脉质，据此给出一个粗略的判断。同时他右手还有寸口脉的，我们还可以在右手的总脉上做出诊断。当然还有其他办法，我们以后再说。

3. 桂枝甘草龙骨牡蛎汤治疗的是什么病机和主证？

温胆汤治疗的是患者有精神症状，恐惧，比较胆怯犹疑这样的情况。桂枝甘草龙骨牡蛎汤，也是有镇惊安神的作用的。所以在"胆虚寒"的时候，有的医生也用这个方子来进行治疗。实际上是从临床症状的相似性这个角度去这样用的。那从临床药物的归经来说，在《伤寒论》里，仲师是这样论述的："治发汗过多，其人叉手自冒心，心下悸，欲得按者，桂枝甘草汤主之。"桂枝甘草龙骨牡蛎汤，是用于温针以后出现的精神症状的治疗。所以这个方子，实际上仲师的用法是在知道心阳受损以后引起的"心虚"症状的时候的治疗。我们说这个人"心虚"，是因为出现了神志的异常，选用的是桂枝甘草龙骨牡蛎汤，用来补心。但大家要注意了，这个"补心"，不要和咱们探讨过的那几个补心的情况混淆了。这是补心阳的，是《伤寒论》里探讨的一个病机。当然了，如果是从脏腑别通的角度来说，这个方子是用来治胆的，这也是可以的。因为我们知道心和胆是别通的。但是大家要知道，它不是正方。桂枝甘草龙骨牡蛎汤，这个方子真正治的"心"，是在心阳上。大家看温胆汤，它用的是半夏，是治疗有痰内结的情况。

通过这次讲座，希望大家能了解处方的来源和从脏腑体系向六经体系的演化过程。比如说治疗肝虚寒的大、小补肝汤到乌梅丸，大家看，这个变化是不是很大。我希望通过这个过程为大家带入一个思考：思考六经辨证体系的重要性。

我们都是临床医生，我们关注的是临床效果，是什么更好用更有效。对于中医临床医生来说，最重要的就是六经辨证系统的发展。《伤寒论》的六经辨证体系是最重要的，一直到目前为止还是最重要的。而在伤寒六经辨证体系里，最重要的又是伤寒，就是太阳伤寒。

今天的讲座，就以这句话来结尾，这个结尾是我多年来临床实践的真实体会。我相信大家在临床中也会逐步体会到的，就是：**中医临床最重要的是六经辨证，而六经辨证，最重要的是太阳伤寒。所以仲师的书叫《伤寒论》。**

从一例新型冠状病毒感染重症医案谈起
——警惕无处不在的少阴病

2021 年 6 月 7 日

在上一次讲座里我们详细讨论了关于真正的"脾胃论"也就是《伤寒论》里的脾胃论的相关理论和实践应用内容，大家经过这样的一次学习和互动讨论，相信对于真正的脾胃论，脾胃的各种情况的治疗用方以及灵活的加减已经有了一些新的认识。希望大家把这样的理论学习应用到临床中去，不断地进行实践，真正掌握以后变成自己的东西。

本次讲座就**"少阴病"**这个临床中更重要的课题进行讨论。上次说"脾胃是后天之本"，今天讲的"少阴病"跟我们的"先天之本"——肾是密切相关的，是在我们人体最重要的一个层面上来进行探讨。可以说，这部分的内容重要到只有真正掌握了少阴病层面的知识，才能成为合格的中医师。下边我们先看一个病例：

病史资料：

患者，男，62 岁，长期找我看诊服用中药调理。

◎ 4 月 15 日开始发病，干咳明显，少痰，体温 38.5℃，浑身无力，身痛，血氧饱和度 92%。16 日晚、17 日早各有 1 次腹泻；咳嗽严重时自觉恶心想吐，但吐不出来。核酸检测确诊为新型冠状病毒感染。

◎ 4 月 17 日

体温 38.6℃，血氧饱和度 92%，服用中药后稍感舒服，可以入睡。凌晨 2:30，体温 38.5℃，浑身疼痛，又服用一次中药后入睡。5:40，体温 38.5℃，自行服用对乙酰氨基酚（泰诺林）1 000mg。9:00，体温 37.7℃。

◎ 4 月 18 日

体温 39.5℃，咳嗽减少，浑身疼痛减轻，腰酸，大腿后侧肌肉酸，大便 1 次，非常疲劳。

◎ 4 月 19 日

早上体温 38.4℃，血氧饱和度 92%，腹泻 1 次，极度疲劳。17:00 左右和半夜发热，体温 39.2℃，血氧饱和度徘徊在 90% 左右，小便正常，大便 2 次，第一次稍成形，第二次腹泻。服中药 4 次，服药后不适感减轻，但高热不退，故自行加服对乙酰氨基酚（泰诺林）1 000mg。

◎ 4 月 20 日

10:50　口服对乙酰氨基酚（泰诺林）1 000mg，体温 38.5℃，腹泻 3 次，量不多，咳嗽有痰，量不多。

14:00　服第二次中药。

14:40　感觉寒冷感从骨内向外发散。

15:40　体温 39.2℃，血氧饱和度 92%。仍感觉寒冷感从骨内向外发散，而且从早上 10:00 服用对乙酰氨基酚（泰诺林）后还未到 5 小时，还应该在退烧药的药效以内，但是这次退烧药未如往常一样起效。

18:40pm　服用新调配的中药。

19:30、20:30　体温均为 37.7℃，血氧饱和度 92%/93%，咳嗽变多，痰难咳出，食欲减退，不思饮食，腰酸，腹泻，水样便，量少。

21:00　又觉得寒冷感从骨内向外发散，体温在半小时内从 37.7℃ 升至 39.2℃，血氧饱和度 90%，有气喘出现。

22:05　服用一次中药。

23:15　体温 39.8℃，口服对乙酰氨基酚（泰诺林）1 000mg。

◎ 4 月 21 日

2:45　体温 37.7℃，服用中药。

5:45　体温 39℃，血氧饱和度 90%，干咳，腹泻 2 次。

从 4 月 20 日 22:00 到我诊脉前，共腹泻 5 次，均为水样便，除上述症状外，口苦明显。

17:00　为患者诊脉，调整方药。脉诊结果如下：

脉诊结果	左外	左内	右内	右外
整手脉	弦虚		弦虚	
寸	浮弦	浮弦	浮弦	沉弦
关	弦洪	弦洪	虚弦	虚弦
尺	虚弦	虚弦	虚弦	虚弦

20:00 口服对乙酰氨基酚（泰诺林）1 000mg。

21:00 体温37.8℃。

22:00 体温38.3℃，头痛，口服对乙酰氨基酚（泰诺林）1 000mg。

22:15 腹泻。

◎ 4月22日

0:30 服用调整后的新中药方。

2:00 体温39.2℃，咳嗽明显，气急，口服对乙酰氨基酚（泰诺林）1 000mg。

9:30 体温38.5℃，血氧饱和度83%。由于血氧饱和度持续降低、气喘明显，建议患者急诊就医，于下午收住院。予吸氧、激素和抗生素治疗、口服对乙酰氨基酚（泰诺林），傍晚开始服用大剂量真武汤。

23:00 无发热，未腹泻，口服对乙酰氨基酚（泰诺林）及4粒未知西药。

◎ 4月23日

1:45 全身汗出。

6:45 突发连续剧烈咳嗽，持续2~3分钟，排出黄痰，在吸氧情况下血氧饱和度下降至90%，后自行恢复到95%。

之后患者病情逐步稳定，后续情况省略，出院时新型冠状病毒核酸检测转阴。以上为该患者新型冠状病毒感染期间的详细病情记录。

这是一位接诊时确诊新型冠状病毒感染的患者，因为诊所还有接诊其他患者，这类患者一般通过电话和微信发来症状和舌片，我再进行远程诊疗。治疗上都是首先给予"麻黄升麻汤"加减。麻黄升麻汤加减治疗新型冠状病毒感染效果很好，成功率较高，根据不同患者的具体情况在该方上加减治疗，服后需时长短不等，基本都可以退烧，诸证缓解，继而病毒检测转阴。唯独这个患者很特别，服用麻黄升麻汤后有一定的效果，但病情却逐渐加重，不仅发热未退，反而出现了持续高热，且体温逐渐升高，甚至经常高达39.5℃以上。患者有一个小型血氧检测仪，自测血氧饱和度徘徊在90%。患者和家属对于病情比较紧张，除服中药外，只要发现体温升高，就自行加服对乙酰氨基酚（泰诺林）。

患者的主证是发热，同时伴有进行性加重的咳嗽和腹泻，一开始腹泻不明显，后来就越来越频繁，还有血氧饱和度逐渐降低。4月20日，患者的发热情况出现了变化，之前发热时一直感觉身体表面发冷，这一天开始感觉高热时寒冷感从骨内向外发散。至此，我一直是远程诊疗的，没有脉诊，考虑只用麻黄升麻汤已经不能控制病情了，但是要怎么加减方药呢？不能确定。我仔细分析患者之前的治疗过程：4月20日患者食欲减退，我加用了吴茱萸汤，患者服药后体温有所下降，在之前体温达到39℃以上的时间段，降至37.7℃，但是这个体温降低的情况没有维持住，之后又攀升到39℃以上，干咳和腹泻也开始逐渐加重。在这种情况下，我感觉靠远程诊疗已经不能精确判断给出合适的方药了，必须面诊摸脉来判断。

我做了基本的防护，给患者做了详细的脉诊。当时摸脉下来就觉得患者的脉象有点奇怪，诊脉时患者正在发热，体温39℃，但是脉率一点也不快，整体脉象以弦为主，特别是肝脉。而且脉摸上去感觉比较空，有虚脉感，是很典型的《濒湖脉学》中描述的"虚来迟大豁然空"的感觉。此时我担心他是厥阴病，所以进行了仔细的辨别：肝脉和胆脉都不虚，而且是带洪象的，是比较有力的脉象；脾脉和胃脉比较浮弦，都是虚的；肾脉是虚的。从整体脉象上看，患者的后天之本和先天之本都有虚损，但是肝、胆是实的。我又详细询问症状，患者诉除发热、恶寒、腹泻、干咳外，还有明显的口苦。患者的脉象是弦迟脉，已没有紧脉，表明太阳层面的邪气已经没有了，再使用麻黄升麻汤治疗就不对证了。既然在表的太阳病已经解了，是不是到了少阳这一层了呢？虽然整体脉是虚的，但肝脉是弦洪的，应该用和解少阳的方法，于是我在脉诊后去掉麻黄升麻汤，改用柴胡桂枝干姜汤加附子，实际就是柴胡桂枝干姜汤和四逆汤的合方。患者服药后确实退烧了，体温降至37~38.5℃之间，但是到了晚上，又咳嗽、气急厉害起来，血氧饱和度降到约80%。4月22日凌晨2:00，体温又升至39℃以上，于是患者又口服对乙酰氨基酚（泰诺林）1 000mg退烧。因担心血氧饱和度过低有生命危险，于是主动前往医院就诊，被立刻收入院治疗。由于患者长期找我看诊，十分信任我，到了此刻仍然积极配合我的中医治疗。我再次查阅患者的诊疗记录时，突然意识到一个严重的问题——患者已经使用过麻黄剂（麻黄升麻汤加减），通过脉诊已经确定了太阳病已解，也用过了柴胡剂（柴胡桂枝干姜汤和四逆汤的合方），但依然没能阻止病情的恶化，咳嗽和腹泻没有缓解，同时还出现了血氧饱和度持续降低，如果我此刻的诊断是正确的，那么实际上，**患者的病情已经到了少阴病的阶段**。我瞬间警觉，立刻紧张起来。

为什么从患者发病到发热持续 1 周，到症状逐渐加重，我都没有紧张，因为高热 39℃的情况临床中很常见，即使高热是由于新型冠状病毒感染引起的，只要按照中医六经辨证体系诊断，给予正确的中医治疗，慢慢就能退热，疾病就能好转，这一点我是很有把握的。因此，虽然患者高热不退，但病情在可控的范围内，故而我并不紧张。我之所以做这样的判断，在于我认为他罹患的是太阳病，最多发展到少阴病的太少两感阶段。由于他是长期找我看诊的老患者，我很了解他的身体情况，他的脏腑基本功能尚可，并不会发生危险。但是 4 月 22 日早上，当我得知他服用过柴胡剂以后，病情并没有缓解时，就马上意识到疾病已经进展到了少阴病阶段。只要到了少阴病的阶段，情况就会非常危险，如果不能及时给予有效的治疗，患者随时可能在短时间内去世。当我意识到这个情况后，马上与患者家属联系，立刻给予大剂量的真武汤。由于患者当时还伴有腹泻，因此我去掉了真武汤中的生白芍，加了干姜，实际上是真武汤和四逆汤的合方，并嘱患者尽快服用中药。在这种情况下，西医治疗是非常有限的，患者的血氧饱和度很有可能在短时间内迅速下降，便无力回天了。4 月 22 日 18:00 左右，患者服下药汤，当天晚上遍身大汗出，自此以后未再发热，腹泻也停止了，之后逐日好转，直至出院。

他是一个少阴病。其实这是临床中一个比较常见的情况，请看《伤寒论》的条文：

> 太阳病发汗，汗出不解，其人仍发热，心下悸，头眩，身瞤动，振振欲擗地者，真武汤主之。[82]

在该病案中，患者就是这种情况。本来他是一个太阳病，用了发汗治疗，但是治疗以后汗出不解，依然发热。我在没有摸到脉之前，并不能确定他的太阳病已经解了，仍认为太阳病未解，继续给他用发汗的麻黄升麻汤进行治疗，而且患者也在自行加服对乙酰氨基酚（泰诺林）。对乙酰氨基酚的作用实质上也是一种汗法，服后的反应就是大量出汗。可是患者此时已是少阴病，发热是不可能用解表药改善的，只有用温阳的方法才能退热。这就是《伤寒论》第 82 条真武汤在临床上一个很标准的使用方法。

万幸的是我当时及时地辨别出了少阴病，并立刻采取了治疗，患者也没有放弃对我和中医药的信任，遵医嘱及时地服用了药汤，否则后果可能不堪设想。他的血氧饱和度可能在短时间内迅速下降，即《伤寒论》所言"少阴病，六七日，息高者死"，这是一种死证，是非常危急的情况。"息高者死"的原因是什么呢？表面上说是肺气衰竭，相当于西医学的肺衰竭，但中医认为呼吸真正的根在肾，"息高"是肾根脱离的一种表现。若不及时回阳救逆，就会造成"息高者死"的后果，是非常危急的。西医学的心搏骤停、心室颤动等危急情况也属于中医学少阴病范畴。心和肾都属少阴，心为君火，肾为相火，当相火脱根时，心火也会随之脱根，所以心脏的功能也会随之失常。临床中只要判断出患者到了少阴病阶段，病情就非常危急，必须高度警惕，立刻处理。

我给大家写的《脉解伤寒》，重点是在厥阴病，因为《伤寒论》里对厥阴病的论治缺失的东西太多了。但是正如我在书中所说，在临床中，厥阴病其实非常的常见，相应的变化也是非常多的。所以《脉解伤寒》里最主要的侧重点是在厥阴病上。关于厥阴病，还有厥阴病和阳明病的合病、厥阴病和太阳病的合病，这些部分是作为重点来讨论的。我们也知道如果病到厥阴，治疗的处方用药实际已经包含了四逆汤。四逆汤里就有干姜和附子。因此我在书里对少阴病这个部分就没有加以讨论。今天的讲座就是借这个医案想跟大家说明：真正的"少阴病"在临床中非常重要。可以说只要判断出这个患者到了少阴病的阶段，心中的警戒度就需要从一级拉到十级。一级是属于比较安全的范畴，十级就非常危险，需要立刻处理。少阴病患者，处于这个阶段的肾根随时都要脱掉，患者可以在一刻钟之内人就没了，就是这么危急。西医说的心搏骤停，或者室颤，这样危急的情况就属于中医的少阴病范畴。在中医理论里心和肾都属于少阴，一个是君火，一个是相火，当相火脱根的时候，心火也就会随之脱根，因此心脏的功能也会随之失常。在临床上我们经常看到一些患者，诊断是死于心脏病，实际上这是西医的诊断，而中医认为这就是少阴病，是脱阳的一种表现。

再回到这个医案，少阴病的脉诊：

少阴之为病，脉微细，但欲寐也。[281]

少阴病的脉象应是微细的，但本案患者是以虚脉为主的脉象，因此，即使依靠精确的传统脉诊，我也没有马上诊断出少阴病。病情发展到我摸过脉后的第二天，我脉也摸了，太阳、少阳的方药也用过了，依然没有起效。直到入院的时候，患者的症状已经非常典型了，凭借对《伤寒论》的足够熟悉，我幸运地做出了关键的判断，并及时给予了处理。那他为什么会在短短的数天之内就病入少阴了呢？难道新型冠状病毒真的这么厉害？这个我后面会跟大家分析我找到的原因。

这就是我今天想跟大家分享的主题：我虽然强调脉诊，脉诊的重要性也是不言而喻的，脉诊可以让我们对一个人的五脏六腑有一个清晰的认识，把握住临床中各种复杂和复合的病机进行精准全面的中医治疗，这是我们传统脉诊的一大优势，但是我在上一个讲座里跟大家提到《伤寒论》是在证的境界，我们是要进入到"脉"的境界了。我给大家打个比方，钻木取火是"证"的境界，"脉"的境界就相当于用打火机取火。但是我并不是说证不重要，掌握钻木取火的技能也是非常重要的。因为没有打火机的时候，如果掌握钻木取火的技能，还是可以活下去的。所以钻木取火并不是不重要，而是相较脉而言有局限性，也没有那么方便。而这次讲座呢，是延续上一次的讲座，是想通过这个病例跟大家明确一点：学习传统脉诊，学习《脉解伤寒》，一定是在已经掌握了《伤寒论》的以"证"为体系的诊断治疗基础上的进一步的提高。绝对不是说你学习了传统脉诊，通读透彻了《脉解伤寒》，临床治疗效果惊人，能治好很多以前不敢想的疑难杂症，就可以轻视《伤寒论》，轻视"证"，这是不正确的。《伤寒杂病论》，特别是《伤寒论》的六经辨证体系是从临床中总结出来的一个非常宝贵的临床治疗体系，特别是仲师的六经辨证体系，对于临床急症的处理，是非常有效的。如果对其中的任何一个疾病，例如少阴病没有掌握的话，临床就一定会有失手的时候。而且实际上，少阴病在我们临床中是非常常见的，在这次讲座之前，我先请诸位医生把自己的一些关于少阴病的认识，学习体会，临床心得做了一个总结，很感谢大家都做了认真的总结，我已经请夏医生把其中一些有代表性的内容提前给大家发过去了，大家可以互相学习。从这些体会中可以发现很多问题，大家实际上对少阴病的认识，有切身治疗体会的不多。其中有几位医生是有的。我很喜欢把这种有切身感受的临床经验分享给大家，是非常有学习意义的。其中有位医生，他提到的医案里的小朋友就是连续输液以后，烧是退了，但人就是萎靡不振，食欲也差，就是我们说的"但欲寐"了，他就能判断出来是少阴病，果断使用四逆汤转危为安。像这样的病案就是非常有临床价值的。你只要对少阴病有了哪怕一次这样的治疗体会，就会帮助你认识到少阴病的重要性。但是看很多医生的总结就知道，大家还停留在理论层次上，真正在复杂的临床实践中，例如像今天这个医案里的新型冠状病毒感染患者，少阴病已经呈现在眼前了，连我这样对《伤寒论》非常熟悉，也有很多少阴病治疗相关经验的医生，也没有马上诊断出来，差点错失了治疗的机会。因此，今天借这个讲座提出来让大家对少阴病进行重点学习。掌握了少阴病的诊断和治疗，就可以在遇到这样的患者的时候救人于顷刻，帮助患者转危为安，有机会继续接受后续的治疗。是非常重要的一个课题。

下面我们先对少阴病的理论进行一个学习。少阴是手少阴心和足少阴肾，是以心、肾两脏为主的。人身之根在肾，肾又分阴、阳，肾阴和肾阳。少阴病的重点在阳虚，这个是毋庸置疑的，同时《伤寒论》也对肾阴虚做了论述，今天的重点是在阳虚这方面。关于阴虚的部分，我简单地把条文也给大家总结出来了，大家可以自己看一下。

肾阴虚主证及治法：

少阴病，得之二三日以上，心中烦，不得卧，黄连阿胶汤主之。[303]

少阴病，下利，咽痛，胸满，心烦，猪肤汤主之。[310]

少阴病，下利六七日，咳而呕渴，心烦，不得眠者，猪苓汤主之。[319]

少阴病，得之二三日，口燥咽干者，急下之，宜大承气汤。[320]

少阴病，自利清水，色纯青，心下必痛，口干燥者，可下之，宜大承气汤。[321]

少阴病，六七日，腹胀不大便者，急下之，宜大承气汤。[322]

总结：

第 303 条，黄连阿胶汤，治疗心阴不足。

第 310 条，猪肤汤，治疗肾阴不足。

第 319 条，阴虚和水热互结的猪苓汤证。

第 320~322 条，实际上描述的是阳明病，但这是阳明病耗竭肾阴后引起肾阴暴脱的一个少阴病。这种情况治疗时要采用"**急下存阴**"的方法。

以上是对《伤寒论》中有关肾阴虚内容的总结，仅做简单复习，学习的重点是**少阴病的肾阳虚**。

少阴病的提纲证是："少阴之为病，脉微细，但欲寐也。"少阴病的主脉是**微脉和细脉**，是属于比较弱的脉象，诊脉时手指下是一种**脉微欲绝**的感觉。主证是"但欲寐"，这是关于"神"的描述，是神气不足的状态。"心主神明"，少阴与心、肾相关，**"但欲寐"实际上是从神志的角度来判断少阴病的主证之一**。但是，如果我们比对上面提到的少阴病提纲证的条文来看今天医案里的患者，显然无法诊断出他罹患了少阴病，必须对其他相关条文非常的熟悉并有清晰的认识才有机会辨清。下面是我给大家整理出来的相关内容：

肾阳虚主证：

少阴之为病，脉微细，但欲寐也。[281]

少阴病，恶寒，身蜷而利，手足逆冷者，不治。[295]

少阴病，吐利，躁烦，四逆者死。[296]

少阴病，下利止而头眩，时时自冒者死。[297]

少阴病，四逆，恶寒而身蜷，脉不至，不烦而躁者死。[298]

少阴病，六七日，息高者死。[299]

伤寒发热，下利，厥逆，躁不得卧者，死。[344]

伤寒发热，下利至甚，厥不止者，死。[345]

伤寒六七日不利，便发热而利，其人汗出不止者，死，有阴无阳故也。[346]

发热而厥，七日下利者，为难治。[348]

大汗出，热不去，内拘急，四肢疼，又下利，厥逆而恶寒者，四逆汤主之。[352]

大汗，若大下利而厥冷者，四逆汤主之。[353]

吐利汗出，发热恶寒，四肢拘急，手足厥冷者，四逆汤主之。[387]

既吐且利，小便复利而大汗出，下利清谷，内寒外热，脉微欲绝者，四逆汤主之。[388]

下之后，复发汗，昼日烦躁不得眠，夜而安静，不呕，不渴，无表证，脉沉微，身无大热者，干姜附子汤主之。[61]

发汗若下之，病仍不解，烦躁者，茯苓四逆汤主之。[69]

太阳病发汗，汗出不解，其人仍发热，心下悸，头眩，身眴动，振振欲擗地者，真武汤主之。[82]

上面这些条文里记载的内容，就是《伤寒论》里关于少阴病各个主证的一个全面的呈现。现在我们大家一起来一条一条地复习一下。因为这些内容实在是太重要了，所以作为临床医生的我们一定要非常熟悉。也只有非常熟悉，以后再在临床治疗中碰到少阴病的时候，才能马上反应过来。作为医生，心中的警戒程度才能从一级立刻拉满到十级。到了这些症状描述的地步，病情已经非常危急，必须马上进行处理，否则就会错过治疗的时机，等到想起来用少阴病的药方来救治的时候已经错过了最后的机会，从而发生不可挽回的严重后果。

少阴病，恶寒，身蜷而利，手足逆冷者，不治。[295]

这里记述的少阴病患者的脉象就是**脉微细，但欲寐。恶寒，身蜷而利，手足逆冷者不治**。患者主观上是怕冷身蜷，"**身蜷**"也是一种恶寒的表现。然后有**下利、手足逆冷**。大家一定要记住这几个非常重要的症状。

少阴病，吐利，躁烦，四逆者死。[296]

这一条，多出来一个症状，除了下利以外，有吐，就是**既吐又泻**，还加上**躁烦**，躁烦也是反映人体的一个精神状态的症状，实际上就是一种烦躁。这种烦躁从西医角度来诊断，有时候会认为患者是一个精神失常的状态，什么原因，不清楚。那从中医的角度来解释就是患者内在处于一个阴阳分离的状态，外在表现上就出现一个非常烦躁的状况。还有一个症状是什么呢？"四逆者死"，四逆就是**手足厥冷**。

少阴病，下利止而头眩，时时自冒者死。[297]

患者不再腹泻了，但**头总是晕的**。"**时时自冒**"也是少阴病的一个症状。

少阴病，四逆，恶寒而身蜷，脉不至，不烦而躁者死。[298]

本条首先描述了"恶寒"这一主观感觉，接着谈及脉象，"**脉不至**"是什么意思呢？摸不到脉了，然后描述为"**不烦而躁**"，这又是一个关于神志的症状。综上所述，这一条的症状是**手足厥冷、怕冷、摸不到脉、烦躁**。

少阴病，六七日，息高者死。[299]

"息高者死"在临床上的表现是什么样子的呢？我们在今天的医案记录里有提到过，就是患者感觉吸气吸不进身体，吸不到底、气短的这样一个症状。临床医生常常会碰到这样的一类症状。在不严重的时候，患者会跟医生说："大夫，我吸气老是吸不到肚子里，感觉呼吸浅，不舒服。"这其实就是这种"息高者死"的初期症状。这次的很多新型冠状病毒感染患者，根据公开的医学报告可以看到，患者经常出现的一个症状就是血氧饱和度骤降，再怎么开大氧气供给量给患者供氧也不起作用，血氧指数上不去。其中真正的原因，从我们中医的角度看，就是患者的肾不工作了，气吸不下去，导致患者的肺根脱了。这个就是"息高者死"的临床表现。

上述条文是记载在少阴病篇里的，以下条文仲师是在厥阴病篇里提出来的，但实际上是关于少阴病的。

伤寒发热，下利，厥逆，躁不得卧者，死。[344]

伤寒发热，就是发烧，腹泻，手足厥冷，躁不得卧者，死。这一条的病症记录与本案患者的情况非常相似。既有发热又有下利，当时我摸了患者的手足并不觉得冷，"躁不得卧"这个症状患者没有提，但是有表述因为发热不适辗转不安，不得安眠。

伤寒发热，下利至甚，厥不止者，死。[345]

罗列上述条文的目的在于帮助大家认清少阴病"**死证**"。出现上述情况时，提示患者病情非常危急，随时有生命危险。请务必谨记少阴病死证——**发热，下利，手足厥冷**。

伤寒六七日不利，便发热而利，其人汗出不止者，死，有阴无阳故也。[346]

在这一条里，仲师提到另外一组症状，**除了发热下利，还有汗出不止**。患者的体液丢失非常厉害：**又发烧、又腹泻、又汗出不止，有的还加上呕吐、出血**等等，都是体液丢失的表现。碰到这种情况西医怎么处理呢？西医会进行对症治疗：退烧、补液、止血。我们今天学习到这里，心里就有个初步的概念，这时候的西医静脉输注效果微乎其微，患者很难逃脱死亡的命运。稍后会给大家分享一个相关病例。

发热而厥，七日下利者，为难治。[348]

发热、厥、下利并见，这个情况是难治的。

大汗出，热不去，内拘急，四肢疼，又下利，厥逆而恶寒者，四逆汤主之。[352]

之前条文中描述的那些情况该怎么治疗呢？在第352条里，仲师给出了治法：**大汗出，热不去，内拘急，四肢疼，又下利，厥逆而恶寒者，四逆汤主之**。在这一条的描述中，少阴病的主证就包括得比较全面了，**出大汗、汗出热不退、肚子不舒服、四肢疼、手足厥冷且怕冷**。应该怎么治疗呢？**四逆汤主之**。

大汗，若大下利而厥冷者，四逆汤主之。[353]

这一条与上一条内容相近。

上面这几条条文对于少阴病的症状描述得就比较全面：**上吐、下利，又汗出，然后又有发烧不退，怕冷，四肢及手足厥冷。治疗上就是四逆汤主之**。大家一定要对这几个条文非常熟悉。

既吐且利，小便复利而大汗出，下利清谷，内寒外热，脉微欲绝者，四逆汤主之。[388]

这一条，除了吐、利，又多了一条症状：**小便复利**，小便也多。这就是前面提到的患者的体液在从不同渠道大量地丢失。在这样的情况下，患者体液丢失非常严重，上面是吐，下面是不停地小便，身上还在出大汗。原因就是患者体内的阳气已经不能收摄津液，这个时候人的阳气就要脱绝了，情况非常的危急。治疗上就是用四逆汤。此刻再怎么做西医的补液治疗也收效甚微。补进去的液体都留在体内，因为肾这个内核已经不工作了，没有办法把输入的液体及时运化。中医认为人体内整个体液的运化、气化主要靠的就是肾，当身体肾气绝决的时候，如果体液大量丢失，依靠西医的补液治疗是不足以挽回病情的，只有进行中医的回阳救逆的治疗，重新启动肾阳运化输布体液的功能，才能收住持续不断丢失的体液，才有机会转危为安。

下之后，复发汗，昼日烦躁不得眠，夜而安静，不呕，不渴，无表证，脉沉微，身无大热者，干姜附子汤主之。[61]

这一条是记录在太阳病篇里的，也是与少阴病相关的条文。下后发汗，会出现烦躁不得眠的精神症状。

发汗若下之，病仍不解，烦躁者，茯苓四逆汤主之。[69]

这一条也提到"烦躁"这个精神症状，没有使用四逆汤治疗，但是用了附子、干姜，其实就是用到了四逆法。

太阳病发汗，汗出不解，其人仍发热，心下悸，头眩，身𣊫动，振振欲擗地者，真武汤主之。[82]

这一条论述符合本案患者的情况，太阳病发汗，汗出不解，仍发热，心下悸，头眩，振振欲擗地，真武汤主之。

以上内容，因为实在是太过重要，所以我们不厌其烦地一起把《伤寒论》里散布在不同章节所有关于少阴病的**主证及治法**的条文逐条复习了一遍。下面再把它们做个总结：

少阴病的主证：

◎**吐，利，手足厥冷，恶寒身蜷**（是怕冷的情况）。

◎**躁烦**（是精神症状）。

◎**腹痛，面色赤**（是脱阳）。

◎**咽痛，发热，汗出而热不去**（虽然发汗了，但是发热不退）。

◎**息高，呼吸急促**。

◎**小便利**（小便也在脱），**口渴**。

◎**脉微**。

少阴病的主症就是这些，大家对这些症状一定要牢记在心，还有上面列出的关于《伤寒论》里少阴病的条文，也要能有多熟悉就有多熟悉，这样才能在临床中一旦遇到就立刻反应出来，争分夺秒抢救生命。

另一个处方：**通脉四逆汤**，方子的组成就是四逆汤，只不过药方中干姜、附子的量加大了，实际上是一个四逆汤的重剂，对应治疗的是阳虚的重症。在药方加减上根据不同的症状有一些变化：

◎**面色赤**，加葱白九茎（这里九茎的意思大家要留意，是九根葱的葱白，而不是一根葱的葱白切九段，要注意剂量），实际上就是白通汤了。

◎如果有利止、脉不出者，加人参，这里是用人参来通脉固阴。

上面两个加减，都是四逆汤的变化。白通汤、通脉四逆汤都是四逆汤的变化。

如果有阳虚水泛，就用真武汤。就是我们今天讲的这个病案的治疗用方。在这个医案的治疗中，我为什么没选四逆汤而是选用了真武汤进行治疗呢？这是根据患者的主证来决定的。第一，他的症状符合第82条的"太阳病发汗，汗出不解"的这种情况；第二，他有咳喘，有小便不利，有下利。我在药方加减的时候去掉了生白芍，加了干姜，实际上方子里有了干姜、附子，也就有了四逆汤的方义在里面了。大家看，真正到了危急关头，需要回阳救逆的时候，就是附子和干姜这对黄金组合来大显身手。

再总结一下，少阴病：

主证：吐利、手足逆冷、恶寒身蜷、躁烦、腹痛、面色赤、咽痛、发热汗出而热不去、息高、小便利而口渴，脉微。

主治：四逆汤。

甘草二两，炙（甘平）　干姜一两半（辛热）　附子一枚，生用，去皮，破八片（辛，大热）

下利为主用白通汤。

葱白四茎（辛温）　干姜一两（辛热）　附子一枚，生用，去皮，破八片（辛热）

甚者用通脉四逆汤。

甘草二两，炙　附子大者一枚，生用，去皮，破八片　干姜三两，强人可四两

面色赤者，加葱九茎。腹中痛者，去葱，加芍药二两。呕者，加生姜二两。咽痛者，去芍药，加桔梗一两。利止脉不出者，去桔梗，加人参二两。

阳虚水泛用真武汤。

茯苓三两（甘平）　芍药三两（酸平）　白术二两（甘温）　生姜三两，切（辛温）　附子一枚，炮，去皮，破八片（辛热）

若咳者，加五味子半升，细辛一两、干姜一两。若小便利者，去茯苓。若下利者，去芍药，加干姜二两。若呕者，去附子，加生姜，足前为半斤。

理论复习告一段落，接下来分享几个我遇到的少阴病病例。

我刚毕业时在外科轮转，有一天值夜班，消化科的主任打来电话，让我

们协助给一位患者开放静脉通道，于是我便跟随带教的主治医师前往消化科。患者是一位 70 多岁的男性老人，他的症状是剧烈腹泻，由于体液丢失过多，导致静脉塌陷，无法通过浅表静脉补液，需要用外科手段在大隐静脉开放静脉通道。那时我刚从北京中医药大学毕业，一如既往地保持着对中医学的热情，但那时候中医学得不好，遇到这种情况，还不能判断出这就是少阴病的四逆汤证。因为在外科轮转，对于开放静脉通道的操作很感兴趣，便把重心放在学习该项技术上。可是心中是有疑问的，患者腹泻得这么厉害，怎么不联合中药治疗呢？我查阅患者的用药医嘱，全是西药，当时唯一能想到的方案就是用艾灸帮助患者回阳，于是向消化科主任建议给予患者艾灸治疗。由于我当时只是轮转医生，虽然提出了建议却并没有决策权，故而在完成开放静脉通道后就离开了。第二天早上下夜班，我仍然很挂念这位患者，便在下班前拐到消化科看望，结果病床已经空了，得知患者在昨晚去世了，心里很不是滋味。现在回顾病情，患者当时就是处在少阴病的急症期，是四逆汤证。患者的症状以下利为主，主方应选择白通汤；如果特别严重，就用通脉四逆汤，四逆加人参汤也是可以的。如果我当时能够熟记《伤寒论》条文，对少阴病的症状足够熟悉，能够快速判断出少阴病并使用少阴病的药方来配合西医治疗，这位患者可能还有生存的希望。但是一旦想不到，即使开放静脉通道补液，人也是救不回来的，因为阳气已经离绝了，补进去的液体无法输布运化。

第二个病例是一位在国内的患者，在收拾一个久未住人的老房子时感到房间里很阴冷，自觉有寒气进入体内，当天晚上外出聚餐，夜里开始腹泻，并伴有微微发热，体温逐渐上升，最高达 38.5℃。最主要的症状是严重水泻，1 小时四五次，量较大，大便无臭味，无腹痛。患者怀疑晚餐食物变质导致腹泻，当即去医院静脉滴注抗生素并补液。但是第二天早上从医院回到家，患者依然水泻，与我电话联系描述病情后，我马上判断出是四逆汤证，是少阴病，并不是食物变质导致的腹泻。若我的判断正确，则患者此刻的情况就比较危急了，因此马上嘱患者服用大剂量四逆汤。患者服药 2 小时后，严重的腹泻就止住了，腹泻得止，发热得退，病情得以缓解。这就是一例以下利为主的少阴病。

第三个病例是我养的一只边境牧羊犬，有一次生病的过程非常典型，是一个很好的例子，虽然是动物，也专门作为一个病例介绍，希望能加深大家对于少阴病临床表现的印象。这只边境牧羊犬在前主人家不受控制地随地小便，且口渴明显拼命喝水，被前主人弃养后我们就收养了它。领养回来以后，我知道它身体不好，这些症状是典型的肾虚表现，因此给它配伍服用了补肾的中药。服药两个月后，它随地小便的情况大为改善，基本不会随地小便了，也不再大量饮水。到了冬至那一天，它白天还好好的，到了晚上，我们突然发现它躺在那儿一动不动，身下一滩尿，叫它也不起来。搬着它换个地方，前面的尿还没有收拾干净，身下又是一滩，尿量非常大，整个身体都躺在尿上，呼唤它时神情呆木，不像平常那么灵活。这只边境牧羊犬平时很活泼，非常聪明，弹跳力好，反应灵敏，但当时它尿失禁的时候神态是很呆木的，我发现后赶快给它加量服用了它平时吃的一些补肾药，但是没有起作用，过了不到 10 分钟，又遗漏了一大滩尿。这样一来，在不到 1 小时的时间内，就排出了超过 2 000ml 的尿量。一只体重 20 多千克的狗，短时间内通过小便丢失了超过 2kg 的体液，我内心的警戒度一下子就拉到了十级，判断它是少阴病，脱阳了。但是什么原因引起它脱阳呢？不知道。于是我马上给它服用大剂量的四逆汤，好在这只狗特别馋，给它点好吃的混在药汤里，它就把药喝进去了，喝完药后，慢慢地尿就收住不再出了。大概 1 小时后，它逐渐缓过来了，虽然有点摇晃，但是可以自己站起来了。当天晚上我们还是提心吊胆的，夜里不时起来看看它的情况，没有再失禁。到了第二天，它就完全康复了。如果当时没有及时判断出少阴病，并给予正确的治疗，这只狗当天晚上就会离世。后来分析病因，为什么白天还好好的，晚上就突然出现了少阴病的症状呢？应该是先天肾虚，又适逢寒冷冬至的缘故。

通过这几个病例的分享，大家体会一下，首先第一个，对于本案新型冠状病毒感染患者，我是捏了一把冷汗的，如果我在最后一刻没有诊断出他的少阴病，患者现在可能已经去世了。上述三个病例同样也是非常危急的情况。由此可见，少阴病的诊断是如此重要，大家一定要牢牢记住和非常熟悉《伤寒论》中关于少阴病主证的描述，只要少阴病的诊断成立，患者的情况就是非常危急的，一定要果断、及时给予正确的治疗，才能救人于危难。

现在我们认识到了少阴病的重要性，也知道了该怎么治疗，在讲座前各位医生的总结中，有一位医生提到，他认识的一位老前辈中医说，附子能够折人阳寿，用了以后会损寿折寿，因此这位医生在临床中一直不敢使用附子，今天的讲座听到这里，大家应该就不会有这种顾虑了。附子用得好关键时候是可以救命的。当然了，任何一个药物的不正确使用都会折寿，并不是仅仅局限于附子。所以，我们一定要学习如何正确地使用各种中药，而不是像这位中医前辈的经验，知其然不知其所以然，把这么重要的一个药物弃置不用，那实在是太可惜了。

今天我们讨论阳虚，阳虚的重点就是肾阳。补阳的一个最重要的方法从药物上来说，今天我们通过讲座就知道了是附子、干姜。除此以外，艾灸也是一个治疗手段，在少阴病篇里，仲师也提到了用艾灸来温阳，艾灸的温阳效果是非常好的。大家看过《扁鹊心书》，里面就专门讲了灸法。艾灸关元或者神阙穴，也是非常好的回阳救逆的方法。

综合大家的讨论，大家对于补肾阳都是比较重视的，但是对于少阴病的总结和认识，实际上都是"肾虚"的范畴，不能叫少阴病。我们在治疗厥阴病的时候，会用到附子和干姜，治疗少阳病、太阳病的时候，也会根据患者的体质配伍使用附子和干姜来托底，但这些都属于杂病的范畴，并不叫少阴病，上述列举的病案的情况才叫少阴病。在临床中遇到真正的少阴病时，一定要果断出手，用大剂量回阳救逆方药。受诸多因素的影响，大家对于"温阳"的认识扩展了不少，但也导致了扶阳方药的临床乱用现象，从而引起了很多严重程度不等的副作用。在临床中，很多时候患者实际上是厥阴病。厥阴病里是包含少阴病病机的，即肾阴阳不足，但是很多时候，厥阴病是合病了阳明病的，并不是单纯的厥阴病，如果通过症状仅判断出存在肾阳不足的情况，却没有诊断出伴有阳明病，此时不考虑阳明内热而单纯给予温阳治疗，就会出现很多副作用。因此，并不是说温阳不对，而是在于没有正确地判断出病机。进一步讲，厥阴病通常是病情比较平缓的阶段，一旦出现真正的少阴病，就是急重症，一定要引起高度警戒，果断地回阳救逆，才有机会救人于顷刻之间。

对于本案新型冠状病毒感染患者，虽然及时挽回了他的生命，但是我一直很奇怪他的情况为什么会急转直下。一般来说，经过我长期调理的患者，得益于传统脉诊的前瞻性及其指导治疗的精准性和全面性，除非意外用错药，否则是不太容易罹患大病重病的，即使感染了新型冠状病毒这种时疫，也能很快康复。在本案患者确诊前后的一段时间内，我通过电话和微信远程诊疗的方式，已经治愈了二十多位新型冠状病毒感染患者，治疗都是以麻黄升麻汤为主。为什么本案患者按照这个成熟的方法治疗未得以好转，甚至进一步发展到了少阴病的危急情况呢？患者的先天情况加之一直以来的调理，其肾阳的状态还是不错的，如果以 100 分为满分，他的肾阳在他的年龄段能打 80 分。那么究竟是什么原因让他出现了肾阳耗竭最后导致了危急的少阴病呢？新型冠状病毒对他而言真的就那么厉害吗？短短几天时间，就从最开始的太阳病，有可能中间有过少阳病的阶段，最后直接进展到少阴病的阶段。我对该病例百思不得其解，一直思考，希望能找出诱发患者病情急转直下的原因。后来，我有了重要的发现。

首先，很重要的一个线索是在患者入院前一天我做的脉诊诊断没有紧脉了。但是这个紧脉，也就是紧脉代表的伤寒是什么时候解除的呢，我不知道。因为他在确诊新型冠状病毒感染之前来看诊的时候是有紧脉的。确诊以后服用了麻黄升麻汤，可以肯定的一点是，在我诊脉之前他的紧脉就没有了，也就是说，在我发现他紧脉消失、太阳病已解之前，他还在服用麻黄剂。这种情况，麻黄剂就会对肾阳造成一个无谓的损耗。会出现《伤寒论》第 82 条，伤寒发热，汗出热不解的时候的情况。通过这个病例，对于伤寒太阳病判断的重要性大家就能加以认识。没有紧脉就不能再用麻黄剂。

其次，是患者的服药史。我回顾治疗经过，发现患者在服用中药的同时，还自行服用了大剂量的对乙酰氨基酚（泰诺林）来帮助退烧，最多时在 24 小时内服用了 4 次，每次 1 000mg，即 4g，且连续服用了 1 周。于是我查阅了对乙酰氨基酚的相关知识，不查不知道，一查真是吓了一大跳。对乙酰氨基酚（泰诺林）在加拿大这个药品管制很严格的国家算是非处方药，在超市都能随意买到，是老百姓居家退烧止痛的常用药，既然是非处方药，说明服用它是比较安全的，所以以前我对它一直没有特别关注。这次一查，大家请看下面的内容：

对乙酰氨基酚（泰诺林）

用量用法： 每次口服 0.25~0.5g，1 日 3~4 次。1 日量不宜超过 2g，疗程不宜超过 10 日。儿童 12 岁以下按每日每平方米体表面积 1.5g 分次服。按年龄计：2~3 岁，160mg；4~5 岁，240mg；6~8 岁，320mg；9~10 岁，400mg；11 岁，480mg。每 4 小时或必要时再服 1 次。

注意事项：

1. 不良反应较少，不会引起胃肠道出血。

2. 可引起恶心、呕吐、出汗、腹痛及面色苍白等。

3. 剂量过大可引起肝脏损害，严重者可致昏迷甚至死亡。如有可能可测定本品血药浓度，以了解肝损伤程度。

4. 3 岁以下儿童及新生儿，因肝、肾功能发育不全，应避免使用。

5. 每粒 500mg，每 6 小时服用 2 粒，24 小时不超过 6 粒，除医嘱，不可连续服用超过 10 日。

其中的第二条："恶心、呕吐、出汗、腹痛、面色苍白"这些症状的描述，听过今天讲座的上半部分，大家能联想到什么？这就是一组典型的少阴病的症状。当然西医是不知道的。其他一些不良反应，比如消化道出血、肝脏损害等，这些症状是西医经过大样本筛选以后，确认的发生率很高的副作用，但是第二条，只是给出了一组症状，他们不知道是什么原因导致的。现在大家知道了，从中医的理解，过量服用对乙酰氨基酚会损耗肾阳，会导致少阴病。对乙酰氨基酚这个成分存在于大量非处方的感冒退烧药里面，退烧效果非常好，但是它有和麻黄一样的副作用。我给患者开出的所有含麻黄的中药方，一定会根据情况掌握平衡的原则，在使用麻黄剂的同时，使用不同剂量的附子来托底，固护患者的肾阳。使用麻黄发汗解伤寒的功效，同时用药避免它损伤患者的肾阳的副作用。但是在这个案例中，患者自己加服了大量的对乙酰氨基酚，中药方里那点附子根本就兜不住他自行服用的对乙酰氨基酚对肾阳的损伤。因此我认为他病情的急转直下和大剂量服用对乙酰氨基酚（泰诺林）有密不可分的关系。看到这些以后，我就进一步检索了一下网络，想看看有没有类似的服用该药导致少阴病的案例。以下是我检索到的服用对乙酰氨基酚导致少阴病的网络案例，供大家参考：

年轻硕士感冒用药不当，不幸身亡！8 个脏器 5 个衰竭只因做了这件事！抗疫当下提醒所有人

小刘（化名）是一位 27 岁的研究生，因为高热 7 天并伴腹泻 5 天，在妈妈的陪同下来呼吸科门诊。看到小刘血常规报告单上低到不能再低的白细胞和血小板，我清楚地认识到这绝不是单单感冒导致的，小刘随时可能因血小板减少导致内出血而危及生命。

小刘本人和妈妈仍认为我是不是夸大病情了：感冒能有这么严重吗？

小刘体温表显示 41℃，监护仪显示小刘已经出现呼吸衰竭，高流量吸氧也无法缓解小刘的缺氧和呼吸困难；小刘的心跳极快、且不断出现室性早搏，提示心肌已经受到损害；不断下降的血压显示小刘已经出现休克……

血液检查提示，小刘全身的肌肉正在溶解，肾衰竭，肝功能衰竭，严重凝血功能障碍。人体总共八个脏器系统，小刘目前已经有五个系统功能衰竭！小刘妈妈终于同意小刘进入重症监护病房抢救。

4小时后，血压终于稳住了，我也终于有时间去详细了解小刘生病的经过。小刘最初的症状的确是"感冒、发热"，他自己去药店买了很多种感冒药，吃了都不管用，还是发热，后来出现腹泻，坚持了几天实在熬不住就来医院看病了。

于是我让小刘妈妈把小刘吃的感冒药都给我看看。小刘买了药店能买到的各种常见感冒药物，再问小刘本人，他说："因为一种感冒药退热效果不明显，且因为自己体重大，就多买了几种，加倍剂量吃了不少。"

了解完情况后，我的心一沉，小刘也许是对乙酰氨基酚过量，导致中毒性肌溶解和肝肾衰竭。

对乙酰氨基酚也称为扑热息痛，是目前临床常用的解热镇痛药，约80%的抗感冒药都含有对乙酰氨基酚。如果超量服用含有对乙酰氨基酚的感冒药，会存在肝损害、甚至衰竭的风险。对乙酰氨基酚的肝损害发生与否，与患者服用剂量有关。成人一次服用对乙酰氨基酚10~15g（150~250mg/kg）后就会引起肝毒性；20~25g或更高的剂量可能致死。

小刘的悲剧就来源于退烧心急，各种感冒药混在一起乱吃，最终导致急性爆发性的肝损伤。最终，小刘肝脏已经失去功能，所有人用尽最大的努力还是没有能够挽救小刘的生命。

该案例中的患者小刘只有27岁，非常年轻，他的主症是发热、腹泻，是感冒以后高热伴腹泻，自行购买服用各种退烧药后高热不退、腹泻不止，之后前往医院就诊。体温41℃，而且出现了呼吸衰竭，予高流量吸氧也无法缓解缺氧和呼吸困难，心率极快，出现室性早搏，血液检查提示血小板减少、凝血功能障碍、肌肉溶解、肾衰竭、肝功能衰竭。综合上述症状判断，就是少阴病。这种情况下，西医的支持治疗是无效的，如果当时有中医介入判断出患者是少阴病，马上予以四逆汤回阳救逆，再配合西医的急救措施，或尚有抢救成功的可能。当然我们没有实际操作，只是一个推断。当一位患者病到脱根的时候，中医是比西医有优势的，这个时候的治疗就是回阳救逆。通过本案新型冠状病毒感染患者，我对对乙酰氨基酚有了充分的了解，自此以后，我会叮嘱所有患者不能随意服用退烧药，它对人体阳气的损伤非常严重。如果不得已必须服用，就一定要配伍固肾的中药。例如患者发热，没有面诊的条件，只能自行购买退烧药服用，那么就一定要按照正确的方式服用，不能过量，且要配合服用固肾的药。大家对于该病例的整个治疗过程及对乙酰氨基酚的副作用要给予足够的重视，对一些西药的副作用不能掉以轻心，有时候这些副作用可能是致命的，会把整个治疗过程打乱。就像本案患者，高热不退，心里着急，自行大剂量服用对乙酰氨基酚（泰诺林），我猜测这种情况下，西医也会给予同样的处方，而我当时根本没在意，最后却引发这样严重的后果，经过思考和检索找出真正的原因，才引起我的警惕。以我目前对对乙酰氨基酚的认知，它绝对应该在专业医生的指导下才能服用，患者不可自行服用。我真心希望通过本次讲座，大家能在临床中对它给予足够的重视，把这个用药警戒传递给尽量多的患者，最大程度地避免悲剧的发生。

中医理论讲肾是先天之根本，是五脏六腑的基础，所以对于少阴病的理解就是人体的根基垮了。在临床中，我们会更多地关注"病"的部分，如太阳病、少阳病、阳明病，但是一定要树立起固肾的意识，在治病的同时，随时关注患者的肾根，判断有无减弱的情况，及时给予加强和呵护，尽量延缓疾病发展至少阴的进程。此外，不良的生活方式会加速肾阳的损耗，增加少阴病的患病率。现代社会生病的人越来越多，生的病越来越复杂多样，实际上跟大家当下一些不良的生活习惯有莫大的关系。在日常生活中，很多方面都是消耗肾阳的。读书学习是消耗肾阳的，但是这是正当的消耗，只要学习的东西有用，就很值得。但是有的人熬夜看电视剧、刷手机，就是不睡觉。很多城市的夜生活很丰富，半夜两三点钟还在人声鼎沸。生活中最重要的保护肾阳的方法就是有充足的正确时间点的睡眠。现在有多少人在保持正确的睡觉方式呢？这些生活习惯不好的人肾阳都在时时刻刻的损耗中，久而久之，随着肾能的减弱，出现少阴病的机会就会大大增加。还有当下大家的各种纵欲、性生活过度、饮酒过度、喝咖啡过度，西方社会的各种毒品，大麻、鸦片、冰毒泛滥等等，各种的声色犬马，每一样都是消耗肾阳的东西。今天又发现了一样，过量服用退烧药也是损耗肾阳的，而且非常厉害。因此，我们自身对于健康基础的维护需要从生活中的点点滴滴做起。这一切的前提是首先要知道它的重要性和它的危害性，意识到当我们不重视它的时候会发生什么样的严重后果。

这次的讲座，除了大家一起再次复习少阴病以外，通过医案举例，给大家扩展了一下思路。例如这位新型冠状病毒感染患者是因为过度服用了退烧药导致的肾阳虚衰。我的那只狗，是先天的肾气不足，然后遇到冬至这个节气，冬至是一年四季里阳气最少的时候，这个时候，对于各种生物都会有一定的影响，所以我们都有这个常识，经常说很多老人家能不能过冬，就是能不能过冬至，一般冬至这个全年最危险的时刻过去了就能再活一年，有病的就能缓一缓。而我的那只小狗就差一点没过去。所以节气、天地对我们的影响是非常大的。这也是一个因素。

还有前两天，甘肃白银发生不幸的重大事件，越野马拉松遭遇天气骤变，导致了21位优秀的马拉松选手因为失温症死亡。有幸存的运动员说"当时手脚都不听使唤了，手是木的，完全没有任何知觉，连扣子都解不开"。一般情况下，我们很少接触到重度失温，更多的是轻度或中度失温，不同程度失温症的特征如下：

◎轻度失温

感到寒冷，频繁有尿意，不停地战栗但处于可控范围内（战栗是肌肉颤动而产生热量，战栗停止有两种情况，一是体温上升，二是进入一个更加危险的情况），言语不清、行走不稳（由神经反应迟钝所致），手脚感到僵硬和麻木，无法完成精细动作。

◎中度失温

有强烈的寒意，浑身剧烈颤抖并且无法用意志进行有效抑制，有较强的疲倦乏力嗜睡感，反应力下降，无法完成最为基本的动作和工作。

◎重度失温

意识模糊，对冷的感觉变得迟钝，或者根本感觉不到冷，甚至不觉得冷，从活动能力变差逐步发展为丧失活动能力，站立和行走困难，语言表达能力部分或完全丧失，身体从剧烈颤抖发展为间歇性颤抖，间歇时间越来越长，最后不再发生颤抖。

◎死亡阶段

人体基本上处于死亡边缘，全身肌肉僵硬卷曲，脉搏和呼吸微弱难以察觉，丧失意志以至昏迷，这个时候外界稍微一点冲击都有可能导致心脏微颤而停止跳动，而这个阶段的最后结局就是死亡。

这次马拉松引起参赛运动员死亡的失温症实际上就是少阴病，其诱因是天气寒冷，阴寒之气直奔少阴，快速损伤肾阳，造成肾阳虚衰，表现为频繁有尿意，继而导致心阳不足，出现寒战、反应迟钝，即前文所述的"但欲寐"。从另一个角度说，野外救生药品里应该具备四逆汤，出现这种情况时，如果能马上服用四逆汤，就可以延长等待救援的时间，增加生存的机会。

再看一个例子：

1959年发生著名的乌拉尔山难，当时发生暴雪，9名登山者死亡时仅着单薄衣物，而保暖衣则留在帐篷内。

登山失温者最后把保暖衣都脱了，死亡时仅穿着单薄的衣服，这就是通脉四逆汤证"身反不恶寒"，是阳气暴脱，肾阳虚衰的一个表现。

我在《脉解伤寒》中并没有提到少阴病，因为其重点在于厥阴病，但少阴病是非常重要的，一定要给予高度重视。通过在临床中的实践和观察，大家对少阴病的认识会深刻很多，也会体悟到少阴病是如此常见，只是以往未曾认识到罢了。只有经过这样的学习和临床实践，才能够在这个大病来临的时候从容应对，增加挽救生命的成功率。

新型冠状病毒没有走
——"麻黄升麻汤"再解

2023 年 1 月 4 日

目前国内的新型冠状病毒感染疫情，形势还是比较严峻的。2019 年新型冠状病毒感染起病的时候，从中医的五运六气来看当时的时气，是两个太阳寒水相加，那现在呢，又是两个太阳寒水。不同的是，当时的双太阳寒水是主、客气在一起，而今年的双太阳寒水是前段时间的太阳寒水是主气，而现在紧跟着的另外一个太阳寒水是客气。再加上这个时间点又特别接近冬至，是一年里阳气最弱的时间段。这个病本身，就是有太阳伤寒。这样三重不利因素的叠加，就导致了疾病的快速传播和发展。

从治疗方面来说，在 2019 年新型冠状病毒感染开始就向大家推荐的"麻黄升麻汤加附子"的加减方，经过大家给自己的患者和家人的运用，普遍反映效果都很好，总体上都有效，只不过有的患者处方需要适当加减。为什么能达到这样一个效果呢？就是因为麻黄升麻汤这个处方，它兼顾的范围很广，最主要的是方子除了兼顾了六经，也有兜底的治疗，对于现在的情况来说，是非常适合的一个处方。

那像张医生的问题，现在有很多的各类的病毒毒株出现，我们应该如何应对？这些大家要客观看待。对于我们中医来说，不管病毒怎么变异，还是脱离不开六经，我们只管按照六经辨证来治疗就都可以应对。重要的是客观地观察所治疗的患者在六经上有什么样的表现。病情不管怎么变，是不会超出六经的范畴的。这个就是我们中医的优势。新型冠状病毒感染也好，禽流感、猪流感也好，对于我们真正的中医师来说，都没有关系，我们就是守住六经这样一个又简洁又高效的辨证体系就可以了。

在咱们这个群里，有一部分医生学过传统的寸口脉诊，也参加过高级班的传统脉诊指导经方应用内容的学习，另外一些医生呢，就连脉诊都没有机会学习过，所以大家的程度是参差不齐的，在临床的时候，大部分医生主要还是按照"证"，就是六经里的"辨证论治"来进行治疗。我给大家一直讲的，也是《脉解伤寒》这本书里讲解的内容，是"辨脉论治"，和"辨证论治"，是不在同一个层次里的。形象一点来说，"辨证论治"，实际上是相当于还在一个"一维"的状态，如果是进行"辨脉论治"的话，它的层次是超过一维的。实际上，《伤寒论》提到的所有处方也是归类于不同的维度的。我给大家推荐的这个麻黄升麻汤加减，实际上就是一个属于三维的处方，是最贴近于临床实际情况的处方。大家可以设想一下，如果你是在一维世界，它只是个点和线的范畴；当你有了二维的思维的话，就有了一个平面的概念；到了三维，才会有立体的概念。大多数医生的辨证论治，实际上都在一维这个层次里。因此当我推荐麻黄升麻汤加减时，大家的确是会不太理解。临床上，有的医生已经有了一些二维的思路，开始有一些合方出现。但是，从这些合方的内容可以看出来，这些开具处方的医生，还没有到三维的程度。他可以突破一维，但是他在二维的境界，治疗的思路还不成熟，因此这样的处方依然存在很多问题。那我给大家推荐的这个麻黄升麻汤加减，它是一个三维处方，所谓的三维处方是什么意思呢？就是说它是最贴近临床实际情况的处方。实际临床中遇到的所有疾病都是三维的，如果用一维的处方去治疗，只能解决很有限的一部分问题。随着眼界的扩大和理解的不断深入，对于疾病的全景才会有更深的认识。

这个病就是属于六经病，不存在温病和伤寒之争。伤寒和温病有什么联系和区别，这个以前在不同的讲座都根据不同的医案和课题讲解过了，大家如果忘记了，可以再回去看。以我目前通过传统脉诊的诊断帮助所认识到的疾病致病病机来看，**任何疾病只有一个系统，就是六经系统**。温病只是六经系统里其中的一个分支，就是阳明病系统的一个分支。如果单纯使用温病学说，脱离开六经系统去治病的话，就是把自己局限在六经其中的一个"阳明经"的系统里头了，这样一来，治疗效果也就只能局限于有阳明病的那一部分分型里面了。

我们现在所面对的新型冠状病毒感染，它就是一个伤寒，但它不是单纯意义上的"伤寒"。有的医生，提到伤寒就用麻黄汤、麻杏石甘汤、麻黄桂枝各半汤、小青龙汤等等；有的医生说这个病属于"寒湿"，但紧接着给出的治疗处方，并不是单纯治疗纯"寒湿"的处方，他用的是麻杏石甘汤和柴胡汤合在一起这样的一个合方。如果真的认为是纯寒湿的话，干嘛药方里要加生石膏、柴胡这样的寒凉药呢？所以他讲的这个"寒湿"，我们如果从概念上来抠一下的话，就是"伤寒"。伤寒的话，它就有六经，治疗时就不能只用温药，我们也会用针对阳明热的凉药，针对少阳解郁热的凉药柴胡，还有清心火的凉药，这些都是凉药，也都是在治疗过程中针对不同病症不可或缺的药物。所以我们一提"伤寒"，实际上就包含了"六经"，而不是局限在单纯的"寒湿"或是"温病"里。**当你的头脑里有的是"六经系统"的时候，其实所有看似变化多端的病症以及复杂问题就很简单了。**

上面讲了，新型冠状病毒感染就是伤寒，是"伤寒"就有六经，太阳、少阳、阳明、太阴、少阴、厥阴，只不过具体到每一位患者，有不同的侧重点。给大家推荐的麻黄升麻汤加减，它是一个兼顾六经的药方。它的方解，以前跟大家详细讲解过（**具体方解可以参考上篇最后一章**）。在这个药方里，有治疗太阳经的药，有治疗阳明经的药，有治疗少阳经的药，有治疗太阴经的药，有治疗少阴经的药，也有一些治疗厥阴病的药，但厥阴病治疗这个方面会差一点。这样的一个处方，仲师能组出来并留给我们，是相当高明的，是一份非常宝贵的遗产，也让我们得以窥见疾病治疗的三维世界。它是最贴近于临床实际情况的比较全面的一个治疗处方，只要有太阳的证，大家就不要抛开这个处方，以这个药方为基础方，根据不同的情况来进行加减。除非太阳证没有了，你才能换方。只要还有太阳证在，你就守着这个处方，在这个处方基础上进行加减，就能应对看似复杂的各种变证。比如说阳明热重的，就加重阳明经的用药。但是一定要注意一个原则：千万不要表里双解，药方里一旦加了大黄，整个药方就会出问题。这个就是连花清瘟处方最大的败笔。它如果没有加大黄的话，其实处方还是有效的，可是加了大黄，表还没有解，上了里药，把病直接拖进去，又没有足够托底的药，有的人好像在症状上好转了，其实是后患无穷。那如果有少阳的病症出现，因为麻黄升麻汤加减的这个药方里，已经有对治少阳的药在里面了，如果觉得确实是有柴胡证在里面的话，你可以加柴胡的，使用原则是：量一定不要大，柴胡剂量一旦大了，药方的治疗格局马上就被破坏了。在没有看到患者的时候，这个药方的柴胡剂量，一般不要超过12g。控制在12g以内的使用量是很安全的。6g、9g比较常用也比较安全，但是使用的同时要注意兼顾，如果用了柴胡以后出现了三阴的不足症状，要适当加强对于三阴的固护。如果是脾虚的，就要在太阴上加强；如果是肾阳虚、肾阴虚的，要在这两方面再加强。因为在这个处方里，对于肾阴、肾阳已经都有了兼顾，如果还不够，那就需要再调整，那就是在剂量上调整了。如果有厥阴病的情况，就加强厥阴病治疗用药这方面就行。总的来说就是这样的一个调整思路。所以大家能够守住这个处方来加减，你的疗效一定就超过临床99%的医生。我为什么敢这么说，除了基于我自己和其他医生的大量的治疗结果反馈信息以外，也因为这是最接近实际临床三维疾病世界的三维的立体处方，而不像其他处方，仅仅只顾及一个点、一条线、或者一个面。

今天借由给大家新年问候的机会，再给大家简单讲一下这个处方，希望大家对它建立起使用的信心，帮助到更多的患者。如果你用了，效果不够好，我自己当年遇到这种情况，我一般会反省，我是哪里没有用好？我不会认为是中医不好，是处方不好。再有一个方面呢，我要特别跟大家强调的就是：不要乱用药。一个药方出来，各个药物之间以及它们的剂量都是相互平衡的，中医师做临床，最难的就是准确而全面地诊断，其次就是开出的药方的平衡把握，药物之间是相互影响的，其中一个药物的不平衡，一定会造成另一方的失衡，如果平衡没有搞好，那么即使药方开对了，疗效也是有限的，甚至还会产生很多副作用。比如说群里的 Y 医生，用药就特别极端，我记得他曾经开过 40g 每剂的柴胡，现在呢，合用吴茱萸汤，里面的吴茱萸居然用到 20g，这种用药方式实在是太极端了。药量并不是越多越好的，如果是这么极端地使用，我建议只在自己身上尝试，不要在别人身上试。除非你特别有把握来做整体平衡，否则的话，非常容易出问题。因为大部分医生没有学过传统脉法，所以大家不知道，所有的经方里的用药，比如说我们六经病里的各经病的主药：麻黄、柴胡、石膏、大黄、干姜、附子、乌梅、地黄等等这些药，属于特别重要的药，它们是按照六经病来组方使用的，这些药呢，实际上全都是有标志性的脉诊指标来对应的。也就是说你只有得到了确定性的脉诊结果以后，才能给出相应的处方以及相应的剂量。不是简单地靠证就能够决定的，靠辨证来看病，实在是太粗糙了。那我们前面讲的疾病和治疗的三维世界，将来大家想要进入它，需要有个途径、有把钥匙才能进去，目前来讲，以我的经验来看，传统脉诊是唯一的一把普通医生可以使用的钥匙。当你真正拿到这把钥匙的时候，你才有可能开阔眼界，看到我所说的不一样的世界。而现在呢，大部分医生连寸口脉诊都还没有掌握呢，所以大部分时候，连一维都看不全，何况是二维三维了。没有这个工具，想要进入那个层次，连可能性都没有。目前来讲，大家尽量积累临床实战经验，争取对于六经的一些证的表现，积累一些直观的认识。望闻问切，作为中医诊断基础一部分的"证"同样也是很重要的。

那我们说，需要一个客观的工具来带领我们进入疾病的立体世界，对我来说就是传统脉诊，通过它逐步去更深刻地认识和诊断六经病，由此治疗才会越来越全面和精准，疗效也会得到不断的提高。目前来说，对应新型冠状病毒感染的治疗，大家就守住这个麻黄升麻汤加减，你的疗效就已经超过临床99%的医生。我们说，不管是中医也好，西医也好，只要是医学，它就是个实践学科，最终都是要靠疗效说话的。借这样的一个机会，通过临床，对你的理论和实践，以及你在此之前为中医学习所付出的一切努力，来做一个最直观的检验。大家可以用一下之前所习惯使用的处方，同时呢，也可以再试一下麻黄升麻汤加减，自己来做个疗效的比较，来实践一下什么叫六经系统治疗，来感受一下它的无比威力。

在最近的讨论中，大家有很多具体问题，其实我没有办法具体回答，因为我们之间没有一个共同的诊断沟通平台。很多时候，我都是凭着我的临床经验去猜测你们的问题和你们提出的问题的成因。因为我没有直接给患者做过脉诊诊断，所以具体的一些细节的治疗，就没有办法来具体回答。我们说，在进行一个讨论的时候，我们首先要有一个共同的平台来进行沟通和相互讨论，在大家没有掌握我所说的传统脉诊之前，我们其实是没有办法进行这种交流的。所以在我们能站在一个共同的平台上之前，希望大家能把《伤寒论》《金匮要略》熟读，因为这些书里记载的临床经验，真的是经过两千多年的验证，对中医体系来说，是最有效的一个辨证体系。

关于传统脉诊的话，没有学过脉诊的医生，如果国内有以前那个飞龙脉法的教学的话，也是可以参加的，主要是训练一下指感，飞龙的这个脉诊系统，它没有办法全面深入地指导经方临床治疗，但是它是一个非常好的脉诊入门课程，可以帮助大家提高指感，对大家掌握各种脉象会是一个很好的初级训练。如果是一上来就学习我们在临床中指导实战的传统脉诊，因为它是个复合脉系统，不是单一的各个脉质，直接学习和掌握起来就会有一定的难度。所以如果有机会的话，我还是推荐希望在脉诊方面精进的医生学习一下飞龙脉法，让你的指头掌握一些基本的技巧，然后有机会再学习传统脉诊，就能比较快速地上手。

目前呢，我正在集中精力写第二本书，第一本《脉解伤寒》主要集中在理论部分的阐述，在书里对于中医领域一直以来很少涉及但是于临床中大量存在的厥阴病以及各种与厥阴病相关的合病、并病进行了比较详细的论述。那第二本书《〈脉解伤寒〉临证指南》，不管是在理论还是实操上的内容，都会超过第一本书。简单一点讲，第一本书还在给大家介绍二维世界，第二本书呢，直接就进入三维世界了。这里所谓的三维的意思，也就是最贴近临床实际的东西。希望大家在此之前呢，认认真真地在临床中实践，不断积累经验，我自己也是这样一点点走过来的，临床和病人才是最好的老师，找对方向，不断努力，才会达到自己想要达到的目标。

问：有太阳表证就可以考虑用麻黄升麻汤，如果没有太阳表证就不考虑使用或者考虑停用它吗？

答：对，没有太阳表证，就要转方。因为大多数医生对于伤寒，客观讲，在脉诊上的表现就是"紧脉"。医生不会摸紧脉，那就没有办法来做准确判断，只能靠证了。你如果会摸紧脉的话，你会发现，很多患者，他自己都不知道有表证的，有的甚至没有什么明显的表证表现出来，但是医生只要摸到紧脉，那就不用考虑证是否表现出来，就可以接着用这张处方来加减。

问：新型冠状病毒感染后出现心肌炎、脑出血等后遗症可以用这张药方吗？

答：照样可以用，只不过你要根据具体情况来调整剂量。这个脑出血就是中风，而中风最常见的中医病机就是有阳明经证和腑证，患者都是阳明内热特别厉害，才会出现脑出血的症状。这张药方里是有治疗阳明热的药在里面的，只要根据具体情况在剂量和配伍平衡上进行调整就可以。但是因为没有脉，你们就没有办法做精准的调整，只能猜着来。有一些中风，也是伴随有少阳证的，也要视具体情况来进行加减，但是总的来说，主要是以阳明证为主。我们上面跟大家讲了，麻黄升麻汤加减这个药方，它是仲师的一个兼顾六经的组方，组得非常好，我们得病没有超出六经的，都在六经以内。对于中风的患者如果没有脉诊，也没有经验，就只能试着来了，用药千万要小心，如果一旦不平衡，不仅效果不好，还会产生偏差。这个处方，我的患者拿到国内给家人朋友配药，然后他的朋友又拿给信任的中医看，那位中医看完就说这个方子得改一下。你猜怎么改的呢？上来就把生石膏给去了，一下子就把治疗阳明热的药给去了。大家想想，这个方子做这个加减，就不叫麻黄升麻汤了。还有的人说方子里附子是毒药，不能用，也是一下给删掉了，这就把最重要的一个兜底药给去掉了。这样随便乱加减以后的处方，出不来效果，还怪处方不对，哪能不出问题呢？

问：如果患者没有肾虚或者厥阴的脉证，仍然需要加附片以防传变吗？

答：没有肾虚？唉，现在的人，有几个没有肾虚的？真是太少了，临床上当然也是有肾能比较好的人，不论年龄。我见过七八岁的小孩肾虚得不行，也见过九十多岁的老太太肾能还好得很。但是麻黄一用，是要脱肾根的，因此所有使用麻黄的处方，起码要兜一下底的，多少都要兜。作为一个医生，在给患者进行治疗的时候，首先就是要注意别伤人。别光想着治病，不管这个患者的主体。当然了，使用了附子，就怕不平衡，毕竟附子、干姜、桂枝都是热性的药，万一这个患者，他是有很大的阳明内热在身体里，那调整处方的时候，就要做一个很好的平衡。平衡掌握不好，就会出很多的问题。所以有的医生害怕、没有把握，就在调方的时候干脆把附子去掉了，这样一来，有阳明内热的患者的副作用就会少很多，但是同样的，正效果也会打折扣。或者如果患者的底子差，病就干脆直接陷进去了。所以我的临床经验，在处方里，或多或少都是要兜一下底的。我在临床中都试过的，有的人初诊来看的时候，脉诊结果肾脉都很强的，提示肾能很好，但是麻黄一用下去，如果不兜底，干消耗他自己的肾能，很快就会虚了。

那提出这个问题的医生呢，可以推测，你没有见到真实的临床情况，才会问出这样的问题。我们在《伤寒论》里看到的原文："少阴之为病，脉微细，但欲寐"，如果这种典型的少阴病都出来了，才做判断的话，那肾已经快不行了。实际临床中，在那之前，人还很精神的时候，通过脉诊的监测，就已经可以检测到肾能快要不行了，医生就需要做及时的平衡，到了出现了书里的那个症状才干预，就晚了。所以我们脉诊的优点就是在很早期的时候就开始进行干预，这个才是它的优势。

今天借跟大家祝贺新年之际，简短地针对大家对于麻黄升麻汤加减的疑问做一个简单的说明。群里有的医生热心肠，为广大患者着急，为现在严峻的疫情形势着急，在自己认识的人群里极力推荐这个药方。结果呢，因为人微言轻，饱受争议，也有很多反对和打压嘲讽的声音，私信里跟夏医生聊天的时候就很伤心。这就完全没有必要了。大家要把心态放平和。这个药方是我根据自己的临床经验，从我所看见的疾病三维立体层面，给大家做的一个推荐。由于我在临床中使用这个方子，产生了惊人的疗效，所以我对它很有信心，把它作为基础方推荐给大家。它也是一张不太需要依靠脉诊就能很安全地使用的兼顾了六经疾病的基础方。如果能使用得当，疗效远远优于其他推荐处方。

还有的医生私信里跟我们质疑，这么复杂的疾病，这么变化多端的临床症状，怎么可能守着一个药方呢？我们说，不要被疾病繁杂多变的临床症状牵着鼻子走，要去探究它真正的六经致病病机，对因治疗而不是对症治疗，自己不断在临床中实践。这样的"万能"基础方，不会因为你不会用就不存在。当然了，根据临床情况的加减，很多时候也起到关键的作用。我现在可以跟大家多讲一句，这张处方基础的变化起码就有72种，其中的一些重要的变化，我都会在第二本书里跟大家详细探讨，那大家说，这到底是1张处方还是72张处方呢？

大疫当前，不管水平高低，不管是西医还是中医，每一位在抗疫前线奋战的医生都非常不容易，也值得最高的尊敬，医治的也只是和自己有缘的患者而已，所以还望大家多多保重，尽力而为，不要为了不必要的纷争而烦恼。

日常饮食注意事项

2023 年 7 月 8 日

有很多患者询问关于饮食注意事项的问题，特别是现在夏天天气热，什么样的水果可以吃，什么不行，问的比较多。平常门诊时，因为时间都特别紧张，我大部分的精力都专注在脉诊上，很多关于饮食的问题，虽然跟大家说了，但都是简单说一下，很多人只是知其然，不知其所以然。只是被动地去遵守和坚持，不是主动地理解以后才去注意忌口，所以心中还是有很多疑问。今天乘此机会，就把这个大家所关心的问题统一讲一下。

先说水果的问题。

关于水果，我反复讲过，能不能吃水果是**因人而异**的。来诊所就诊的朋友，脉诊诊断以后，对有的患者我就会说，你现在可以吃一些水果了；而有的人呢就建议一点儿都不能吃。这是根据脉诊诊断结果，针对每个人的体质不同给出的个体建议。另外，在温哥华和北京或者中国的其他地区，也是有很大区别的。

温哥华这个地方，纬度偏高，而且城市的饮用水主要来自雪山融化的冰雪，本身寒性很大。因此对于水果一类的寒性食物要求就比较严格。在中国的大部分地区，实际上要求就可以放宽一点，也就是脾胃稍微好一些的朋友，或只是有一点问题的朋友，适量吃点水果是可以的。但是在温哥华，特别是胃的功能不好的人，是一定不能吃水果的。

有的患者会问："不吃水果，我的营养会不会不够呀？不是说很多的人体必需维生素都要通过水果来补充吗？"这个问题我讲过很多次，就是你吃进去的东西所富含的营养物质，它不一定就能被吸收为你所用。关键的前提就是：你有没有这样的胃气，去消化和吸收这样的营养，这个才是更重要的。如果你的胃气不好的话，吃进去的东西，比如各种水果，它伤胃气，不但这个水果的营养你没吸收到，而且因为水果对胃气的损伤，你吃进去的其他饮食所含有的营养成分的吸收也被打了折扣，这样就得不偿失了。现代营养学大量研究各种食物里富含的对人体有益的成分，已经很精细化，但是往往忽略了人体这个主体对于营养物质吸收的前提条件，可以说是研究的主体搞错了。在现实生活中，能吸收营养成分的"人"这个主体，在什么情况下能更好地吸收营养物质，才是我们应该更关注的内容。所以回到能不能吃水果这个问题上来，前提条件就是**胃气**。关于每个人的胃气怎么样，我在就诊的时候都给每位朋友做过诊断。而且都会列表说明主要的注意事项，什么东西能吃，什么不能吃。经过一段时间治疗以后，身体情况会逐渐改善。当你的胃气改善到一定程度的时候，复诊的时候，我就会告诉你，现在可以适当吃一些生冷的东西了。但是请注意，只是**适当吃**，绝对不是敞开了一次半斤一斤的那种吃法。

现在炎热的夏天又来了，水果问题再次被大家作为主要问题反复提出来问。根据我的临床经验和脉诊观察，有几种水果，不单单胃气不好的人根本就不能吃，胃气好的人，也要尽量少吃。中医说："有一分胃气就有一分生机"，我们可不要为了贪图口腹之欲损坏了身体健康。

第一个是西瓜。西瓜的性质非常寒凉。在中国大陆，胃气好的人，夏天特别热，或本身身体里头有很多热的人，还是可以适当吃一些的。但是即使吃，也建议不要吃冰镇西瓜，否则凉上加凉，吃不消的。如果是胃气不好的一类人，就完全不能吃。

第二个是温哥华盛产的蓝莓。现在蓝莓被吹捧得简直是包治百病了，特别提到里面富含的成分花青素，对眼睛特别好。这个蓝莓对胃气的损伤就特别厉害。每年到了蓝莓季节，经常有患者就因为吃蓝莓过量，损伤了胃气，产生很多问题。诊所每天都会接诊很多这样的患者。有的患者跟我说"唐医生，你太神了，我都没有说，你诊脉就能知道我最近吃了很多蓝莓呀。"实际情况是：不是我神，而是蓝莓伤胃气非常严重，大量食用以后胃脉都会有特别的脉象呈现，加上又是蓝莓大量上市的季节，我自然知道患者是因为吃了太多蓝莓导致的胃气损伤。所以大家不管自己的胃气好坏，都尽量少吃这个东西。

第三个是无花果。无花果非常好吃，但是无花果的性质也是非常寒凉的。对于胃气的损伤程度和蓝莓差不多。

第四个，就是大家经常吃的香蕉。香蕉也是非常寒凉的。有人说香蕉富含钾元素，对身体很好，能够通便。但是就是因为它很寒凉，如果胃气差的话，吃了香蕉以后，反而会引起便秘。

第五个是梨。梨跟西瓜一样，也是非常寒凉的，它不光伤胃，还伤脾。很多人一咳嗽就吃冰糖炖梨。实际上，冰糖炖梨治疗的是热咳和燥咳，就是说体内有很多的热的时候，我们才会用它。而临床中，尤其是在温哥华，绝大部分的咳嗽都是寒咳，根本不适合吃。而胃气不好的人，就连热咳、燥咳的时候也不能吃，以免伤及对人体来说更重要的胃气。

主要就是以上五大水果。这五大水果，胃气不好的人碰都不要碰。

如果想吃这些水果，首先要看看自己有没有本钱吃。如果你是脾胃非常好的人，本钱厚，那是没有问题，你有这个资本吃水果，在我们诊所就有八九十岁的老人家，脾胃功能非常好，那就算到了他们那个年纪也是可以适当吃一些水果的。如果没有这个本钱的话，大家还是远离它。因为这个带来的副反应是相当大的。我也接诊过小朋友，小小年纪就因为父母跟随健康指南给孩子大量吃各种水果导致脾胃受损罹患各种疾病的。

说说**樱桃**。樱桃是热性的，樱桃本身是有补养作用的。因为它是热性的水果。但是如果你体内有热，特别是有心火的话，吃了樱桃以后副反应就会很大。因此也要看个人情况。脾胃弱的人适当吃一点，对身体的影响不算太大。但是也不能吃很多，因为即使它是热性的也只是相对而言，毕竟它还是生的，食物只要生着吃，都会对胃气产生影响。

葡萄也是温性的。但是现在的问题就是为了大家吃起来方便，培育出了无籽葡萄。无籽的和有籽的葡萄，对身体的影响很不同。有籽葡萄，就是我们说的传统的葡萄，对身体有补养作用。无籽葡萄，性质已经改变了，已经不是温性的水果了，吃了以后，对身体不但没有补养作用，反而有损伤。所以不建议大家吃。

苹果本身是非常平和的一种水果。但是现在为了做苹果汁，增加产量，苹果改良了。以前吃的苹果，切开以后很快就氧化了，切口会变成深色。而现在的苹果，切开半天放在那里，它的切面都是白的，不氧化，它的性质已经改变了。这种苹果我都不建议大家吃。大家可以用这个标准来判断：切开苹果以后，断面会变黑、会氧化的苹果就可以吃；切开以后放半天，一直都不变色的就不要吃了。北美有一种 red delicious apple，也就是蛇果，这种苹果切开以后会变色，吃起来问题就不大。其他的苹果呢，即使煮过再吃，对人体有害的物质还是在里边的。

榴莲和**荔枝**，都是热性很大的水果。如果体内有热的话，都要少吃。我记得我第一次吃荔枝，因为是北方人，以前没吃过，觉得很好吃，但是吃了没几颗，牙就疼得不得了。这就是因为我当时体内有热，一吃荔枝就牙痛得厉害了。

上面说到的这些水果，什么不能吃，什么能适当吃一点；什么很寒凉，什么是热性的，除了一直以来书本里、经验上的积累而来的以外，很多也是因为我有传统脉诊的诊断指导，在多年来给大量患者做脉诊诊断的时候得到的实际结果总结，因此我觉得更具有指导意义。比如蓝莓，我二十几年前来温哥华之前，连见都没有见过，更别提认识它对于人体的影响会是什么样的了。

现在说说目前流行的艾灸。有人说艾灸是冬病夏治，但是大家要慎用。因为艾灸对人体的影响是很大的。别看它是外治法，但是它的火力是很强的。大家经常说，我哪儿冷哪儿疼就在哪儿灸不就行了吗？其实不是这样的。因为艾灸相当于补法，你的症状如果是疼的话，基本上是有外寒在疼的地方没有清除掉，做了艾灸以后，邪气不但不走，反而会化为热邪进到身体里边。做的当时可能身体感觉挺舒服的，但是长远来看，会给身体带来一个潜在的负面影响。

艾灸是补的方法，如果要做的话，要特别明确你是哪儿虚。比如说，胃寒的话，那就可以在胃的相应穴位上做艾灸，足三里、中脘，这是属于胃的穴位。你如果知道自己是胃气虚寒的体质，就可以在这里做艾灸。再比如说有肾虚，肾阳不足，你可以在关元这个穴位做艾灸，这是可以的。但是说到现在流行的火龙灸，整个后背，从头、脖子到腰，全铺上做大灸，那就要非常小心了。这是著名的岳美中医生推荐的一个方法，据说可以治疗大病，一些虚寒的患者是可以用这个方法的。但其实这个方法的弊端很大。因为整个后背，是一个人的阳脉所在的地方。如果体内有表邪，就是有伤寒未除的话（实际上通过脉诊诊断发现，临床中有表寒未解的患者占很大一部分），这样猛力一灸的话，热力通过经络穴位进入身体，就会让人体的整体情况变得非常复杂，往往会对疾病的治疗造成意想不到的障碍。艾灸治疗是能补充一些能量的，但是同时，也会让你原有的一些疾病加重。所以做艾灸的话，大家别觉得不就是烧根艾条外面灸灸穴位嘛，它其实是很讲究的治疗，需要有很专业的医生进行指导。现在有很多艾灸养生馆，老头老太太没什么事儿，就去那儿灸一下。灸一两次的话问题不大，长期灸，假设灸错的话，副反应是非常大的。我接诊的因为误灸导致癌症的患者随着这几年艾灸疗法的盲目普及而逐渐增多。所以请大家一定慎重。做艾灸一定要在专业人员指导下来做，而且这个专业人员要能够准确判断出你的身体是哪个地方虚。不能凭一般人的感觉，盲目地做。

第三个问题是关于吃肉的问题。这个问题我也是最近这一两年才发现的。我在临床诊脉的时候会摸到一种脉象，跟我们临床最常见的像高血压、高血糖、高血脂，还有肿瘤都有很大的关系。我以前也一直有摸到这种脉象，但是只是把它和疾病的诊断联系在一起，没有把它和食物联系起来。后来摸到的多了，我发现，如果患者吃肉比较多，会让这种脉象变得更加明显。察觉到这一点后，我就反复在临床中验证，而且进一步询问患者的饮食习惯。我发现吃肉多的人出现这种脉象的几率就会明显增加。素食者或者长期以素食为主的人，比如说居士或者佛教的出家人，因为他们不吃肉或者很少吃肉，身体里这种特别的脉象出现的机会就少很多。通过观察和比较，我发现，吃肉和吃素比起来，素食确实对人体是有利的。可以理解为，吃肉，会有一种我姑且称它为"毒素"的东西，也一并吃进去了，并且留在了体内，增加了患病的几率。为了治病，就要根据这个脉象的引导和它在每位患者身体里的强弱表现，用药去排这个毒。既然如此，不如我们就不吃或者少吃肉，直接从源头上减少这种毒素的摄入。我们吃食物，除了口感，更重要的作用是滋养身体，让自己身体相对比较健康。但长期吃肉，或吃肉量比较大的人，有这么多毒素留在身体里，从而大量形成现在所谓的文明病，就是刚刚我讲的那几种疾病。那古时候的肉是不是也这样呢？我不知道，我只是根据我现在的大量患者的脉诊结果得到这个结论。所以建议大家，特别是有些患者，我强调过的，我如果跟你说"你要少吃肉"，这个意思就是你身上的这种毒素，通过传统脉诊诊断，发现它在你的身体里蓄积得已经比较多了。再进一步说，你吃肉以后，身上这个毒素在身体里停留，然后我因为要给你治疗，就要用药来排这个毒。凡是用药排这个毒，这个治疗方法就是中医所说的泻法。有毒素在体内，不把它们泻出去是不行的，不管是现在还是将来都要坏事。但是一用泻法，身体势必会产生相应的反应，比如说会拉肚子，会觉得有虚弱的感觉，会感觉怎么比来看诊前还不舒服，这些都是正常的反应，都是排除身体毒素的代价。当然了，每位患者根据毒素蓄积部位的不同，排毒的时候不适反应和时长也是因人而异的，这时候就不要紧张，请你跟我密切配合。治病哪有舒舒服服的？一开始肯定要受点罪的，只要在医生的掌控中，而且时间也不长，就不用担心。不过，与其有这样的一个过程，为了自己的身体健康，还不如从源头上就减少摄入这些毒素。特别是有一些初诊患者，这个毒素的脉象太明显了，有的明显到了极端。比如说有的患者有高血压，我一摸脉，就知道这个毒素在身体里积累得太多太久了，在不久的将来这个人马上就要中风了。所以往往在这个时候，我就不得不使用很重的治疗药物来进行即刻的清理，以尽快降低风险。因而患者服药后身体不舒服的感觉就会比别的人更明显。作为医生，我非常清楚这一点，但是两害相权取其轻，只能请患者忍受治疗初期暂时的不适，一旦打通阻塞的地方，排除了毒素，所有的不适就会随之消失，而危重病的高风险也能有效降低。

但是蛋白质对我们的身体健康还是很重要的，是我们人体保持正常生理活动的必需营养物质。我们提倡不吃肉或者少吃肉，那我们主要的蛋白质来源怎么办呢？就需要找一些其他的替代品，用相对健康一些的蛋白质进行补充。比如鸡蛋，它的性味很平和。还有牛奶。牛奶偏温一点，如果你的脾胃比较差，就喝牛奶。这就又衍生出另一个问题，我对于牛奶的认识和你们能在网上看到的很多其他专家分享的认识不太一样。现在商业奶很多，奶牛如果是喂饲料的，饲料里又有很多谷物，牛吃了特别难消化，如果喝了这种牛产的奶，脾胃弱的人就会出现腹胀、放屁，甚至腹泻等消化系统的症状，很不舒服。草饲牛产的奶，就会比较好消化。脾胃好的人也可以喝羊奶。羊奶偏凉一点。另外还有奶酪。奶酪是奶经过加工以后的产品，更加利于人体吸收，也是一个很好的蛋白质来源。以上说的是动物蛋白。另外还有植物蛋白，植物蛋白最常见的就是我们常常吃的豆腐。豆腐当然品种也很多，卤水点的相对不太好消化。大家可以根据自己的脾胃去尝试哪一种最适合自己。

其实吃了上面提到的这些食品以后，人体日常必需蛋白质的摄入基本上就够了。但是对于长期吃肉的人或者习惯吃肉的人来说，吃这些老是觉得吃不饱，这个也是可以理解的，毕竟饮食习惯的改变，一时半会儿也是比较难的。实在不行的话，可以吃一些水产品。比如淡水鱼，性质都比较平和，可以吃。深海里的鱼，除了个别的，大多也是偏热性的。有种产于挪威的鲭鱼，热性特别大。一般人吃是可以的，但是有的患者体内有热，就不适合吃。还有深海鳕鱼，也是偏热的。三文鱼相对好一点，是可以吃的。吞拿鱼性质就非常热，有点跟肉的感觉差不多了。另外虾也是偏热的，身体里毒素蓄积得比较多的患者，都不建议吃。像贝壳类，胃气不健旺的人，也不能吃太多。

总结一下，补充蛋白质，我最推荐的是鸡蛋。很便宜，一天可以吃两三个；再就是奶和奶制品；还有豆腐等植物蛋白。这些基本上足够人体日常生活需要了。跟大家推荐这些，和宗教信仰是没有关系的，就是单纯考虑食物的性质。我通过脉诊诊断发现，人体要消化牛肉、羊肉、猪肉、鸡肉等我们最常吃的这些肉，除了动用胃气以外，也很消耗肾气，需要花额外多的能量把它们转化为身体能够吸收的营养物质。实际上对于很多肾已经很虚的人，就得不偿失了。我在临床上发现一个规律，就是吃素的人或者以素食为主、吃肉少的朋友，比较长寿。从中医的角度来看，长寿与否是跟肾有关系的。少吃肉，少消耗了肾能，也就间接增加了长寿健康的几率。现在有很多提倡素食健康的理论，那从我的脉诊诊断指导下的临床观察来看，吃素有益于健康，实际上真的是有道理的，主要是跟我们的身体对食物的吸收和消化有关系。

如果做不到完全不吃肉的话，作为医生，我希望大家至少不要长期吃，可以偶尔吃吃。比如说特别馋，或者是聚会时大家在一起，不方便的时候，偶尔吃一下是没关系的。如果天天吃，无肉不欢，长期保持这样的饮食结构的话，绝大部分朋友的身体是一定会出问题的，而且一定比不这样吃的人出问题要早很多。现在还流行一种减肥的方式，就是只吃肉不吃淀粉，叫生酮饮食疗法。它效果怎么样呢？短期来讲减肥效果是很好的，确实能够减肥，因为肥胖确实是跟摄取过多碳水化合物有关系。我家对面的邻居是个外国小伙子，比较胖，他大概坚持了一年多的生酮饮食疗法，就瘦下来了，看起来也很健康，他跟我讲自我感觉也很舒服。但是，我摸他的脉，就是我上面提到的那种有毒素的脉象非常明显。他现在恢复了吃碳水化合物，停止了生酮饮食，又胖得跟原来一样了，减肥的效果就完全没有了，不仅如此，身体健康状况也变得比以前更差，与他的实际年龄不相符合。所以这种生酮饮食疗法就是一个短期行为，短期内用一下，可以帮助减肥。但是代价就是，体内会积累很多毒素，留下隐患。而且如果想保持减肥成果，就得一直坚持这样的饮食方式。但是这样的饮食结构是很难一直坚持下去的。为什么呢？因为时间久了，身体的不平衡就重新显现出来了，就没办法再坚持下去了。只要回到正常饮食，体重很快就反弹回和原来一样。这样追求短期结果的饮食方式，并不是一个健康的减肥方式。它会给身体健康埋下你未知的风险。所以我是不建议大家采用生酮饮食的减肥方式的。

关于食物的性质，古代先人认为"药食同源"，食物也是药物，只不过食物相对于药物，它的偏性比较小。所以它对人体的平衡影响比较小。在这里要说一个额外的话题，就是大家都听过一句话，"是药三分毒"，所以经常有的患者吃了一段时间中药，治疗效果正好呢，正需要乘胜追击的时候，他停下来了。我就问为什么呢？你治疗效果这么好，你为什么就停了呢？他就告诉我说，是药都有三分毒啊，这个中药我已经吃了那么长时间了，我再吃下去就要中毒了。实际上大家去查一下这个"毒"字的含义，**古时候说的这个"毒"字，和大家现在所理解的中毒的"毒"不是一个意思。**"毒"是什么呢？我们中医用的这些药物，每一味药都有毒性。大家一听可能会吓一跳。那我再换一句话说，各种食物都有毒性，你可能马上就会想：对呀，现在的食物有农药残留，还有转基因。实际上古时候真正的含义不是这样的。我们传统上说的"毒"实际上是"**偏性**"的意思。什么叫偏性？大家可以这么理解：有的人比较乐观开朗，有的人比较安静，这个是每个人的个人特点。每味药物实际上也是各有特点的。我们中医治病追求的是帮助身体恢复平衡。比如说你身体是个偏寒的状态，我们就要用热性的药物来帮助你纠正这个寒性；如果身体是偏热的状态，最常见的就是我们说的上火，就要用一些寒凉的药来进行治疗。这个偏寒或偏热的性质，在中国古时候我们就叫"毒性"。**任**

何有偏性的这个"偏"，我们就叫毒。所以我们说"是药三分毒"，说的是：凡是药物，它都有这样的一个偏性。这就是为什么我们说吃这个药物，一定要专业的中医师根据你的体质，通过望闻问切来掌握你的体质，判断你哪个地方是虚的，哪个地方是实的，然后借助药物的偏性来纠偏，恢复平衡。虚的地方，我们要借助一些偏补的药，给它加强，让它不虚了。偏热的或者是偏寒的，我们就用些凉药或者热药，或者温散的药，来有针对性地纠偏，帮助你的身体重新恢复平衡，达到既不偏热又不偏寒的一个相对平衡的状态，也就是相对健康的一个状态。所以所谓的药物的毒性指的是这个。"是药三分毒"的这个"毒"，并不是中毒的毒，而是它的偏性。

比如我们上面讲的艾灸。艾灸是热的，如果身体正好是虚寒的状态，用了这个艾灸，而且用对了，那就会产生很好的效果。相反，如果体内有一些地方偏热，不巧你又盲目用了艾灸治疗，而且还用的时间很长，那不就是热上加热了吗？那么偏性就显现出来了，身体就会不平衡。所以我们说在了解自己的体质以前，不能够随便做艾灸，就是这个道理。

大家要理解这个"毒性"和西药的那个"毒性"是不一样的。西药的治疗理念，和我们中医药的治疗理念是不一样的。西药治疗只是针对身体的某一个环节进行调节，但是它对人体，比如说肝肾，确实有一定的毒性，那个毒才是现在大家理解的毒。但是它和中药的毒，是完全不同的概念。

食物也是一样的，今天跟大家讲了这么多，讨论了水果的寒凉，肉食的毒性，这都是我们说的偏性。那么这种偏性通过什么指标来验证呢？除了患者的自我感受以外，我们中医还有脉诊。通过脉象改变来确认食物吃进去以后对人体的影响。就像我们上面提及的水果的寒性、肉的毒素，我一诊脉就能探查到。而这种特定的脉象对人体是不利的，是很多疾病的反应。有了传统脉诊诊断的中医体系是一个客观验证体系，并不是看见几个症状，一拍脑子，说这个是什么，那个是什么的经验体系。客观体系就是：它是什么就是什么。而经验体系就是：有一定的猜测推论在里面。

今天主要讲了水果的寒凉属性，什么样的水果可以吃，什么样的水果不能吃，以及什么样的人可以吃水果。第二个，就是吃肉对人体的影响，为什么吃肉对人体不利，素食为什么对身体比较好，不吃肉的话，怎么获取人体必需的蛋白质。最后一个话题就是，大家常误解的一句话"是药三分毒"的真正含义，通过讲解帮助大家正确理解这句话。

跋

为了永远的感恩和纪念

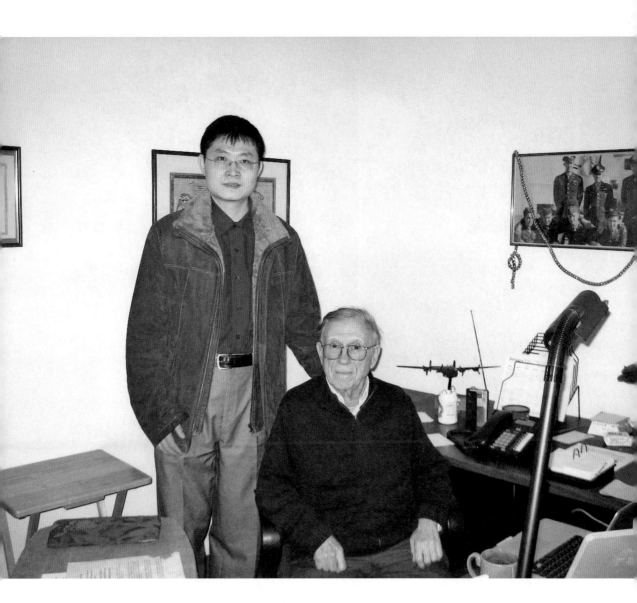

2009 年 3 月，我第一次在佛罗里达州拜见脉诊入门启蒙恩师**里昂·汉默**（Dr.Leon Hammer）医生。

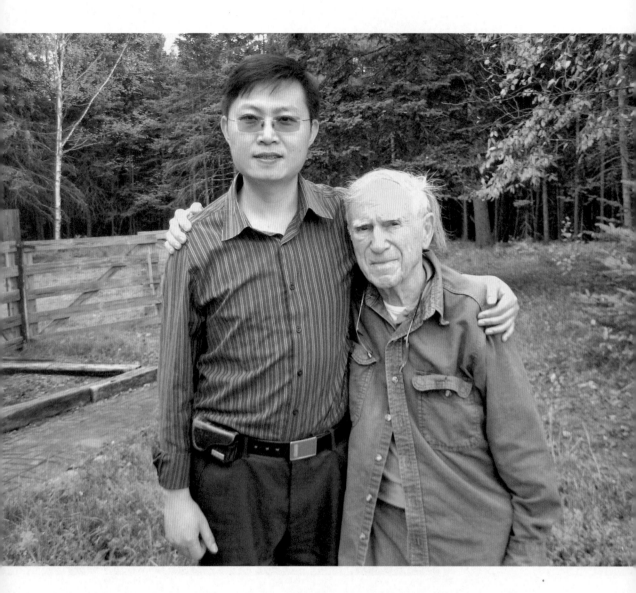

　　2014 年，我最后一次和汉默医生在他纽约州立公园的家里合影，彼时经过深入的交流，我们心中都充满了对脉诊发展的希望。此后一直到 2017 年误会发生前，我们都频有电话和电子邮件交流，却再未见面。

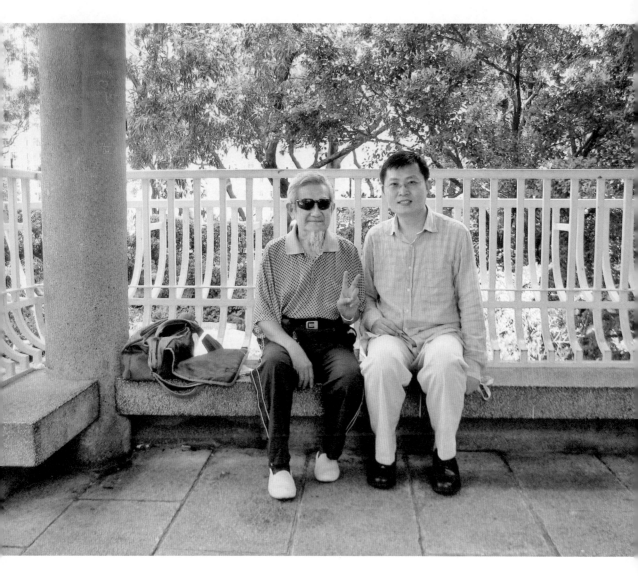

　　2011 年 1 月，我第一次跟随引导启发我建立治疗全局观的恩师**杨完人**医生在中国香港红磡海滨公园学习。杨老师是一位大隐隐于世的民间大医，非常低调，从不与人合影。经过 1 个月的跟诊学习，他对我喜爱有加，同意了与我合影给留守家中的夏医生认识的请求，但却特意借来墨镜戴上，还摆出了可爱的胜利手势，是一位既睿智又保持着纯真的老人家。

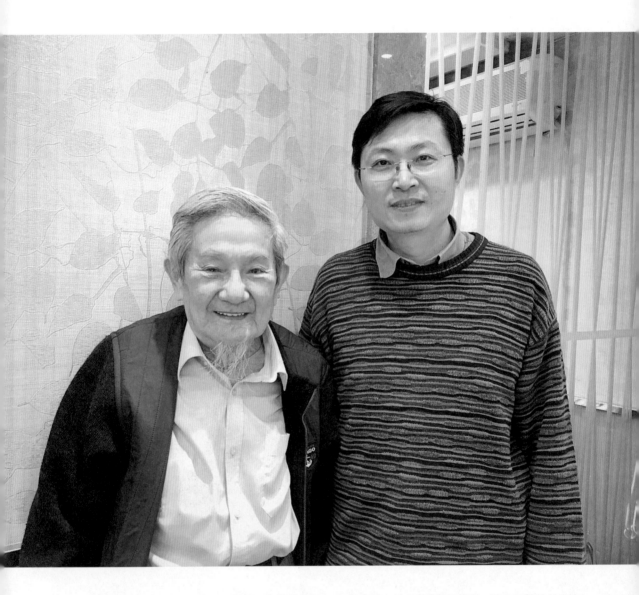

　　2018 年，最后一次在中国香港和杨老师相聚。因为是第一次和夏医生见面，杨老师愉快地留下了合影，没想到随后因为新型冠状病毒感染暴发，一别竟成永别。杨老师生前再三婉拒我在书中写下他名字的请求，他仙逝以后，他的名字和照片才得以面世，希望后学者能和我一样永远记住这位对疾病的全局把握有深刻认识、活人无数的大医。

参考书目

［1］ 天津科学技术出版社.袖珍中医四部经典《黄帝内经》《伤寒论》《金匮要略》《温病条辨》［M］.天津：天津科学技术出版社，1992.

［2］ 凌耀星.难经语译［M］.北京：人民卫生出版社，1990.

［3］ 孙思邈.备急千金要方［M］.太原：山西出版集团·山西科学技术出版社，2011.

［4］ 天津科学技术出版社.金元四大家医学全书［M］.天津：天津科学技术出版社，1994.

［5］ 衣之镖，赵怀舟，衣玉品.辅行诀五脏用药法要［M］.北京：学苑出版社，2009.

［6］ 印会河.中医基础理论［M］.上海：上海科学技术出版社，2006.